黄帝内经

白话中医四部经典

灵枢

主编◎李 浩 赵文明

人人都能读懂的中医四部经典

北京科学技术出版社

图书在版编目（CIP）数据

白话中医四部经典：黄帝内经·灵枢 / 李浩，赵文明主编. —北京：北京科学技术出版社，2014.1

ISBN 978-7-5304-6668-1

Ⅰ. ①白… Ⅱ. ①李…②赵… Ⅲ. ①《灵枢》-译文 Ⅳ. ①R221.2

中国版本图书馆CIP数据核字（2013）第108412号

白话中医四部经典：黄帝内经·灵枢

主　　编：李　浩　赵文明
策划编辑：杨佳佳
责任编辑：夏　乐
责任校对：黄立辉
责任印制：张　良
出 版 人：曾庆宇
出版发行：北京科学技术出版社
社　　址：北京西直门南大街16号
邮政编码：100035
电话传真：0086-10-66161951（总编室）
0086-10-66113227（发行部） 0086-10-66161952（发行部传真）
电子信箱：bjkjpress@163.com
网　　址：www.bkydw.cn
经　　销：新华书店
印　　刷：保定市中画美凯印刷有限公司
开　　本：787mm × 1092mm　1/16
字　　数：333 千
印　　张：18
版　　次：2014年1月第1版
印　　次：2014年1月第1次印刷
ISBN 978-7-5304-6668-1/R · 1621

定　　价：48.00元

《黄帝内经·灵枢》编委会

主　　编　李　浩　赵文明

编　　委　王金秀　王晓媛　韦　云　刘龙涛
（以姓氏笔画为序）　刘美霞　李　晓　李　浩　张　蕊
赵文明　高　洁　梁　琳　韩淑花

序

中医学是中国古人智慧的结晶，中医学术的传承与发扬，除师徒间的耳提面命、口传心授之外，中医经典著作的研读也是重要途径。通过读书理解、学习、记忆，有助于掌握中医学术深奥的理论。历代中医学文献汗牛充栋，记载着前人与疾病斗争的丰富经验与智慧，是否善于从中获取间接经验，对于中医药学习者能否成长为中医药人才具有重要的意义。

中医四部经典是中医学发展史上具有里程碑意义的四部经典巨著，每一部经典均代表了该学术领域最高的理论和实践水平。《黄帝内经》作为现存最早的中医典籍，从整体观念出发，总结了前人与疾病斗争的丰富经验，奠定了中医学的理论基础。东汉张仲景所著《伤寒杂病论》，是中国第一部理法方药皆备、理论联系实际的中医临床著作，此书被认为是汉医学之内科学经典。由于历史原因，本书原貌不复可见，后世分成《伤寒论》与《金匮要略》两书，分别流通。《伤寒论》系统地阐述了多种外感疾病及杂病的辨证论治，在中医发展史上具有划时代的意义。《金匮要略》是我国现存最早的一部诊治杂病的专著，全书共25篇，方剂262首，被古今医家赞誉为“方书之祖”“医方之经”，乃治疗杂病的典范。《温病条辨》以三焦辨证为经，卫气营血辨证为纬，详释了温病辨证论治的纲领，为温病学理论及实践的升华之作。

重视中医经典著作的学习是中医名家成才的共性规律之一，

也是完整把握中医学理论体系的需要。笔者在国家中医药管理局优秀中医临床人才学习期间，先后随朱良春教授、周仲瑛教授等国医大师侍诊，聆听国家级名老中医翁维良教授、周文泉教授、李淑良教授等名家之教诲，受益匪浅。在与这些老一辈中医大家的学习过程中，他们无不强调中医经典著作的学习及背诵在中医成才过程中的重要性。其间，笔者重温四部经典，并应用于临床实践，每多获效，深刻地体会到孙思邈在《大医精诚》中指出的学医者当“博极医源，精勤不倦”的重要意义。

为弘扬中医文化，改善当前对中医经典著作重视程度日趋弱化之势，使广大读者能够深刻领会到中医四部经典的精髓，笔者在广泛收集查阅资料、反复推敲语言的基础上，结合自己多年的临证应用心得，对医理深奥的四部经典进行了白话翻译和阐释，编撰了《黄帝内经·素问》《黄帝内经·灵枢》《伤寒杂病论》《温病条辨》白话解系列丛书，力图忠于原文原意，使丛书以全新的形式呈献在读者面前。

本书可作为中医临床、教学工作者，中医药院校学生，以及中医爱好者的学习和参考用书。

由于时间仓促，学识有限，书中遗漏、错误之处在所难免，恳请读者和专家批评指正。

李　浩

癸巳年夏于西苑

前言

《黄帝内经》分为《素问》和《灵枢》两部分。其中《灵枢》不但论述了阴阳五行、生理、病理、病因、病机、病证、诊法等内容，还重点阐述了人体经络、腧穴，以及针具、刺法、针灸治疗原则等内容，并对我国汉代以前的针灸学术进行了系统的总结。《灵枢》是针灸学、经络学理论的起源，是学习中医学、针灸学的必读经典之一。

关于《灵枢》的作者和成书年代，历来有很多争议。目前多数学者认为本书是古代医者托黄帝之名所作，非出自一时一人之手。其成书年代，应在春秋战国时期，其个别篇章著于两汉时期。《黄帝内经》在成书之初，并无《灵枢》之名。当时因首卷《九针十二原》有“先立针经”一语，所以称为《针经》。又因其内容共有九卷，为《黄帝内经》十八卷之半，故称之为《九卷》。之后又有《九虚》《九灵》等名称。《灵枢》之名，始见于唐代医家王冰的《素问》序及《素问》注语中，并为后世所采用。

由于历史上种种原因，本书的各个版本在隋唐以后都亡佚了。北宋嘉祐年间林亿、高保衡在校正医书局（成立于公元1057年）大规模校正医书时，亦因其残缺太过严重而没有进行校注。北宋哲宗元祐七年（公元1092年）高丽国为换取我国的《资治通鉴》和《册府元龟》，进献了一部《黄帝针经》。元祐八年正月宋哲宗赵煦诏令选择两三名文医兼通的人士校勘了这部《黄帝针经》，并加以刊行。我们目前所见的版本，是南宋医家史崧将其家藏旧本《灵枢》九卷，增修音释，改编成二十四卷本《灵枢》，也是现存最早和唯一行世的《灵枢》版本，后人未再改动。据考证，史崧校注所用的底本应为嘉祐年间校勘的高丽回归本《黄帝针经》。但这两次校勘都比较简单，远没有达到校正医书局校勘《素问》那样的水平。其后，明代马莳编写了《灵枢注证发微》，是历史上全注《灵枢》的第一人，从而开《灵枢》注本之先河。清代张志聪等创作的《黄帝内经灵枢集注》，清代黄元御的《灵枢悬解》，均为注解《灵枢》的著作。这些著作，都为《灵枢》这部经典著作的流传作出了巨大贡献，为我们学习和研究中医学、针灸学提供了理论依据。

然而，由于《灵枢》成书年代久远，文辞古奥，内容广泛，即便是明清时期的注解也非常深奥，不易阅读和理解。而现代人读写都是应用白话文，阅读古文的能力不足，很难完全正确理解书中的含义，以致很多读者在阅读和学习时深感困难，初学者更是无从着手，有望书兴叹之感。因此，我们把《灵枢》这部经典著作翻译成了白话文，并且在编排上采用白话文与原文相对应的方法，使白话文与相应的原文出现在同一页面中，便于读者对照阅读。此外，在每一篇的开头增加了内容提要，在结尾增加了一些后世对该篇中某些内容的发挥应用或不同理解，以及对后世的启发和影响。希望本书能够对读者学习针灸学、中医学有所帮助，进一步加深读者对《灵枢》的学习和理解。

本书在出版过程中得到北京科学技术出版社的大力支持，在此表示衷心的感谢！由于我们水平所限，不足或者错漏之处在所难免，恳切希望广大读者和专家指正。

编　者

2013年7月20日

目录

九针十二原第一

本篇详细介绍了古代所用的镵针、员针、鍉针、锋针、铍针、员利针、毫针、长针、大针九种针具的形状和用途，论述了针刺的疾、徐、迎、随、开、阖等手法和补泻的作用，强调了针刺前诊脉、察目、观色及针刺时守神守气的重要性，介绍了十二原穴及其主治脏腑病变的原理，最后提出疾病是能够治疗的观点，认为“言不可治者，未得其术也”。

黄帝问岐伯说：我的人民百姓，靠耕种维持生活，还要缴纳租税，我哀悯他们不能生产自给，而且还经常生病。对于疾病的治疗我想不使用药物，也不必单用砭石，最好用微针以疏通经脉、调和气血，使气血在经脉中循行无阻，从而治愈疾病。要让这种疗法流传于后世，以明文规定应用的法则，使其易懂易用而且不容易忘记，这样立法就要分章节区分表里，成为永久的治疗法则。要规定出针具的具体形状，为此要先编著一部针经，我想听听你的意见。岐伯回答说：据臣所知，依顺序来说，法则应有纲有纪有章节条理，从第一开始至第九结束。

我谈谈（用针治病）其中的道理吧！用小针治病的要领，讲起来容易，但深入便不那么简单了。一般低水平的医生只靠观察形体外表而辨别病情，而高明的医生重视精神活动、神气气血的盛衰。高明的医生知道邪气侵入人体的门户（部

原文

黄帝问于岐伯曰：余子万民，养百姓，而收其租税。余哀其不给，而属有疾病。余欲勿使被毒药，无用砭石，欲以微针通其经脉，调其血气，营其逆顺出入之会，令可传于后世。必明为之法，令终而不灭，久而不绝，易用难忘，为之经纪；异其篇章，别其表里，为之终始；令各有形，先立针经。愿闻其情。岐伯答曰：臣请推而次之，令有纲纪，始于一，终于九焉。请言其道。

小针之要，易陈而难入，粗守形，上守神，神乎神，客在门，未睹其疾，

位），否则未能看出疾病的本质，又怎能知道其疾病原因，而给予适当的治疗呢？针刺的微妙，在于补泻快慢的手法，低水平的医生，仅仅局限在患者的形体上针刺，而高明的医生则掌握病机辨别虚实，病机变化是离不开穴位空窍的，在空窍中反映气血盛衰，空窍中气机的运行是清静微妙的。邪气正盛时不可迎势而用补法，而邪气方去也不可用泻法。不知经气运行道理的人如弓弩叩动而不发。知道病机道理的人，了解气血的往来，及时进行补泻手法，低水平医生则不知其理，这是高明医生的独有专长。气之顺逆，气已去的为逆，气已来者脉气为顺，知道脉气顺逆的，便可正确地施用针法，正气已虚反用泻法，怎能不使正虚呢？邪气正盛，反用补法，又怎么不会更实呢？而高明医生根据气的顺逆，运用“迎而夺之”的方法，泻所余的邪气，用“随而济之”之方法，补其正气之不足，要根据判断，迎邪而泻，随其气而补，这就是针法的道理。

一般运用针法，正气虚则用补法，邪气实则用泻法，血郁积浊的病邪则消除之，病邪亢奋者用泻法。（医经）《大要》篇中曾说：慢进针，快出针，按压针孔为补法，使正气充实；快进针，慢出针，邪气随针外泄为泻法，使邪气外泄。所说的实与虚，针下有气为实，针下无气为虚，诊病的先后而采取补泻的不同手法，使虚者补之，令其正气充实，若有所得，实者邪气盛，泻之若有所失。

调和虚实的要点，是用九种不同的针具，采取补泻手法，所谓泻就是要很快持针刺入，得气后慢慢放开针孔，将针拔出，使邪气随针外泄，若按压穴位慢慢将针刺入，这叫做内温，会造成血不得散，气怫郁于内，邪气不得外出；所谓补法即随着经脉之气的方向而转动以行其气，如针下有如蚊虻之叮入皮肤的感觉就

恶知其原？刺之微，在速迟，粗守关，上守机，机之动，不离其空，空中之机，清静而微，其来不可逢，其往不可追。知机之道者，不可挂以发，不知机道，叩之不发。知其往来，要与之期，粗之暗乎，妙哉工独有之。往者为逆，来者为顺，明知逆顺，正行无问。逆而夺之，恶得无虚，追而济之，恶得无实，迎之随之，以意和之，针道毕矣。

凡用针者，虚则实之，满则泄之，宛陈则除之，邪胜则虚之。《大要》曰：徐而疾则实，疾而徐则虚。言实与虚，若有若无；察后与先，若存若亡；为虚与实，若得若失。

虚实之要，九针最妙，补泻之时，以针为之。泻曰必持内之，放而出之，排阳得针，邪气得泄。按而引针，是谓内温，血不得散，气不得出也。补曰随之，随之意若妄之，若行若按，

停止捻动，说明气已至，速出针如琴弦中断那样快，右手出针，左手紧接着按住针孔，使其中气内守，不可使血瘀滞留，如有血瘀，应立即除之。

持针治疗时，必须坚握有力，针取垂直刺下，不可左右偏移，医者精神集中，明察秋毫，全神贯注于患者，审视血脉虚实，如此才能不致发生不良后果。进针时必先提举患者的神气，故称悬阳，刺到表阳所主的卫分，然后再刺到脾阴所主的肌肉；并观察患者神气及各脏腑之气，是否有散失，以了解病邪的存在与消失。血脉横居在经腧之处，看得很澄澈明了，用手去按切，由于病邪的结聚，故病变部位显得很坚实。

九针的名称及形状各有不同：第一种叫镵针，长一寸六分；第二种叫员针，长一寸六分；第三种叫鍉针，长三寸半；第四种叫锋针，长一寸六分；第五种叫铍针，长四寸，宽二分半；第六种叫员利针，长一寸六分；第七种叫毫针，长三寸六分；第八种叫长针，长七寸；第九种叫大针，长四寸。镵针者，头大针尖锐利，可泄肌表邪热之气；员针者，针尖椭圆形如卵，可用作按摩，不会损伤肌肉，得以泄去分肉间之气血；鍉针者，针尖如黍粟一样圆而微尖，不致刺入皮肤，按摩经脉，不宜陷入肌肉，否则会损伤其正气；锋针者，三面有锋棱，适用于顽固的疾病；铍针者，针尖如剑锋，适应于脓肿疾患，用以刺破排脓；员利针者，大如马尾，圆且锐，针身略粗，能治急性疾病；毫针者，针尖如蚊虻的喙，可用于静候气的徐缓运行，针身微细，宜持久留针，扶助正气，适用于痛痹；长针者，针尖锋利而针身细薄，可治日久不愈的痹证；大针者，尖形如杖，针尖略圆，可治水气停留关节而水肿的疾病。九针的形状和主治疾病作用就都讲完了。

如蚊虻止，如留如还，去如弦绝，令左属右，其气故止，外门已闭，中气乃实，必无留血，急取诛之。

持针之道，坚者为宝，正指直刺，无针左右，神在秋毫，属意病者，审视血脉，刺之无殆。方刺之时，必在悬阳，及与两衡，神属勿去，知病存亡。血脉者，在腧横居，视之独澄，切之独坚。

九针之名，各不同形：一曰镵针，长一寸六分；二曰员针，长一寸六分；三曰鍉针，长三寸半；四曰锋针，长一寸六分；五曰铍针，长四寸，广二分半；六曰员利针，长一寸六分；七曰毫针，长三寸六分；八曰长针，长七寸；九曰大针，长四寸。镵针者，头大末锐，去泻阳气；员针者，针如卵形，指摩分间，不得伤肌肉，以泻分气；鍉针者，锋如黍粟之锐，主按脉勿陷，以致其气；锋针者，刃三隅，以发痼疾；铍针者，末如剑锋，以取大脓；员利针者，尖如氂，且员且锐，中身微大，以取暴气；毫针者，尖如蚊虻喙，静以徐往，微以久留之而养，以取痛痹；长针者，锋利身薄，可以取远痹；大针者，尖如梃，其锋微员，以泻机关之水也。九针毕矣。

谈到邪气侵入经脉所致的疾病，邪气在头部侵入，浊气滞留在胃肠，清冷湿气，从足部侵入。针刺穴位，邪气随针而出；针刺中土的经脉，可使滞留于肠胃的浊气排出体外；针刺得太深，邪气反会随之深入，反而加重病情。所以说：皮肉筋脉各有一定的部位，各种疾病也各有其相应的治法，对虚证不可用泻法，对实证不可用补法。如正气不足，用了泻法，邪气有余而用补法，就会使病情加重。病情严重时，如泻夺了五脏阴经的气，会使患者致死；如泻夺了六腑阳经的气，会使患者形体衰败，不易康复。误泻阴经者，会导致死亡；误泻阳经者，会使人发狂，这就是用针不当的害处。

针刺下去后，如无针感（未得气），应当继续施行手法，不必拘泥于针刺手法次数。如针刺后得了气，就可拔针，不必再留针。九针各有其适应证，针形各不相同，把九针运用到其最胜任的地方，这是用针的要点。用针后得气而取效，疗效犹如风吹云散，明朗而见苍天，针刺的道理就是这些。

黄帝说：请你讲讲五脏六腑的经气所出之处。岐伯说：五脏

相关知识链接/

九针的发展与演变 九针，为九种针具的总称，始载于《黄帝内经》，包括镵针、员针、鍉针、锋针、铍针、员利针、毫针、长针和大针，现代各种针具均由古代的九针发展演变而来。关于九针的起源，古代有伏羲创造九针的说法，如晋代著名针灸学家皇甫谧在《帝王世纪》中就记载说："伏羲氏……乃尝味百药而制九针。"从历代古籍的记载和出土的古代针具来看，九针针具是随着人们对疾病认识的不断深入和冶炼技术的不断提高而不断改进而成的。随着针灸学的不断发展，现代针灸学家在古代九针的基础上研制出了"新九针"，即镵针、铍针、锋钩针、三棱针、火针、梅花针、磁圆梅针、鍉针、员利针、毫针、长针，进一步发展和丰富了九针的内容。

夫气之在脉也，邪气在上，浊气在中，清气在下。故针陷脉则邪气出，针中脉则浊气出，针太深则邪气反沉，病益甚。故曰：皮肉筋脉，各有所处，病各有所宜，各不同形，各以任其所宜。无实实，无虚虚，损不足而益有余，是谓甚病，病益甚。取五脉者死，取三脉者恇；夺阴者死，夺阳者狂。针害毕矣。

刺之而气不至，无问其数；刺之而气至，乃去之，勿复针。针各有所宜，各不同形，各任其所为。刺之要，气至而有效，效之信，若风之吹云，明乎若见苍天，刺之道毕矣。

黄帝曰：愿闻五脏六腑所出之处。岐伯曰：五脏五腧，五五二十五腧；

各经脉各有五个腧穴（井、荥、输、经、合），五五二十五个腧穴。六腑也各有各的经脉，每条经脉各有六个腧穴（井、荥、输、原、经、合），六六三十六个腧穴。人体共有十二条经脉、十五条络脉，合计共有二十七条经络，按脉气讲共二十七气，在全身上下循行。脉气所出的地方叫做井穴，脉气所流过的地方叫荥穴，脉气渐盛、所灌注的地方叫做输穴，脉气正盛、运行经过的地方叫做经穴，脉气深入进而会合于脏腑的地方叫做合穴，二十七气所流注运行的地方，都在五输穴之中。

周身关节空隙交通之处，共计三百六十五个腧穴，知道其要领的，一句话便可说明白，不知道其要领的，就会散乱无边际，说不清楚。所谈关节的空隙处，是指真气进出活动的部位，并不是指皮肉筋骨的形态。

要观察患者的气色，察看眼睛，以便了解邪气的存在与消散。专心注意患者的动静及脉象动态，辨明邪正的盛衰。在进针时，右手推针，左手护持针身以防倾斜，针刺入后，等针下有了得气的感觉后，便可出针。

凡针刺之前，医者首先应触诊脉象，以便观察患者的虚实轻重，才能施行针法。五脏之气已虚于内的（阴虚），用针法采取补的手法（补阳更虚其阴），叫做“重竭”，“重竭”必致死亡，死时表情平静。治疗时，违反了脏气阴虚应补脏的原则，反而误针取腋下和胸前脏气所出的经穴，促使脏气愈趋虚绝于外。而用针法补其内在的阴经，这就是“逆厥”（助阴则阳愈竭，阴阳不相顺接），“逆厥”必致死亡，临死时表情烦躁不安。医者误治，误取用四肢末梢的腧穴（违反了阳气已虚，应补阳的原则）。

六腑六俞，六六三十六俞。经脉十二，络脉十五，凡二十七气以上下。所出为井，所溜为荥，所注为输，所行为经，所入为合，二十七气所行，皆在五腧也。节之交，三百六十五会，知其要者，一言而终，不知其要，流散无穷。所言节者，神气之所游行出入也，非皮肉筋骨也。

睹其色，察其目，知其散复。一其形，听其动静，知其邪正。右主推之，左持而御之，气至而去之。凡将用针，必先诊脉，视气之剧易，乃可以治也。五脏之气已绝于内，而用针者反实其外，是谓重竭，重竭必死，其死也静，治之者，辄反其气，取腋与膺；五脏之气已绝于外，而用针者反实其内，是谓逆厥，逆厥则必死，其死也躁，治之者，反取四末。

针刺用泻法，刺中要害，若仍留针不出，则会使精气损耗；未刺中要害，而立即出针，便会使邪气留滞。出针太迟，损耗精气会使病情加重造成形体衰弱；出针太快，会在肌肤上生痈疽疮疡。

五脏有相表里的六腑，五脏六腑有十二个原穴，十二原穴是出于四肢肘膝关节以下的穴位。四肢关节以下的穴位，可主治五脏的疾病，凡五脏的疾病，治疗时应当取用十二个原穴。因为这十二个原穴，是全身三百六十五节禀受于五脏的气化与营养的体表部位。五脏有病时，它的内在变化就会反应到十二原穴上，根据十二原穴所表现的征象，便可了解原穴的性质；观察穴位上显示出的反应，便可了解五脏受病的情况。

阳中的少阴是肺，其原穴是太渊穴，左右二穴。阳中的太阳是心，其原穴是大陵穴，左右二穴。阴中之少阳是肝，其原穴是太冲穴，左右二穴。阴中之至阴是脾，其原穴是太白穴，左右二穴。阴中之太阴是肾，其原穴是太溪穴，左右二穴。膏的原穴是鸠尾，只一穴。肓的原穴是脖胦穴（任脉气海穴），只一穴。这十二个原穴，都是脏腑经络的气血输注的地方，所以用来主治五脏六腑的各种疾病。

凡患腹胀病，应取足三阳经穴位。凡患泄泻病，应取足三阴经穴位。

现在把五脏有病的情况讲一讲，五脏有病很像皮肤上扎了刺，又像是物体上有了污秽，绳子上打了结，河道发生了阻塞而不通。刺入皮肤虽久，但可以拔掉；物体上污秽已沾染很久，但可以洗涤干净；绳上的结子虽然结得很久，也可以解开；河道有淤积，也可以疏通。有人说疾病久治未愈，再不能治愈，这种看法是不对的。擅长用针的医生，治病时，犹如拔掉皮肤中的刺、清洗污秽、解扣

刺之害，中而不去则精泄，不中而去则致气。精泄则病甚而恇，致气则生为痈疡。

五脏有六腑，六腑有十二原，十二原出于四关，四关主治五脏，五脏有疾当取之十二原。十二原者，五脏之所以禀三百六十五节气味也。五脏有疾也，应出十二原，而原各有所出，明知其原，睹其应，而知五脏之害矣。

阳中之少阴，肺也，其原出于太渊，太渊二。阳中之太阳，心也，其原出于大陵，大陵二。阴中之少阳，肝也，其原出于太冲，太冲二。阴中之至阴，脾也，其原出于太白，太白二。阴中之太阴，肾也，其原出于太溪，太溪二。膏之原出于鸠尾，鸠尾一。肓之原出于脖胦，脖胦一。凡此十二原者，主治五脏六腑之有疾者也。

胀取三阳，飧泄取三阴。

今夫五脏之有疾也，譬犹刺也，犹污也，犹结也，犹闭也。刺虽久犹可拔也，污虽久犹可雪也，结虽久犹可解也；闭虽久犹可决也。或言久疾之不可取者，非其说也。夫善用针者，取其疾也，犹拔刺也，犹雪污也，犹解结也，

子、疏通淤塞一样，虽患病时长且久治未愈，但都是可以治愈的。如果说久病不可救治，那是因为没有掌握好治疗技术。

针刺治疗各种热病，好像用手去试探热汤一样；针刺寒证四肢畏冷的患者，应（深刺留针）像探亲的人不愿离家。阴分中有阳邪而致热病者，应取足阳明胃经的足三里穴，正确治疗不要松懈，直到邪气消退，方可停针；如邪气不退仍需继续治疗。如证候出在上半身，而属于内在的疾病，可取用足太阴脾经的阴陵泉穴；证候出现在上半身，而属于在外的腑病，可取用足少阳胆经的阳陵泉穴。

犹决闭也。疾虽久，犹可毕也。言不可治者，未得其术也。

刺诸热者，如以手探汤；刺寒清者，如人不欲行。阴有阳疾者，取之下陵三里，正往无殆，气下乃止，不下复始也。疾高而内者，取之阴之陵泉；疾高而外者，取之阳之陵泉也。

相关知识链接/

1. 十二原穴 本篇中记载的十二原穴是指五脏及膏和肓的十二个原穴（其中5个双穴、2个单穴），包括肺的原穴太渊（左右各1个，共2个）、心的原穴大陵（左右各1个，共2个）、肝的原穴太冲（左右各1个，共2个）、脾的原穴太白（左右各1个，共2个）、肾的原穴太溪（左右各1个，共2个）、膏的原穴鸠尾（1个）和肓的原穴脖胦（1个）。可见，本篇实际上一共记载了7个穴位。我们现在通常所讲的十二原穴是指十二经脉在腕、踝关节附近部位的12个重要腧穴，包括太渊（肺经）、合谷（大肠经）、冲阳（胃经）、太白（脾经）、太溪（肾经）、京骨（膀胱经）、腕骨（小肠经）、神门（心经）、大陵（心包经）、阳池（三焦经）、丘墟（胆经）和太冲（肝经）。

2. 十二经原穴歌 穴有十二原，都在四肢中。胆原丘墟穴，肝原号太冲，小肠原腕骨，脾经太白容，心原神门过，胃经冲阳通，膀胱原京骨，肺经太渊逢，大肠原合谷，肾原太溪从，三焦阳池伴，心包大陵同。

本输第二

本篇重点讨论了五脏六腑与经脉之气在肘膝关节以下出、溜、注、过、行、入的部位，具体指出了每经井、荥、输、原、经、合各穴的名称与部位。此外，本篇还讨论了脏腑的表里相合关系，以及四时取穴的方法等。本篇记载的十二经脉的井、荥、输、经、合穴，简称“五输穴”，与脏腑关系密切，临床疗效卓著，有重要的临床价值。

黄帝问岐伯说：凡是要了解针刺疗法的运用道理者，必须通晓十二经脉的循行起止，络脉的支别和相会的部位，五输穴（井、荥、输、经、合）的名称与部位，六腑合于五脏的表里关联，经气在四季出入身体的情况，五脏的经气所灌注于五输穴的部位，（经脉）宽窄度数以及深浅的程度，愿听听你的见解。

岐伯说：我按经脉次序给你介绍：肺经（从胸走手）出于少商穴，少商穴位于大指的内侧，为井穴，属木；流入鱼际穴，鱼际穴位于大拇指后高起的肌肉（手鱼），为荥穴；汇注于太渊穴，太渊穴位于手鱼后一寸（腕横纹）陷中，为输穴；行于经渠穴，经渠的部位，在寸口陷中，动而不止，为经穴；而入于尺泽穴，尺泽穴位于肘窝动脉应手之处，为合穴。这就是手太阴肺经所属的五输穴。

原文

黄帝问于岐伯曰：凡刺之道，必通十二经脉之所终始，络脉之所别处，五输之所留止，六腑之所与合，四时之所出入，五脏之所溜处，阔数之度，浅深之状，高下所至。愿闻其解。

岐伯曰：请言其次也。肺出于少商，少商者，手大指端内侧也，为井木；溜于鱼际，鱼际者，手鱼也，为荥；注于太渊，太渊，鱼后一寸陷者中也，为输；行于经渠，经渠，寸口中也，动而不居，为经；入于尺泽，尺泽，肘中之动脉也，为合。手太阴经也。

心经出于中冲穴，中冲穴在手中指的尖端，为井穴，属木；流于劳宫穴，劳宫穴位于中指本节后手掌的中间，为荥穴；注于大陵穴，大陵穴位于掌后两骨之间，为输穴；行于间使穴，间使穴位于腕后三寸两筋间，本经有病时，脉会受影响，无病时脉气安静，为经穴；入于曲泽穴，曲泽穴处于肘内侧陷中，屈肘得之，为合穴。这就是手少阴心经所属的五输穴。

相关知识链接/

五输穴 五输穴即十二经脉分布在肘、膝关节以下的井、荥、输、经、合穴，简称“五输穴”。古代医家把经气在经脉中运行的情况，比作自然界的水流，以说明经气由微至盛、由浅入深、由四肢末端汇入脏腑的过程。源头，称为“井”；微流，称为“荥”；由浅入深，称为“输”；通畅地流过，称为“经”；百川入海，称为“合”。

肝经出于大敦穴，大敦穴位于足大趾之外侧端毫毛的中间，为井穴，属木；流于行间穴，行间穴位于足大趾、次趾之间，为荥穴；注于太冲穴，太冲穴在行间穴后二寸陷中，为输穴；行于中封穴，中封穴位于内踝前一寸半陷中，逆其气就会使其郁结，和其气就会使脉气流通，取穴时将足上仰，为经穴；入于曲泉穴，曲泉穴位于膝内辅骨之下、大筋之上，取穴时要屈其膝，为合穴。这就是足厥阴肝经所属的五输穴。

脾经出于隐白穴，隐白穴位于足大趾之端内侧，为井穴，属木；脉气流于大都穴，大都穴在本节后陷中，为荥穴；脉气灌于太白穴，太白穴位于足内侧核骨下陷中，为输穴；脉气流于商丘穴，商丘位于足内踝下陷中，为经穴；脉气流入阴陵泉穴，阴陵泉穴位于膝内侧辅骨下陷中，伸足取之，为合穴。这就是足太阴

心出于中冲，中冲，手中指之端也，为井木；溜于劳宫，劳宫，掌中中指本节之内间也，为荥；注于大陵，大陵，掌后两骨之间方下者也，为输；行于间使，间使之道，两筋之间，三寸之中也，有过则至，无过则止，为经；入于曲泽，曲泽，肘内廉下陷者之中也，屈而得之，为合。手少阴经也。

肝出于大敦，大敦者，足大指之端，及三毛之中也，为井木；溜于行间，行间，足大指间也，为荥；注于太冲，太冲，行间上二寸，陷者之中也，为输；行于中封，中封，内踝之前一寸半，陷者之中，使逆则宛，使和则通，摇足而得之，为经；入于曲泉，曲泉，辅骨之下，大筋之上也，屈膝而得之，为合。足厥阴经也。

脾出于隐白，隐白者，足大指之端内侧也，为井木；溜于大都，大都，本节之后，下陷者之中也，为荥；注于太白，太白，核骨之下也，为输；行于商丘，商丘，内踝之下，陷者之中也，为经；入于阴之陵泉，阴之陵泉，辅骨之下，陷者之中也，伸而得

脾经所属的五输穴。

肾经出于涌泉穴，涌泉穴位于足心，屈趾陷中，为井穴，属木；脉气流于然谷穴，然谷穴位于然骨之下，为荥穴；脉气灌注于太溪穴，太溪穴位于内踝后跟骨上陷中，为输穴；脉气行于复溜穴，复溜穴位于内踝上二寸筋骨陷中，其脉动不止，为经穴；脉气流于阴谷穴，阴谷穴位于膝腘内侧辅骨之后，大筋之下，小筋之上，按之有动脉应手，屈膝取之，为合穴。这就是足少阴肾经所属的五输穴。

膀胱经出于至阴穴，至阴穴位于足小趾尖端的外侧，为井穴，属金；脉气流于通谷穴，通谷穴位于足小趾本前外侧陷中，为荥穴；脉气灌注于束骨穴，束骨穴位于足小趾本节后赤白肉际陷中，为输穴；脉气行于京骨穴，京骨穴位于足外侧大骨下方赤白肉际处凹陷中，为原穴；脉气行于昆仑穴，昆仑穴位于外踝之后，跟骨之上，为经穴；脉气灌注委中穴，委中穴位于膝腘中央，为合穴，俯卧取之。这就是足太阳膀胱经所属的五输穴和原穴。

胆经出于窍阴，窍阴位于足第四趾尖端的外侧，为井穴，属金；脉气灌注于侠溪穴，侠溪穴位于足四趾和小趾的中间，为荥穴；脉气灌注于足临泣穴，足临泣穴位于侠溪穴上行一寸半陷中，为输穴；脉气过于丘墟穴，丘墟穴位于足外踝前面陷中，为原穴；脉气行于阳辅穴，阳辅穴位于足外踝上四寸绝骨之端，为经穴；脉气灌注于阳陵泉穴，阳陵泉穴位于膝下一寸外辅骨的陷中，为合穴，竖膝伸足取之。这就是足少阳胆经所属的五输穴和原穴。

之，为合，足太阴经也。

肾出于涌泉，涌泉者，足心也，为井木；溜于然谷，然谷，然骨之下者也，为荥；注于太溪，太溪，内踝之后，跟骨之上，陷者中也，为输；行于复溜，复溜，上内踝二寸，动而不休，为经；入于阴谷，阴谷，辅骨之后，大筋之下，小筋之上也，按之应手，屈膝而得之，为合。足少阴经也。

膀胱出于至阴，至阴者，足小指之端也，为井金；溜于通谷，通谷，本节之前外侧也，为荥；注于束骨，束骨，本节之后，陷者中也，为输；过于京骨，京骨，足外侧大骨之下，为原；行于昆仑，昆仑，在外踝之后，跟骨之上，为经；入于委中，委中，腘中央，为合，委而取之。足太阳经也。

胆出于窍阴，窍阴者，足小指次指之端也，为井金；溜于侠溪，侠溪，足小指次指之间也，为荥；注于临泣，临泣，上行一寸半，陷者中也，为输；过于丘墟，丘墟，外踝之前下，陷者中也，为原；行于阳辅，阳辅，外踝之上，辅骨之前，及绝骨之端也，为经；入于阳之陵泉，阳之陵泉，在膝外陷者中也，为合，伸而得之。足少阳经也。

胃经出于厉兑穴，厉兑穴在足第二趾尖端的外侧，为井穴，属金；脉气流于内庭穴，内庭穴位于足二趾的外侧本节前陷中，为荥穴；脉气灌注于陷谷穴，陷谷穴位于内庭穴上二寸陷中，为输穴；脉气过于冲阳穴，冲阳穴在足跗上五寸骨间动脉应手之处，为原穴，摇足取之；脉气行于解溪穴，解溪穴位于冲阳穴上一寸半陷中，为经穴；脉气灌注于下陵穴，下陵穴即膝下三寸胻骨外的足三里穴，为合穴。从足三里穴下行三寸，是巨虚上廉，再下行三寸，是巨虚下廉。大肠属于上廉，小肠属于下廉，都和足阳明胃经相关，大肠小肠都属于胃，这些穴位都是足阳明胃经的脉气所发。

三焦经与手少阳相合，出于关冲穴，关冲穴位于环指之尖端，为井穴，属金；灌注于液门穴，液门穴位于小指、环指之间，为荥穴；注于中渚穴，中渚穴位于本节之后陷中，为输穴；过阳池穴，阳池穴位于腕上陷中，为原穴；行至支沟穴，支沟穴在腕上三寸两骨之间的凹陷中，为经穴；流入天井穴，天井穴位于肘外大骨的凹陷中，为合穴，屈肘取穴；三焦脉气下行，经足太阳之前，少阳之后，上行出于腘中外廉，名为委阳穴，是足太阳经脉别行之络脉。以上就是手少阳经所属的五输穴和原穴。三焦经的脉气，它和足少阳、太阳两经相并行，自踝上五寸入腓肠肌，出于委阳穴，并足太阳之经别入络膀胱，以约束下焦，若有实邪则患癃闭病，体虚则发生小便失禁的遗溺，遗溺应采用补法，癃

相关知识链接/

十一经脉学说 马王堆汉墓出土的医书中，《足臂十一脉灸经》和《阴阳十一脉灸经》两部中有更早的关于经脉的记载。这说明在汉代以前，普遍认为五脏六腑各有一条经脉，共十一条，并没有心包经。这种十一经脉学说在本篇中可见一斑。

胃出于厉兑，厉兑者，足大指内次指之端也，为井金；溜于内庭，内庭，次指外间也，为荥；注于陷谷，陷谷者，上中指内间，上行二寸，陷者中也，为输；过于冲阳，冲阳，足跗上五寸，陷者中也，为原，摇足而得之；行于解溪，解溪，上冲阳一寸半，陷者中也，为经；入于下陵，下陵，膝下三寸，胻骨外三里也，为合；复下三里三寸为巨虚上廉，复下上廉三寸，为巨虚下廉也，大肠属上，小肠属下，足阳明胃脉也。大肠小肠皆属于胃，是足阳明经也。

三焦者，上合手少阳，出于关冲，关冲者，手小指次指之端也，为井金；溜于液门，液门，小指次指之间也，为荥；注于中渚，中渚，本节之后，陷者中也，为输；过于阳池，阳池，在腕上，陷者之中也，为原；行于支沟，支沟，上腕三寸，两骨之间，陷者中也，为经；入于天井，天井在肘外大骨之上，陷者中也，为合，屈肘乃得之；三焦下腧，在于足太阳之前，少阳之后，出于腘中外廉，名曰委阳，是太阳络也。手少阳经也。三焦者，足少阳太阴（一本作阳）之所将，太阳之别也，上踝五寸，别入贯腨肠，出于委阳，并太阳之正，入络膀胱，约下焦，实

闭应采用泻法。

小肠经上（腹里）连属手太阳，出于少泽穴，少泽穴位于小指的一端，为井穴，属金；灌注于前谷穴，前谷穴位于手外廉本节前陷中，为荥穴；注于后溪穴，后溪穴位于手外侧本节之后，为输穴；流于腕骨穴，腕骨穴位于手外侧腕骨之前，为原穴；脉气行经阳谷穴，阳谷穴位于锐骨之下陷中，为经穴；流注于小海穴，小海穴位于肘内大骨之外缘距肘端半寸凹陷中，取穴时要伸臂取之，为合穴。这就是手太阳小肠经所属的五输穴和原穴。

大肠经上（腹里）属手阳明（胃），出于商阳穴，商阳穴位于示指的尖端，为井穴，属金；灌注于本节之前的二间穴，为荥穴；流注于本节后面陷中的三间穴，为输穴；流经合谷穴，合谷穴位于大指歧骨中间，为原穴；脉气行经于阳溪穴，阳溪穴位于两筋间陷中，为经穴；流入于曲池穴，曲池穴位于肘外辅骨陷中，取穴时屈臂可得之，为合穴。这就是手阳明大肠经所属的五输穴和原穴。

以上所说的五脏六腑的腧穴、五五二十五个腧穴，六六三十六个腧穴（五脏各有五输穴计二十五个腧穴；六腑各多一原穴共计三十六个腧穴）。六腑皆出于足之三阳，上与手之三阳相合。

两缺盆之间是任脉的天突穴；天突穴两旁是属于足阳明胃经的人迎穴；人迎穴后是第二行脉手阳明大肠经的扶突穴；扶突穴后的第三行脉是手太阳小肠经的天窗

相关知识链接／

十二经脉学说 《难经》在《灵枢》的“五脏五腧”基础上加上了心包络而成为了“六脏五腧”，并将中冲、劳宫、大陵、间使、曲泽改为心包经的穴位，再补入少冲、少府、神门、灵道、少海作为心经的五输穴，并沿用至今。

则闭癃，虚则遗溺。遗溺则补之，闭癃则泻之。

小肠者，上合手太阳，出于少泽，少泽，小指之端也，为井金；溜于前谷，前谷，在手外廉本节前，陷者中也，为荥；注于后溪，后溪者，在手外侧本节之后也，为输；过于腕骨，腕骨，在手外侧腕骨之前，为原；行于阳谷，阳谷，在锐骨之下，陷者中也，为经；入于小海，小海，在肘内大骨之外，去肘端半寸，陷者中也，伸臂而得之，为合。手太阳经也。

大肠上合手阳明，出于商阳，商阳，大指次指之端也，为井金；溜于本节之前二间，为荥；注于本节之后三间，为输；过于合谷，合谷，在大指歧骨之间，为原；行于阳溪，阳溪，在两筋间陷者中也，为经；入于曲池，曲池，在肘外辅骨陷者中，屈臂而得之，为合，手阳明经也。

是谓五脏六腑之俞，五五二十五俞，六六三十六俞也。六腑皆出足之三阳，上合于手者也。

缺盆之中，任脉也，名曰天突。一次任脉侧之动脉，足阳明也，名曰人迎；二次脉手阳明也，名曰扶突；三次

穴；天窗穴后是第四行脉的足少阳胆经的天容穴（天容穴属于手太阳小肠经，此处当为天冲穴）；足少阳之后是第五行脉的手少阳三焦经的天牖穴；手少阳之后第六行脉足太阳膀胱经的天柱穴；足太阳之后在项中央是第七行脉督脉的风府穴。腋下动脉是手太阴肺经的天府穴。腋下三寸是手心主的天池穴。

刺上关穴要张口取穴不要闭口；刺下关穴应闭口取穴不要张口；刺犊鼻穴应屈腿不能伸腿；刺内关、外关穴要伸手而不能屈手。

足阳明胃经的（人迎穴）位于挟结喉两旁有动脉应手部位，与其脉气相通的腧穴在膺中（膺中指气户穴等腧穴）。手阳明大肠经（扶突穴）位于人迎穴外面，曲颊下一寸处。手太阳小肠经的（天窗穴），正当曲颊的下面。足少阳胆经的（天冲穴），在曲颊后面。手少阳三焦经的（天牖穴），在耳后完骨之上。足太阳膀胱经的（天柱穴），挟项后在大筋外侧陷中的发际处。

手太阴肺经的尺泽穴下面动脉上方的部位是五里穴，是五脏腧穴中的禁区穴位。

肺与大肠相表里，大肠是传导糟粕和排泄粪便的器官；心与小肠相表里，小肠是受盛食物和泌别清浊的器官；肝与胆相表里，胆是贮藏和排泄胆汁的器官；脾与胃相表里，胃是受纳和消化饮食的器官；肾与膀胱相表里，膀胱是蓄积和排泄水液的器官。足少阴隶属于肾，肾的经脉上连肺，故肾脏是统率肺与膀胱两脏器的。三焦像个水沟，是全身水液输导的路径，入络膀胱，是没有和它相匹配的，所以又叫它为孤府。以上是说明六腑与五脏相表里的关系。

春天针刺时，宜取用浅表络脉及十二经的荥穴，和大经的分肉之间，病情严

脉手太阳也，名曰天窗；四次脉足少阳也，名曰天容；五次脉手少阳也，名曰天牖；六次脉足太阳也，名曰天柱；七次脉项中央之脉，督脉也，名曰风府。腋内动脉，手太阴也，名曰天府。腋下三寸，手心主也，名曰天池。

刺上关者，呿不能欠；刺下关者，欠不能呿；刺犊鼻者，屈不能伸；刺两关者，伸不能屈。

足阳明挟喉之动脉也，其俞在膺中。手阳明次在其俞外，不至曲颊一寸。手太阳当曲颊。足少阳在耳下曲颊之后。手少阳出耳后，上加完骨之上。足太阳挟项大筋之中发际。

阴尺动脉在五里，五俞之禁也。

肺合大肠，大肠者，传道之腑；心合小肠，小肠者，受盛之腑；肝合胆，胆者，中精之腑；脾合胃，胃者，五谷之腑；肾合膀胱，膀胱者，津液之腑也。少阴属肾，肾上连肺，故将两脏。三焦者，中渎之腑也，水道出焉，属膀胱，是孤之腑也。是六腑之所与合者。

春取络脉诸荥大经分肉之间，甚者深取之，间者浅取之；夏取诸俞

重的深取之，病情轻微的浅取之。夏天针刺时，宜取用细小的支络及肌肉皮肤上面表浅部位。秋天取各经合穴，其余和春天的针刺法相同。冬天针刺时宜取十二经的井穴，以及各经的输穴，或背俞穴之类，但需要深刺并且要留针。这就是针刺时要顺乎四季气候演变的规律，是不同气候在人体的不同反应，是四时病邪分别所留居的部位，符合脏器气机逆顺，为针刺取穴最为适合的处所。治疗转筋的患者要使直立位而针刺，可使转筋（痉挛）迅即消除。治疗痿厥的患者时，要让患者仰卧位而针刺，可使患者有轻快的感觉。

孙络肌肉皮肤之上；秋取诸合，余如春法。冬取诸井诸输之分，欲深而留之。此四时之序，气之所处，病之所舍，针之所宜。转筋者，立而取之，可令遂已。痿厥者张而刺之，可令立快也。

小针解第三

本篇是将《灵枢·九针十二原》中有关讨论运用小针（微针）问题的内容，按照原文的顺序，择要加以解释，并作了进一步的注解和补充说明。其内容包括针刺时务必守神、守机、察脉、观色、迎随补泻以及针害等，对后世颇有启迪。

（运用小针的理论）说是很容易。（临床运用时）却难以掌握。技术不高的医生只是拘守针刺的条文。而高明医生会辨别人体气血的有余或不足而采取补法或泻法。神客者，指人体正邪相争（邪入人体与正气相搏）。神为正气，客为邪气。在门者，指邪气循着正气出入的门户侵袭人体。没有诊清疾病的本质，不先明确疾病所在经络，就不知其病因，就不能明确取哪经、针刺哪穴。

针刺法的微妙作用在于掌握快与慢、进针出针的缓急。技术较低的医生在针刺时仅限于四肢上的一些穴位，而根本不懂分辨气血的往来和正邪的盛衰。而高明的医生懂得静守其气。气机之至，皆在骨空（腧穴）之中，了解气血的虚实而运用针刺的补泻手法。穴位中气血活动是至清至静而至为微妙的，当下针后得气，密切观察，才不致失去时机。其邪气正盛时不可用补法，邪气已去正气将要恢复时，不可用泻法。应细致观察气之往来，在针下已有得气的感应时，就应该适当地运用针刺

原文

所谓易陈者，易言也。难入者，难著于人也。粗守形者，守刺法也。上守神者，守人之血气有余不足，可补泻也。神客者，正邪共会也。神者，正气也。客者，邪气也。在门者，邪循正气之所出入也。未睹其疾者，先知邪正何经之疾也。恶知其原者，先知何经之病，所取之处也。

刺之微在数迟者，徐疾之意也。粗守关者，守四肢而不知血气正邪之往来也。上守机者，知守气也。机之动不离其空者，知气之虚实，用针之徐疾也。空中之机清净以微者，针以得气，密意守气勿失也。其来不可逢者，气盛不可补也。其往不可追者，气虚不可泻也。不可挂以发者，言气易失也。扣之不发者，言不知补泻之意也，血气已尽而气不下也。知其往

手法而不能有丝毫差错，因为这种得气的感觉是很容易消失的。不能很好掌握气之往来和补泻时机可导致补泻失宜而血气绝竭，而不能祛除病邪。而知气之往来有逆有顺有盛有衰，能掌握气至时机，则用针便会不失去时机。

水平低的医生，不懂得这种气至微妙的道理。高明的医生能掌握气机和用针的时机。往者为逆是邪气已去而脉虚而小，脉小是逆。来者为顺，是正气渐来，脉见平和是顺。能知血气的顺逆虚实，就可毫不犹豫地根据经脉的走向选取合适的穴位，逆其来势捻针，是运用泻法。循经脉走向去捻针，是运用补法。

气口脉虚的当用补法。脉满者（气口脉盛）当用泻法。血脉中有瘀的部位，就该排除掉（刺开皮肤）。邪气盛的经脉应当泻其实邪。

慢进针快出针属于补法，快进针慢出针属泻法。实与虚、若有若无者，实是邪气盛，虚是正气不足。应根据疾病缓急，急者先治，缓者后治，根据正邪虚实以决定补泻先后，观察气的行与不行，以确定邪气已退或仍存留的情况。用补法以充实正气，使患者感觉到充

相关知识链接／

“粗守形，上守神”浅释 《灵枢·九针十二原》中记载：“粗守形，上守神……粗守关，上守机”，其中所谓的“粗”，是指医术不高的医生；所谓“上”，就是指医术高超的医生。当然也可以理解为“粗”是学习针法的粗浅层次，“上”是学习针法的高级层次。“粗守形，上守神”的意思是技术不佳的医生只能粗略地观察患者的外在形体表现，而不知道经脉中气血运行的情况，也无法通过针灸来调整气机的运行；但是技术高明的医生，通过长期的实践，能够体悟到人体经脉、穴位中的气机变化，掌握经脉之“神”，即经脉之气的往来盛衰变化，并应用针法来调节患者经脉和穴位中的神气，所以叫做“上守神”。

来者，知气之逆顺盛虚也。要与之期者，知气之可取之时也。

粗之暗者，冥冥不知气之微密也。妙哉工独有之者，尽知针意也。往者为逆者，言气之虚而少，少者逆也。来者为顺者，言形气之平，平者顺也。明知逆顺正行无问者，言知所取之处也。迎而夺之者，泻也。追而济之者，补也。

所谓虚则实之者，气口虚而当补之也。满则泄之者，气口盛而当泻之也。宛陈则除之者，去血脉也。邪胜则虚之者，言诸经有盛者，皆泻其邪也。

徐而疾则实者，言徐内而疾出也。疾而徐则虚者，言疾内而徐出也。言实与虚若有若无者，言实者有气，虚者无气也。察后与先若亡若存者，言气之虚实补泻之先后也，察其气之已下与常存也。为虚与实，若得若失者，言补者佖然若有得也，泻则怳然若有

实，若有所得；用泻法祛除邪气，使患者在不知不觉中，有其病若有所失的感觉（感到疾病已好，有轻快感）。

谈到邪气在经脉中的情况，外邪开始引起于头部发病，故称邪气在上。人食水谷都进入胃部，其精气上输至肺部，其浊物废料滞留于肠胃中，若有寒温不适，饮食失调（暴饮暴食）则引起胃肠病，故称浊气在中。人受到清冷潮湿的邪气，必先从足部开始发病，故称清气在下。

邪气在上的病，应取上部穴位。浊气在中的病，应取阳明经上的合穴。针刺过深，则邪气深入，提示是表浅轻病，此种病不可过于深刺，若深刺病必加重，故称反沉。皮肉筋脉的病，都有一定部位，在治疗上都有相应的经络所主。

取五脉者死，是说中气不足的患者，如用针大泻五脏阴脉腧穴，可使五脏之气泻尽而死。取三阳脉时，若误用针泻尽三阳脉气，可使患者形体衰败，不易恢复。夺阴者死，是说脏阴之气，出于五里，若针刺五里穴而泻至五次，则可致脏阴之气泻尽而死。夺阳者狂，是说泻法误针三阳经夺去三阳之气，则会使人发狂。这是针疗应注意的事。

高明的医生能观形辨色，听患者语言声调，并观察患者眼睛的变化，从尺部皮肤和寸口所示的大、小、缓、急、滑、涩脉象可以了解病情。知道患者的正邪相争，是指知道是体虚感受外邪，抑或风邪所致的疾病。

应用右手推以进针，左手护持针身，以运用进针退针手法。补其不足，泻其有余，达到气机平调的目的，所以在气调之后才能去针。调气时医生要掌握其调

失也。

夫气之在脉也，邪气在上者，言邪气之中人也高，故邪气在上也。浊气在中者，言水谷皆入于胃，其精气上注于肺，浊溜于肠胃，言寒温不适，饮食不节，而病生于肠胃，故命曰浊气在中也。清气在下者，言清湿地气之中人也，必从足始，故曰清气在下也。

针陷脉则邪气出者，取之上。针中脉则浊气出者，取之阳明合也。针太深则邪气反沉者，言浅浮之病，不欲深刺也，深则邪气从之入，故曰反沉也。皮肉筋脉各有所处者，言经络各有所主也。

取五脉者死，言病在中，气不足，但用针尽大泻其诸阴之脉也。取三脉者恇，言尽泻三阳之气，令病人恇然不复也。夺阴者死，言取尺之五里，五往者也。夺阳者狂，正言也。

睹其色，察其目，知其散复，一其形，听其动静者，言上工知相五色于目，有知调尺寸小大缓急滑涩，以言所病也。知其邪正者，知论虚邪与正邪之风也。

右主推之、左持而御之者，言持针而出入也。气至而去之者，言补泻气调而去之也。调气在于终始一者，

气方法，关键在于持针时始终要专心致志。周身关节间隙三百六十五穴都是由经脉中气血渗灌全身诸节的。

所谓五脏之气已绝于内，是说气口（寸口）脉象浮虚，按之则无，此时五脏之象已虚于内，为阴竭绝重证，本应用针以补其阴，若反取体表病处和阳经的合穴，并留针以益阳气，势必使阴更虚以致气竭于内，即重竭而死，由于无气以动，故死时安静。

所谓五脏之气已绝于外的意思是指气口（寸口）脉象出现沉微，轻取即无（属于五脏之气已绝于外，为阳气欲竭的重证），而针刺时反取四肢末端的腧穴，并采用留针方法以助其阴，致使阳气内入而衰竭，发生厥逆，这种厥逆会导致死亡，阴气有余导致阴阳逆乱，故临死时会出现躁狂现象。

之所以观察患者的眼睛是因为五脏六腑的精气上注于目，能从眼睛反映出五色明润清明，其发出的声音也与素日不同。

持心也。节之交，三百六十五会者，络脉之渗灌诸节者也。

所谓五脏之气，已绝于内者，脉口气内绝不至，反取其外之病处与阳经之合，有留针以致阳气，阳气至则内重竭，重竭则死矣，其死也，无气以动，故静。

所谓五脏之气已绝于外者，脉口气外绝不至，反取其四末之俞，有留针以致其阴气，阴气至则阳气反入，入则逆，逆则死矣，其死也，阴气有余，故躁。

所以察其目者，五脏使五色循明，循明则声章，声章者，则言声与平生异也。

邪气脏腑病形第四

本篇着重讨论了邪气中人的部位，中阴、中阳、中脏、中腑的不同，并指出在诊察过程中，应注意色、脉、尺肤三者合参；叙述了缓、急、大、小、滑、涩六种脉象与五脏病证的关系；提出了“合治六腑”的理论，并论述了六腑病证的临床表现及取穴和针刺的方法。因本篇重点论述了邪气中人的原因以及五脏六腑为邪气所伤时出现的病形，故称为“邪气脏腑病形”。

黄帝问岐伯说：邪气是怎样伤人的？岐伯回答说：邪气（六淫之邪）伤人，开始于上半身。

黄帝说：部位的上下有一定的法度（标准）吗？岐伯说：上半身发病，是外邪（风寒）所致；下半身发病，是湿邪所致。所以说，这是外邪侵袭人体的一般规律，但不是绝对的。因为病邪会有传变，阴经中了外邪，流于六腑；阳经中了外邪，则流于本经。

黄帝说：经脉有阴阳之分，名称各不相同，但作用相似，上下互相会合，经络相互贯通，如环无端地循行着。当病邪侵入人体的时候，有的中于阴，有的中于阳，或上或下或左或右，没有恒定规律，这是什么缘故？

原文

黄帝问于岐伯曰：邪气之中人也奈何？岐伯答曰：邪气之中人高也。黄帝曰：高下有度乎？岐伯曰：身半已上者，邪中之也；身半以下者，湿中之也。故曰，邪之中人也，无有恒常，中于阴则溜于腑，中于阳则溜于经。

黄帝曰：阴之与阳也，异名同类，上下相会，经络之相贯，如环无端。邪之中人，或中于阴，或中于阳，上下左右，无有恒常，其故何也？

岐伯说：手足三阳都聚于头面部，故称诸阳之会。邪中人体，必乘经脉空虚的时候，或在劳动用力时，或饮食汗出，腠理开泄时易使外邪侵入。邪气侵及面部，则下入阳明经；邪气侵及项部，则下入太阳经；邪气侵及颊部，则下入少阳经；邪气中于胸部、背部、两胁，也分别入于三阳经。

黄帝说：外邪侵入阴经的情况，又是怎样呢？岐伯回答说：邪侵入阴经，通常是从手臂足胫开始。手臂与足胫皮肤较薄，肌肉也较柔润，故易感受风邪，邪气独伤其阴经。

黄帝说：这样还能伤及五脏吗？岐伯回答说：身受了风邪，不一定会伤及五脏。邪气侵入阴经，若五脏之气坚实，邪气是不能内侵的，而还归于六腑。所以邪中于阳的部位，流注于经脉；邪中于阴的部位，则流注于相应的六腑。

黄帝说：邪气中于五脏，是何缘故呢？岐伯说：愁忧恐惧则伤心，身体受寒或饮食生冷则伤肺，两寒使内外皆受其伤害，故气逆而上行。如有跌仆坠下，瘀血留滞于内；若有大怒（情绪激动），则气向上冲逆，郁结于胸胁之下，则伤肝。倘有被击仆，或醉酒行房，此时身上出汗易感风邪，则伤脾。若用力举推重物或房事过度，汗出之后入浴水中，则伤肾。

黄帝说：五脏为风邪所伤，会怎样呢？岐伯说：阴阳皆受风邪所伤，风邪便会内侵入脏。黄帝说：说的很对。

黄帝问岐伯说：人的头面部和整个身体，有骨骼与肌肉相连，气血相依运行。天寒地冻，冰雪凌人或天气突然变冷的时候，人们会缩手缩脚，动作不灵活，而面部露在外面却不怕冷，是什么原因？岐伯回答说：十二经脉，

岐伯曰：诸阳之会，皆在于面。中人也方乘虚时，及新用力，若饮食汗出腠理开，而中于邪。中于面则下阳明，中于项则下太阳，中于颊则下少阳，其中于膺背两胁亦中其经。

黄帝曰：其中于阴奈何？岐伯答曰：中于阴者，常从臂胻始。夫臂与胻，其阴皮薄，其肉淖泽，故俱受于风，独伤其阴。

黄帝曰：此故伤其脏乎？岐伯答曰：身之中于风也，不必动脏，故邪入于阴经，则其脏气实，邪气入而不能客，故还之于腑。故中阳则溜于经，中阴则溜于腑。

黄帝曰：邪之中人脏奈何？岐伯曰：愁忧恐惧则伤心，形寒寒饮则伤肺，以其两寒相感，中外皆伤，故气逆而上行。有所堕坠，恶血留内，若有所大怒，气上而不下，积于胁下，则伤肝。有所击仆，若醉入房，汗出当风，则伤脾。有所用力举重，若入房过度，汗出浴水，则伤肾。

黄帝曰：五脏之中风奈何？岐伯曰：阴阳俱感，邪乃得往。黄帝曰：善哉。

黄帝问于岐伯曰：首面与身形也，属骨连筋，同血合气耳。天寒则裂地

三百六十五络，气血运行都循行于面部而流入空窍内，其中阳气的精微循行至眼睛可使人能视；其别络精气循行至耳，可使人能听；胸中的宗气上出于鼻，使人能嗅；在胃中循行的精气，上达于唇舌使人产生味觉。气所化的津液都上行熏蒸于面部，而且面部皮肤厚，肌肉坚实，所以天气寒冷时，面部能抵御外部寒冷。

黄帝说：病邪侵入人体，其发病的外表形态如何呢？岐伯说：虚邪贼风（四时不正之风）伤人时，洒淅振寒（寒栗怕冷）。正邪伤人（四时正常的风在劳动出汗时腠理开泄，偶尔遭受的风邪），其伤人程度甚轻微，只是在气色上略有所见，而身上并无病的感觉，像有病亦像无病，好像病邪已消，又好像仍在那里，表面上有病的形迹，也可能毫无形迹，因此不能知道其病情。黄帝说：讲得很好。

黄帝问岐伯说：我听说（医者）见到患者观察其气色，便知其病，称之为明。按其脉，便知其病情，称之为神。问其病情，便知其病苦所在，称之为工。我愿听你说一说为什么望诊便可知其病情，切脉便可明确其病况，问诊便可知其病苦所在。

岐伯回答说：面色与脉象的关系非常密切，就像用木槌击鼓，随即听到鼓声一样，密切相应，不会有差错，这就是本与末、根与叶的关系，正像树根已死，则树叶必然枯萎。患者面色脉象及形体肌肉的相应变化，是不会不一致的。故能掌握其一，即可称之为工，掌握其中之二者，可称之为神，掌握其中之三者，可称之为神而又明的高明医生了。

黄帝说：我急于想听听你的解释。岐伯回答说：面青色者，出现弦脉；赤色者，出现钩脉；黄色者，出现代脉；白色者，出现毛脉（肺脉）；黑色者，出现

凌冰，其卒寒或手足懈惰，然而其面不衣何也？

岐伯答曰：十二经脉，三百六十五络，其血气皆上于面而走空窍，其精阳气上走于目而为睛，其别气走于耳而为听，其宗气上出于鼻而为臭，其浊气出于胃走唇舌而为味，其气之津液皆上熏于面，而皮又厚，其肉坚，故天气甚寒不能胜之也。

黄帝曰：邪之中人，其病形何如？岐伯曰：虚邪之中身也，洒淅动形；正邪之中人也微，先见于色，不知于身，若有若无，若亡若存，有形无形，莫知其情。黄帝曰：善哉。

黄帝问于岐伯曰：余闻之，见其色，知其病，命曰明。按其脉，知其病，命曰神。问其病，知其处，命曰工。余愿闻见而知之，按而得之，问而极之，为之奈何？

岐伯答曰：夫色脉与尺之相应也，如桴鼓影响之相应也，不得相失也，此亦本末根叶之出候也，故根死则叶枯矣。色脉形肉，不得相失也。故知一则为工，知二则为神，知三则神且明矣。

黄帝曰：愿卒闻之。岐伯答曰：色青者，其脉弦也；赤者，其脉钩也；

石脉（肾脉）。如面色见到某色，而又未见到相应的脉象，反而出现相克的脉象，这属死脉；出现相生的脉象，虽有病也会痊愈。

黄帝问岐伯说：五脏所生的病，内在的病变，反映在体表上，是怎样的呢？岐伯回答说：首先要确定五色与五脉的相应关系，疾病便可以辨别出来。

黄帝说：面色与脉象确定之后，怎么辨病呢？岐伯说：诊出脉的缓、急、大、小、滑、涩，便可确定是什么病了。

黄帝说：怎样诊查脉象呢？岐伯回答说：脉来急促者，尺部的皮肤亦显着紧急；脉来徐缓者，尺部的皮肤亦显着弛缓；脉象小者，尺部的皮肤也显着瘦削菲薄而少气；脉象大者，尺部皮肤也显着突起似的；脉滑者，尺部的皮肤也显着滑利；脉涩者，尺部皮肤也显着涩滞。凡此六种（皮肤）改变者有的显著，有的并不显著。所以有经验的医生观察尺部皮肤，可以不诊寸口的脉象就能知道病情；脉诊有经验的医生，有时也可以不观察皮肤色调。而能够观察（面容气色、皮肤色调、脉象）三者相互参照进行诊断的，称之为上工（高明医生），上工治病疗效好，十个患者可治愈九个。只观察三者其中之两项者，为中工，治疗十个患者可治愈七个。只观察其中一项者为下工，治疗十个患者，只能治愈六个。

黄帝说：请问脉象是缓、急、大、小、滑、涩，其各所表现的疾病形态该是怎样呢？

岐伯说：请让臣从五脏病变分别来谈吧。心脉急甚者，手足搐搦；微急有心痛牵引脊背，纳食差。心脉缓甚者，可引起狂笑（神散，神志失常）；微缓者，可发伏梁病，病在脐旁或脐上，突起大如手臂，如屋梁一样伏在心胸之下，有时

黄者，其脉代也；白者，其脉毛；黑者，其脉石。见其色而不得其脉，反得其相胜之脉则死矣，得其相生之脉则病已矣。

黄帝问于岐伯曰：五脏之所生，变化之病形何如？岐伯答曰：先定其五色五脉之应，其病乃可别也。

黄帝曰：色脉已定，别之奈何？岐伯曰：调其脉之缓、急、小、大、滑、涩，而病变定矣。

黄帝曰：调之奈何？岐伯答曰：脉急者，尺之皮肤亦急；脉缓者，尺之皮肤亦缓；脉小者，尺之皮肤亦减而少气；脉大者，尺之皮肤亦贲而起；脉滑者，尺之皮肤亦滑；脉涩者，尺之皮肤亦涩。凡此六变者，有微有甚。故善调尺者，不待于寸；善调脉者，不待于色。能参合而行之者，可以为上工，上工十全九；行二者为中工，中工十全七；行一者为下工，下工十全六。

黄帝曰：请问脉之缓、急、大、小、滑、涩之病形何如？岐伯曰：臣请言五脏之病变也。心脉急甚者为瘛疭；微急为心痛引背，食不下。缓甚为狂笑；微缓为伏梁，在心下，上下行，时唾血。大甚为喉吤；微大为心

唾血。心脉大甚者，喉中有物梗阻感；微大者，血脉瘀阻不通，心痛彻背，时而流眼泪。心脉小甚者，时作呃逆；微小者，是多食善饥的消瘅病。心脉滑甚者，是善渴欲饮；微滑者，为心疝（症见心暴痛，气上冲胸），牵引脐腹，少腹鸣响。心脉涩甚者，哑不能言；微涩者，则有吐血衄血，四肢厥逆、耳鸣、头痛等症。

肺脉急甚者，癫证；微急者，肺中有寒热，怠惰乏力，咳唾血，并牵引腰背胸部作痛，鼻中有息肉阻塞不通。肺脉缓甚者，多汗；微缓者，为手足软弱无力的痿证、痔瘘、半身不遂、头以下身上汗出不止。肺脉大甚者，足胫水肿；微大者，是喘满而呕吐的肺痹，牵引胸背作痛，怕见日光。肺脉小甚者，是泄泻；微小者，是消渴善饥的消瘅病。肺脉滑甚者，为息贲（肺气郁结于肋下，喘息上贲）上气；微滑者，口鼻及二阴出血。肺脉涩甚者，为呕血；微涩者，为鼠瘘，在颈及腋肋之间，下肢无力，足膝酸软无力。

肝脉急甚者，多怒而言语伤人；微急者，肝有积聚于肋下，好像扣着的杯子一样。肝脉缓甚者，时时呕吐；微缓者，水积胸下结聚成块，小便不利。肝脉大甚者，内有痈肿，时而呕吐、鼻出血；微大者，肝痹（气郁于内腹胀满），阴器挛缩，咳对少腹牵引作痛。肝脉小甚者，多饮；微小者，善食善饥的消瘅病。肝脉滑甚者，为㿉疝（阴囊肿大叫㿉，是疝气的一种）；微滑者，遗尿。肝脉涩甚者，溢饮；微涩者，筋脉引急和拘挛，由血虚引起的筋痹（筋脉抽风拘挛）。

脾脉急甚者，手足搐搦；微急者，膈中病，即食后又复吐出，大便下冷沫。脾脉缓甚者，四肢痿软无力而厥冷；微缓者，为风痿，四肢偏废，心里（神志）

痹引背，善泪出。小甚为善哕，微小为消瘅。滑甚为善渴；微滑为心疝引脐，小腹鸣。涩甚为喑；微涩为血溢，维厥，耳鸣，颠疾。

肺脉急甚为癫疾；微急为肺寒热，怠惰，咳唾血，引腰背胸，若鼻息肉不通。缓甚为多汗；微缓为痿瘘，偏风，头以下汗出不可止。大甚为胫肿；微大为肺痹引胸背，起恶日光。小甚为泄，微小为消瘅。滑甚为息贲上气，微滑为上下出血。涩甚为呕血；微涩为鼠瘘，在颈支腋之间，下不胜其上，其应善酸矣。

肝脉急甚者为恶言；微急为肥气，在胁下，若覆杯。缓甚为善呕，微缓为水瘕痹也。大甚为内痈，善呕衄；微大为肝痹，阴缩，咳引小腹。小甚为多饮；微小为消瘅。滑甚为㿉疝，微滑为遗溺。涩甚为溢饮，微涩为瘈挛筋痹。

脾脉急甚为瘛疭；微急为膈中，食饮入而还出，后沃沫。缓甚为痿厥；微缓为风痿，四肢不用，心慧然若无

清楚，好像没有病。脾脉大甚者，好像是被击仆倒地；微大者，疝气，腹大，脓血从肠胃排出。脾脉小甚者，有寒热往来；微小者，善食易饥的消瘅病。脾脉滑甚者，阴囊肿大、疲困不解的㿉疝病；微滑者，各种肠寄生虫病，可引起腹内热感。脾脉涩甚者，肠㿉；微涩者，内溃，多有大便脓血。

肾脉急甚者，寒邪病入骨中，称骨癫疾；微急者，为肾气沉滞而失神（肾之积），脚难以伸屈，二便不通。肾脉缓甚者，脊背疼痛似折；微缓者，为洞泄，饮食不消化，食后复吐出。肾脉大甚者，阴痿；微大者为石水，从脐下至小腹肿满，肿满上至胃脘，为难以治愈的疾病。肾脉小甚者，腹泻；微小者，善食善饥的消瘅病。肾脉滑甚者，小便不通，睾丸肿大；微滑者，骨痿，不能直立，坐不起来，坐起来则头昏眼花、视物不清。肾脉涩甚者，生大的痈肿；微涩者，月经不来，痔核不愈。

黄帝说：疾病可发生六种变化，针刺时怎么办呢？岐伯回答说：脉紧急者多主寒证，缓者多为热证，脉大者为多气少血，脉小者为气血皆少，脉滑者为阳气旺盛、微有热象，脉涩者多为多血少气、微有寒象。所以针刺脉急者，应深刺，留针；针刺缓脉者应浅刺而速出针，以便消除热象；针刺脉大者，微泻其气，不要使其出血；针刺脉滑者，用速出针而浅刺的方法，以便泻其阳气而消除其热象；针刺脉涩者，必须刺中其脉，观察其顺逆，而采取久留针的方法，还需按摩经脉循行的通路，出针后速按针孔，不要使其出血，使其经脉气血调和；对脉小的患者而言，其阴阳诸气及形体都不足，请不要用针刺治疗，而以服药为好。

病。大甚为击仆；微大为疝气，腹裹大，脓血，在肠胃之外。小甚为寒热，微小为消瘅。滑甚为㿉癃，微滑为虫毒蛕蝎腹热。涩甚为肠㿉；微涩为内溃，多下脓血。

肾脉急甚，为骨癫疾；微急为沉厥奔豚，足不收，不得前后。缓甚为折脊；微缓为洞，洞者，食不化，下嗌还出。大甚为阴痿；微大为石水，起脐以下至小腹，腄腄然，上至胃脘，死不治。小甚为洞泄，微小为消瘅。滑甚为癃㿉；微滑为骨痿，坐不能起，起则目无所见。涩甚为大痈，微涩为不月、沉痔。

黄帝曰：病之六变者，刺之奈何？岐伯答曰：诸急者多寒，缓者多热，大者多气少血，小者血气皆少，滑者阳气盛，微有热，涩者多血少气，微有寒。是故刺急者，深内而久留之。刺缓者，浅内而疾发针，以去其热。刺大者，微泻其气，无出其血。刺滑者，疾发针而浅内之，以泻其阳气而去其热。刺涩者，必中其脉，随其逆顺而久留之，必先按而循之，已发针，疾按其痏，无令其血出，以和其脉。诸小者，阴阳形气俱不足，勿取以针，而调以甘药也。

黄帝说：我听说五脏六腑的脉气，经荥输所入为合穴，它是从哪条通道进入合穴呢？在进入时又是与何脏相连呢？愿听你讲讲其中缘故。岐伯回答说：各阳脉，由别络而入，属于六腑。

黄帝说：荥输各穴与合穴，各有各的作用吗？岐伯回答说：荥输各穴治外经（体表病），合穴治脏腑的疾病。

黄帝说：怎样治疗脏腑的疾病呢？岐伯说：应取用各经的合穴。

黄帝说：合穴各有各的名称吗？岐伯回答说：胃的合穴在本经的足三里穴；大肠的合穴在下肢胃经的上巨虚穴；小肠的合穴在下肢胃经的下巨虚穴；三焦的合穴在下肢膀胱经的委阳穴；膀胱的合穴在本经的委中穴；胆的合穴在本经的阳陵泉穴。

黄帝说：怎样取合穴呢？岐伯回答说：取足三里穴要正坐使其足背低平；巨虚穴用举足方式；委阳穴用先屈股后测定的方法；委中穴用屈腿取穴方法；阳陵泉穴用正身蹲坐，竖起膝盖，齐下至委阳穴的外侧取穴。取各浅表外经穴位，须明确判断穴位后再进行针刺治疗。

黄帝说：愿听你讲讲六腑的疾病。岐伯说：面热者是足阳明胃经的疾病；在手鱼际部位有充血的表现，是手阳明大肠经的疾病；两侧足背上的经脉出现坚实或虚弱的下陷现象，是足阳明胃经疾病，这是测候胃气的要脉。

大肠病患者，小腹阵阵疼痛，并有肠鸣。冬季感受寒邪，便会引起泄泻；当脐周疼痛，不能持久站立，与胃病相关，可取上巨虚穴。

胃病患者，腹胀满，胃脘心胸疼痛，痛势向上支撑胸胁，胸膈与咽部阻滞不通，不能进食，应取足三里穴。

黄帝曰：余闻五脏六腑之气，荥输所入为合，令何道从入，入安连过，愿闻其故。岐伯答曰：阳脉之别入于内，属于腑者也。黄帝曰：荥输与合，各有名乎？岐伯答曰：荥输治外经，合治内府。黄帝曰：治内府奈何？岐伯曰：取之于合。黄帝曰：合各有名乎？岐伯答曰：胃合入于三里。大肠合入于巨虚上廉。小肠合入于巨虚下廉。三焦合入于委阳，膀胱合入于委中央，胆合入于阳陵泉。

黄帝曰：取之奈何？岐伯答曰：取之三里者，低跗取之。巨虚者，举足取之。委阳者，屈伸而索之。委中者，屈而取之。阳陵泉者，正竖膝予之齐，下至委阳之阳取之。取诸外经者，揄申而从之。

黄帝曰：愿闻六腑之病。岐伯答曰：面热者，足阳明病。鱼络血者，手阳明病。两跗之上脉坚若陷者，足阳明病，此胃脉也。

大肠病者，肠中切痛，而鸣濯濯，冬日重感于寒即泄，当脐而痛，不能久立，与胃同候，取巨虚上廉。

胃病者，腹䐜胀，胃脘当心而痛，上支两胁，膈咽不通，食饮不下，取之三里也。

小肠病患者，小腹疼痛，腰脊牵引睾丸疼痛，时有小便窘急，耳前发热，或耳前感到很冷；或独在肩上感到很热，以及手小指次指之间有热感；或是络脉有下陷的表现，这些证候都属于手太阳小肠经的病变，可取下巨虚穴进行治疗。

三焦病患者，腹胀气满，小腹坚硬，小便不通，有窘急感，腹中蓄水留而不去，即形成胀病。诊病时要观察足太阳膀胱经外侧大络，大络在太阳与少阳之间，亦反映在经脉上，应取委阳穴。

膀胱病患者，小腹偏肿而且疼痛，用手按痛处，便想小便，但又不能溺出，肩上有热感，若脉陷，足小趾的外侧及胫骨足踝后部有热感而脉陷，取委中穴。

胆病患者，善太息，口中苦，因胆汁上逆而呕吐苦水，心下跳动不安，好像将要被捕的感觉，喉头部似有物梗阻，口中频唾涎沫。在足少阳胆经从始点至终点循经取穴，亦可视其络脉之陷下处，进行灸法，有寒热往来者，取本经（的合穴）阳陵泉穴。

黄帝说：针刺上述各穴，有一定规律吗？岐伯回答说：刺这些穴位，必须中其气穴，不要刺中肉节（皮肉骨节相连部位）。中气穴则针感扩散到经脉的通路上；误刺中肉节，立即感到皮肤疼痛。该用补法而反用泻法，该用泻法反用补法，则会使病情更趋重笃。若误刺中于筋，则筋被损伤而弛缓，使邪气不能驱出，并与真气相抟，从而邪留滞体内，使邪内陷，这都是用针不够审慎，倒行逆施造成的。

小肠病者，小腹痛，腰脊控睾而痛，时窘之后，当耳前热，若寒甚，若独肩上热甚，及手小指次指之间热，若脉陷者，此其候也。手太阳病也，取之巨虚下廉。

三焦病者，腹胀气满，小腹尤坚，不得小便，窘急，溢则为水，留即为胀。候在足太阳之外大络。大络在太阳少阳之间，亦见于脉，取委阳。

膀胱病者，小腹偏肿而痛，以手按之，即欲小便而不得，肩上热，若脉陷，及足小指外廉及胫踝后皆热，若脉陷，取委中央。

胆病者，善太息，口苦，呕宿汁，心下澹澹，恐人将捕之，嗌中吤吤然，数唾。候在足少阳之本末，亦视其脉之陷下者，灸之，其寒热者，取阳陵泉。

黄帝曰：刺之有道乎？岐伯答曰：刺此者，必中气穴，无中肉节。中气穴则针游于巷，中肉节即皮肤痛。补泻反，则病益笃。中筋则筋缓，邪气不出，与其真相搏，乱而不去，反还内著，用针不审，以顺为逆也。

相关知识链接/

1. “合治六腑”——六腑下合穴 六腑之气下合于足三阳经在下肢的6个腧穴，即胃合足三里、大肠合上巨虚、小肠合下巨虚、三焦合委阳、膀胱合委中、胆合阳陵泉，称为“下合穴”，又称“六腑下合穴”。根据本篇中提出的“合治六腑”的理论，这6个穴位对于相应的腑的疾病有较好的治疗作用，即足三里治疗胃的疾病，上巨虚治疗大肠疾病，下巨虚治疗小肠疾病，委阳治疗三焦疾病，委中治疗膀胱疾病，阳陵泉治疗胆经疾病，疗效均非常显著。

2. 下合穴歌 胃经下合三里乡，上下巨虚大小肠，膀胱当合委中穴，三焦下合属委阳，胆经之合阳陵泉，腑病用之效必彰。

根结第五

根，是经脉之气始生的腧穴或部位；结，是经脉之气归结的腧穴或部位。本篇详述了足之三阴三阳经根结的部位与穴名，对应于开、阖、枢而具有的不同作用及其所主的疾病；又列举了手足三阳经各自之根、溜、注、入等主穴；并提出针灸治疗时要根据患者体质的不同、形气的差异，而调整针刺的深浅和徐疾。

岐伯说：天地之气，相互感应，寒暖随着转移，阴阳变化，阴阳成分或少或多有一定规律，阴道为偶数，阳道为奇数。疾病发生在春夏季节，阴气少，阳气多，阴阳不协调，要根据阴阳的多少运用不同的补泻手法。疾病发生在秋冬季节，阳气少，而阴气多，阴气盛而阳气不足，所以茎叶枯槁，水湿下渗，阴阳相互转移，根据具体情况运用补法或泻法。不正的邪气离开经脉，造成不可胜数的疾病，不知经穴根结本末，五脏六腑，致使机关折损，枢纽败坏，表里开阖失职，阴阳相离，不可再用针法。运用九针之奥妙，重要之处在于经脉的根结本末终始情况，只有懂得根结始末才能明白针刺的道理，假如不知根结始末，针刺治病道理就无从谈起。

足太阳膀胱经，根起于至阴穴，结于命门，命门就是眼睛内眦的睛明穴。足阳明胃经，根起于厉兑穴，结于颡大穴，颡大穴，就是耳钳直上额角的头维穴。

原文

岐伯曰：天地相感，寒暖相移，阴阳之道，孰少孰多，阴道偶，阳道奇。发于春夏，阴气少，阳气多，阴阳不调，何补何泻？发于秋冬，阳气少，阴气多，阴气盛而阳气衰，故茎叶枯槁，湿雨下归，阴阳相移，何泻何补？奇邪离经，不可胜数，不知根结，五脏六腑，折关败枢，开阖而走，阴阳大失，不可复取。九针之玄，要在终始。故能知终始，一言而毕，不知终始，针道咸绝。

太阳根于至阴，结于命门，命门者，目也。阳明根于厉兑，结于颡大，颡大者，钳耳也。少阳根于窍阴，结于

足少阳胆经，根起于窍阴穴，结于窗笼，就是耳中（耳珠前听宫穴）。太阳为开，阳明为阖，少阳为枢。所以开的功能受到损失，皮肤干枯而发生暴病，故对暴病患者，应取足太阳经穴位，根据病情的虚实，虚者用补法，实者用泻法。渎者，是皮肤肌肉干枯瘦弱。阖的功能受到损害则阳气就会稽留，邪气居之，容易发生痿病，故对痿病取足阳明胃经穴位，虚者用补法，实者用泻法。所谓无所止息的意思，是真气稽留，邪气留滞不散。枢的功能受到损害，就是骨繇（骨节弛缓，收缩不能自主的意思）而不能在地上站立或行走，故对骨繇病患者，应取足少阳胆经的穴位，视其情况，虚者用补法，实者用泻法。所谓骨繇，就是骨节摇动，应当探求根本给予适当治疗。

太阴（足太阴脾）经根起于隐白穴，结于太仓穴。少阴（足少阴肾）经根起于涌泉穴，结于廉泉。厥阴（足厥阴肝）经根起于大敦穴，结于玉英穴，联络膻中穴。太阴为开，厥阴为阖，少阴为枢。所以开的功能受到损害则不能运化水谷精气，膈塞不通，腹泻不止。对膈塞不通、洞泻不止的患者，应取足太阴经的穴位，虚者用补法，实者用泻法。开的功能受损害，是气不足所引起的疾病。阖的功能受到损害，肝气阻绝于里，时时表现出悲伤情绪，对这种悲伤的症状，应取足厥阴肝经的穴位，虚者用补法，实者用泻法。枢的功能受到损害，肾脉有所郁结则下焦不通。对下焦不通的患者，应取足少阴经的穴位，虚者用补法，实者用泻法。经气郁结都属虚证，故皆用补法来进行治疗。

足太阳经根于至阴穴，流于京骨穴，注于昆仑穴，上入于天柱穴，下入于飞扬穴；足少阳经根于窍阴穴，流于丘墟穴，注于阳辅穴，上入于天容穴，下入于光明穴；足阳明经根于厉兑穴，流于冲阳穴，注于下陵穴，上入于人迎穴，下入

窗笼，窗笼者，耳中也。太阳为开，阳明为阖，少阳为枢。故开折，则肉节渎而暴病起矣。故暴病者，取之太阳，视有余不足。渎者，皮肉宛膲而弱也。阖折则气无所止息，而痿疾起矣。故痿疾者，取之阳明，视有余不足。无所止息者，真气稽留，邪气居之也。枢折，即骨繇而不安于地。故骨繇者取之少阳，视有余不足。骨繇者，节缓而不收也，所谓骨繇者，摇也，当穷其本也。

太阴根于隐白，结于太仓。少阴根于涌泉，结于廉泉。厥阴根于大敦，结于玉英，络于膻中。太阴为开，厥阴为阖，少阴为枢。故开折，则仓廪无所输，膈洞。膈洞者，取之太阴，视有余不足。故开折者，气不足而生病也。阖折，即气绝而喜悲，悲者，取之厥阴，视有余不足。枢折，则脉有所结而不通，不通者，取之少阴，视有余不足。有结者，皆取之。

足太阳根于至阴，溜于京骨，注于昆仑，入于天柱、飞扬也。足少阳根于窍阴，溜于丘墟，注于阳辅，入于天容、光明也。足阳明根于厉兑，溜于冲

于丰隆穴。手太阳经根于少泽穴，流于阳谷穴，注于小海穴，上入于天窗穴，下入于支正穴。手少阳经根于关冲穴，流于阳池穴，注于支沟穴，上入于天牖穴，下入于外关穴。手阳明经根于商阳穴，流于合谷穴，注于阳溪穴，上入于扶突穴，下入于偏历穴。这就是十二经根流注入的部位，凡有血气在经络中满盛的情况，都应取各经相应的穴位施泻法进行治疗。

经脉运行一日一夜为五十周，营运五脏的精气，如不符此数者（太过或不及），就叫做狂生。所谓五十营，就是五脏都能受到精气的营养，切脉时数其脉搏，五十跳中无一结代者，说明五脏皆已受气。四十跳其间有一次歇止的，其中有一脏不正常；在三十跳中有一次歇止的，说明其中有两脏不正常；在二十跳中有一次歇业的，说明其中有三脏不正常；在十跳中就一次歇止的，说明其中有四脏不正常；不满十跳就有一次歇止的，五脏都不正常。预计其死期，在《灵枢·终始》中已做了阐述。所说的脉搏五十跳无一歇止的，为五脏精气充盛的正常脉象。若发现忽快忽慢无规律性，说明临近死期了。

黄帝说：五种形体不同的人，说明人与人的骨节有大小之分，肌肉有坚实脆弱之别，皮有不同薄厚，血有清有浊，气的运行有滑有涩，脉有长有短，血分有多有少，以及经络的数目等，这些我已经知道了，所谈的都是一般劳动者。王公大人，素日饮食精美，身体脆弱，肌肉柔弱，血气运行急疾滑利，若用针刺治疗时手法的快慢、进针的深浅能否相同呢？岐伯回答说：吃脂膏厚味的人和吃菽藿薄味的人，怎么能相同呢？针下感应滑利的要快出针，针下感应涩滞的出针要慢。气行滑利感应很快的，要用小针，进针要浅；气行涩滞感应慢的，可采用大

阳，注于下陵，入于人迎、丰隆也。手太阳根于少泽，溜于阳谷，注于小海，入于天窗、支正也。手少阳根于关冲，溜于阳池，注于支沟，入于天牖、外关也。手阳明根于商阳，溜于合谷，注于阳谿，入于扶突、偏历也。此所谓十二经者，盛络皆当取之。

一日一夜五十营，以营五脏之精，不应数者，名曰狂生。所谓五十营者，五脏皆受气。持其脉口，数其至也。五十动而不一代者，五脏皆受气。四十动一代者，一脏无气。三十动一代者，二脏无气。二十动一代者，三脏无气。十动一代者，四脏无气。不满十动一代者，五脏无气。予以短期，要在终始。所谓五十动而不一代者，以为常也，以知五脏之期。予之短期者，乍数乍疏也。

黄帝曰：逆顺五体者，言人骨节之小大，肉之坚脆，皮之厚薄，血之清浊，气之滑涩，脉之长短，血之多少，经络之数，余已知之矣，此皆布衣匹夫之士也。夫王公大人，血食之君，身体柔脆，肌肉软弱，血气慓悍滑利，其刺之徐疾，浅深多少，可得同之乎？岐伯答曰：膏粱菽藿之味，

针，进针要深。深刺需要留针，浅刺需快出针。据此原则，针刺劳动者，进针要深，应留针；针刺王公大人，应采用微细针，缓慢进针，因为这些人气行滑利敏感。

黄帝说：从形体的顺逆来掌握补泻手法，应怎样办呢？岐伯说：形气脏腑机能对病气反应亢奋，邪气偏胜，应急采取泻法；形气有余，而病气不足，应急用补法。形气不足，而脏腑机能对病气反应也很差，这就阴阳气血皆不足，不可用针刺治疗，用针刺则虚上加虚，加重了阴阳表里的不足而致使阴阳枯竭，血气耗尽，五脏空虚，筋骨髓枯，老年患者衰绝而致死亡，壮年患者不容易康复。若形色和病气都有余，这是阴阳都有余，此时应急祛其邪气，然后再调理其虚实。这就是所谓的"有余者泻之，不足者补之"。

所以针刺疗法若不知道逆顺的道理，补泻反用，必然使正气与邪气相互搏结。实邪胀满而用补法，则必然阴阳各经血气满溢。肠胃病邪充满，肝肺膹胀，阴阳内外的血气，差错紊乱。若虚证而用泻法，则经脉空虚，血气枯竭，肠胃松弛，皮肤涩薄瘦弱，毛腠也因之焦枯，接近死期。可以说，运用针刺的关键，在于调理阴阳，阴阳平衡，则精气外充，形体与神气，内外合一，使神气得以内藏而不外泄。故称：高明医生能补虚泻实，调理阴阳之气，使其平衡。一般医生（中工）往往被脉象所惑乱，技术低劣的医生（下工）只能耗绝气血，危害人的生命。因此说，让技术低劣的医生看病不可不加以审慎。针刺时必须审察五脏转变化生的各种疾病，五脏脉象与病情相应的情况，经络的虚实，皮肤的柔润与粗糙，然后再采取适当的穴位针刺治疗。

何可同也？气滑则出疾，气涩则出迟，气悍则针小而入浅，气涩则针大而入深。深则欲留，浅则欲疾。以此观之，刺布衣者，深以留之，刺大人者，微以徐之，此皆因气慓悍滑利也。

黄帝曰：形色之逆顺奈何？岐伯曰：形气不足，病气有余，是邪胜也，急泻之；形气有余，病气不足，急补之。形气不足，病气不足，此阴阳气俱不足也，不可刺之，刺之则重不足，重不足，则阴阳俱竭，血气皆尽，五脏空虚，筋骨髓枯，老者绝灭，壮者不复矣。形气有余，病气有余，此谓阴阳俱有余也，急泻其邪，调其虚实。故曰：有余者泻之，不足者补之，此之谓也。

故曰：刺不知逆顺，真邪相搏。满而补之，则阴阳四溢，肠胃充郭，肝肺内膹，阴阳相错。虚而泻之，则经脉空虚，血气竭枯，肠胃僻辟，皮肤薄著，毛腠夭膲，予之死期。故曰：用针之要，在于知调阴与阳，调阴与阳，精气乃光，合形与气，使神内藏。故曰：上工平气，中工乱脉，下工绝气危生。故曰：下工不可不慎也。必审其五脏变化之病，五脉之应，经络之实虚，皮肤之柔粗，而后取之也。

相关知识链接/

1. 根结理论 “根结”指经气的所起与所归，反映出经气上下两极间的关系。“根”指根本、开始，即四肢末端的井穴；“结”指结聚、归结，即头、胸、腹部。元代窦汉卿所著的《标幽赋》中记载：“更穷四根三结，依标本而刺无不痊”，这里的“四根三结”，即十二经脉以四肢为“根”、以头、胸、腹三部为“结”的含义。本篇记载了足三阴、足三阳经的根与结：足六经的根分别为至阴、足窍阴、厉兑、隐白、大敦、涌泉穴，均为井穴。足三阳经的结均分布在头面：太阳结于目，当睛明穴；阳明结于头角，当头维穴；少阳结在耳中，当听会穴。足三阴经的结分布在喉及胸腹，即太阴结在胃，当中脘穴；少阴结于喉部，当廉泉穴；厥阴结于胸部，当玉堂穴。

2. 天柱穴的归经、定位、功效与临床应用 天柱穴属于足太阳膀胱经。

定位：在项部，大筋（斜方肌）外缘之后发际凹陷中，约当后发际正中旁开1.3寸。

功效：通经活络，清脑明目。

临床应用：主要用于治疗头痛、项强、肩背痛、落枕、五十肩、眩晕、目赤肿痛，以及缓解眼睛疲劳等。当颈肩背部肌肉酸痛、头晕的时候可以自己按揉天柱穴，能够起到一定的缓解作用。

3. 合谷穴的归经、定位、功效与临床应用 合谷穴属于手阳明大肠经，为大肠经的原穴，又为回阳九针穴之一。

定位：位于手背虎口处，当第一掌骨与第二掌骨之间，第二掌骨桡侧中央。

功效：疏风解表，通络止痛。

临床应用：主要用于治疗牙龈肿痛、头痛、目赤肿痛、三叉神经痛、面神经麻痹、口眼㖞斜、呃逆、耳聋、痄腮、咽喉肿痛、热病无汗、胃痛、腹痛、便秘、泄泻、经闭、滞产、胎盘不下等。

寿夭刚柔第六

本篇以阴阳学说来分析人体内外和脏腑组织的阴阳属性，并论述了体质差异与寿命长短的关系，最后具体介绍了寒痹熨法的方剂组成、制剂和用法，是《黄帝内经》中记载的十三首方剂之一。

黄帝问少师说：我听说人的形体有刚有柔，体质有强有弱，身材有高有矮，（生理上）有阴有阳，想知道其中的道理。少师回答说：阴中还可以再分出阴，阳中还可以再分出阳，了解了阴阳的特点和变化，才可以取得治疗的效果。知道了病因才能取得针刺效果。在治疗时要谨慎分析病情、致病因素和时序的关系。在体内要考虑到五脏六腑，在体外要顾及到筋骨皮肤。原因是体内虽属阴但阴中有阳，体外虽属阳但阳中亦有阴。在体内五脏为阴，六腑为阳；在体外筋骨为阴，皮肤为阳。所以在治疗属于阴中之阴的五脏疾病时就应该刺阴经的荥穴和输穴，在治疗阳中之阳的六腑疾病时就应该针刺阳经的合穴。治疗阳中之阴的疾病，就要针刺阴经的经穴；治疗阴中之阳的疾病就要针刺表浅的络脉。（疾病同人体一样可分阴阳）所以说，病在阳分称做“风”，病在阴分称做“痹”，阴分和阳分同病叫做“风痹”。有的病虽有症状但是不痛，这是属于阳的一类；有的病虽无症状却疼痛，这属于阴的一类。无形而痛，是因为它的阳分完好而阴分受到

原文

黄帝问于少师曰：余闻人之生也，有刚有柔，有弱有强，有短有长，有阴有阳，愿闻其方。少师答曰：阴中有阴，阳中有阳，审知阴阳，刺之有方。得病所始，刺之有理。谨度病端，与时相应。内合于五脏六腑，外合于筋骨皮肤。是故内有阴阳，外亦有阴阳。在内者，五脏为阴，六腑为阳；在外者，筋骨为阴，皮肤为阳。故曰：病在阴之阴者，刺阴之荥输；病在阳之阳者，刺阳之合；病在阳之阴者，刺阴之经；病在阴之阳者，刺络脉。故曰：病在阳者命曰风，病在阴者命曰痹，阴阳俱病命曰风痹。病有形而不痛者，阳之类也；无形而痛者，阴之类也。无形而痛者，其阳完而阴

了外邪损伤，这时应急治阴分，不要再攻伐阳分；有形而不痛，是因为它的阴分完好，而阳分受到了外邪损害，应急治其阳分，不要再攻伐阴分。如果阴分和阳分都发生病证，病形有时出现有时又消失，再加上出现心中烦躁不安的症状，属于阴病甚于阳病，这称之为不表不里，生命不久将衰竭。

黄帝问伯高说：我听说人体的外部形体和内部气机发生病变时都有内外相应的关系，是吗？伯高回答说：风寒之邪侵害人体时都是伤害外部的形体；而忧恐忿怒等七情的变化，必然要先影响到体内气机的运行，气机运行失常就会影响到五脏，使五脏生病；寒邪伤害形体就会使体表发病；风邪伤及筋脉就会使筋脉发病，这就是外因和内因使体表和脏器分别相应的关系。黄帝问：怎么治疗呢？伯高回答说：得病九天的，针三次可以愈；得病已一个月的，十次可以治好。得病时间长短和针刺的次数，可以用以上标准衡量比较。如果患者是久患痹证，不易治愈，应观察患者的血络，有瘀的要刺破把瘀血排净。黄帝问：外邪和内伤所致疾病，有的好治，有的难治，该怎么办呢？伯高回答说：外邪伤害人体病在体表而未传入内脏的，针刺的次数可以减半。如果内脏先病，而后及外部形体的，针刺次数要加倍，这就是对体外和体内、易治和难治疾病的治疗方法。

黄帝问伯高说：我听说人的形体有缓有急，气有盛有衰，骨骼有大有小，肌肉有坚有脆，皮肤也有厚有薄，这些又和寿命长短有什么关系呢？伯高回答说：人的形体和体内气机相应则寿长，形体和气机不相适应容易夭亡；皮肤和肌肉匀称协调的寿长，不匀称、不协调的寿短；气血经络通畅的长寿，不健康、不通畅的容易夭亡。黄帝又问：什么是形体的缓急呢？（这和寿命的长短有何关

伤之也，急治其阴，无攻其阳；有形而不痛者，其阴完而阳伤之也，急治其阳，无攻其阴。阴阳俱动，乍有形，乍无形，加以烦心，命曰阴胜其阳，此谓不表不里，其形不久。

黄帝问于伯高曰：余闻形气病之先后，外内之应奈何？伯高答曰：风寒伤形，忧恐忿怒伤气。气伤脏，乃病脏；寒伤形，乃应形；风伤筋脉，筋脉乃应。此形气外内之相应也。黄帝曰：刺之奈何？伯高答曰：病九日者，三刺而已；病一月者，十刺而已。多少远近，以此衰之。久痹不去身者，视其血络，尽出其血。黄帝曰：外内之病，难易之治奈何？伯高答曰：形先病而未入脏者，刺之半其日；脏先病而形乃应者，刺之倍其日，此外内难易之应也。

黄帝问于伯高曰：余闻形有缓急，气有盛衰，骨有大小，肉有坚脆，皮有厚薄，其以立寿夭奈何？伯高答曰：形与气相任则寿，不相任则夭。皮与肉相果则寿，不相果则夭。血气经络，胜形则寿，不胜形则夭。黄帝曰：何谓形之缓急？伯高答曰：形充而皮肤缓者则寿，形充而皮肤急者则夭，形充而脉坚大者

系？）伯高回答说：形体健壮、皮肤和缓、气脉从容的人长寿；形体虽貌似健壮，但皮肤拘急而少弹性，气脉迫促的人则易夭亡。形体健壮，脉象坚大有力，是内外俱强的表现；形体貌似强壮但脉却弱小无力是内虚外实，是气血不足、身体衰弱的表现，是容易夭亡的危象。外表看起来健壮，但颧骨低，这是骨骼小的表现，也容易夭亡。身体健壮，肌肉结实，分理清楚是长寿的形态；形体虽充实而肌肉松软脆弱的就会夭亡。这是先天所决定的。所以根据形体和气分，可以判断寿命长短。医生必须明白立形定气的道理，才可以临诊看病，决断生死。黄帝说：我听说人寿命长短无法猜度。伯高回答说：（肉胜骨衰的人）如同卑矮的墙基，不满三十岁就会死，如再有其他疾病，不到二十岁就会死。黄帝说：形气之间的相胜关系和寿命的长短有什么关系呢？伯高回答说：正常人气胜于形的长寿，如果是形消肉脱，形非常不足，气又胜形时就会死，形胜于气的也危险。

黄帝说：我听说针刺有三变，什么叫三变呢？伯高回答说：有刺营分的，有刺卫分的，有刺寒痹停留经脉的，这就是三变。黄帝问：这三种刺法是怎样的呢？伯高回答说：刺营分时要出血，刺卫分时要出气，刺寒痹的要使内部温热。

黄帝说：营、卫、寒痹生病时各自是什么样子呢？伯高回答说：营分生病会有寒热往来，少气，血上下妄行；卫分生病就会有时来时去的气窜痛，气盛脉胀，这是风寒邪气客留于胃肠；寒痹的特点是疼痛固定而不易消失，时有疼痛而且皮肤麻木不仁。

黄帝说：刺寒痹时怎么才能使之有内热感？伯高回答说：如果是平民百姓就

顺也，形充而脉小以弱者气衰，衰则危矣。若形充而颧不起者骨小，骨小则夭矣。形充而大肉䐃坚而有分者肉坚，肉坚则寿矣；形充而大肉无分理不坚者肉脆，肉脆则夭矣。此天之生命，所以立形定气而视寿夭者，必明乎此，立形定气，而后以临病人，决死生。黄帝曰：余闻寿夭，无以度之。伯高答曰：墙基卑，高不及其地者，不满三十而死，其有因加疾者，不及二十而死也。黄帝曰：形气之相胜，以立寿夭奈何？伯高答曰：平人而气胜形者寿，病而形肉脱，气胜形者死，形胜气者危矣。

黄帝曰：余闻刺有三变，何谓三变？伯高答曰：有刺营者，有刺卫者，有刺寒痹之留经者。黄帝曰：刺三变者奈何？伯高答曰：刺营者出血，刺卫者出气，刺寒痹者内热。

黄帝曰：营卫寒痹之为病奈何？伯高答曰：营之生病也，寒热少气，血上下行。卫之生病也，气痛时来时去，怫忾贲响。风寒客于肠胃之中。寒痹之为病也，留而不去，时痛而皮不仁。

黄帝曰：刺寒痹内热奈何？伯高答曰：刺布衣者，以火焠之；刺大人者，以药熨之。

用火针，如果是王公大人，针刺时还可用药熨的方法。

黄帝说：药熨是怎样的？伯高说：用好酒二十升，蜀椒一升，干姜一斤，桂心一斤。将这四种药粉碎浸在酒中，再把棉絮一斤，细白布四丈也浸在酒中。将酒器放在马粪火中烤，酒罐要盖严，不要让酒漏掉，五天五夜后取出布和棉絮，在烈日下晒干，晒干后再浸入药酒中，一直要用完药。每次必须浸满一昼夜，取出晾干。把棉絮和药渣放入药酒浸过的布做成的袋中，袋长六七尺，共做六七个。治疗时用生桑炭火烤药袋，用烤热的药袋熨刚针刺过的寒痹部位，使药热直达病位，药袋用凉了再烤热，反复三十遍才停止。患者汗出后用药袋擦身三十遍，然后在屋内散步，不要受风。每刺一次就熨一次，这样病就会好了，这就是所说的药熨使热内入法。

黄帝曰：药熨奈何？伯高答曰：用淳酒二十升，蜀椒一升，干姜一斤，桂心一斤，凡四种，皆㕮咀，渍酒中，用棉絮一斤，细白布四丈，并内酒中。置酒马矢煴中，盖封涂，勿使泄，五日五夜，出布棉絮，曝干之，干复渍，以尽其汁。每渍必晬其日，乃出干。干，并用滓与棉絮，复布为复巾，长六七尺，为六七巾，则用之生桑炭炙巾，以熨寒痹所刺之处，令热入至于病所，寒复炙巾以熨之，三十遍而止。汗出，以巾拭身，亦三十遍而止。起步内中，无见风。每刺必熨，如此病已矣。此所谓内热也。

相关知识链接/

中医外治法——熨法　熨法是中医治疗疾病的传统方法之一，是将药物和适当辅料经过加热处理后敷于患部或腧穴，以达到通络止痛、散寒消肿、祛风除湿、软坚散结等作用的一种外治方法。主要用于治疗风寒痹痛，如颈椎病、腰椎病、腰痛、坐骨神经痛，膝关节痛、背部疼痛、虚寒性腹痛、腹泻、胃痛、小儿消化不良，风寒感冒，寒性闭经、痛经及二便不通等。由于其操作简便，经济实用，且疗效卓著，深受广大患者欢迎。常用的熨法包括药包热敷法、盐熨法、醋熨法、麦麸熨法、生姜熨法、酒熨法、蚕沙熨法、葱白熨法等。熨法的禁忌证包括热性病、肿瘤、急性炎症、结核病及局部皮肤有破损的患者等，另外操作时须注意安全，避免烫伤。

官针第七

本篇主要讨论了正确使用九针的重要性，说明了九针各有其不同的性能，并详细论述了九刺法、十二刺法和五刺法等多种古代针刺方法及其适应证。由于本篇所论述的内容具有法定之意，即针刺治病之法，所以篇名为“官针”。正如明代医学家张景岳的解释：“官，法也，公也。制有法而公于人，故曰官针。”

针刺治病，首要是针具。九种针，功用和长短大小都不同，不善于使用不同规格的针，就不能治愈疾病。病位浅，针刺深，就会伤内部的好肉，造成皮肤痈肿；病位深而针短，刺得浅，病邪不得外泻，反而成为大脓疡。病轻而用大针，正气泻得太多，必然加重病情；病重而针小，邪气不能泄除，也会使治疗失败。这些都是因为没有正确使用针具，使用大针造成过伤正气，用小针又不能治病。它们的过失之处前面已讲，请允许我讲一下正确的方法。

病虽在皮肤，但病位不固定的应在病位使用镵针，皮肤发白部位不可以取穴。病在分肉之间的可在病位使用员针。病在经络的痼痹证应该用锋针。病在经脉，气虚的应使用补法，选用鍉针取井、荥穴。病患大的脓疡应取用铍针排脓。急性发作的痹证，治疗时用员利针。用于痹证而且长时间疼痛不止的，应使用毫

原文

凡刺之要，官针最妙。九针之宜，各有所为，长短大小，各有所施也，不得其用，病弗能移。病浅针深，内伤良肉，皮肤为痈；病深针浅，病气不泻，反为大脓。病小针大，气泻太甚，疾必为害；病大针小，气不泄泻，亦复为败。失针之宜，大者大泻，小者不移。已言其过，请言其所施。

病在皮肤无常处者，取以镵针于病所，肤白勿取。病在分肉间，取以员针于病所。病在经络痼痹者，取以锋针。病在脉，气少当补之者，取以鍉针于井荥分输。病为大脓者，取以铍针。病痹气暴发者，取以员利针。

针。病在不深不浅处用长针。水肿病，关节不通利的用大针。病在五脏，邪气固定不去的用锋针，在井、荥穴用泻法治疗，并应注意随四时季节的不同而选穴。

针刺有九种方法，以适应九种不同的病变。第一种叫输刺，所谓输刺，就是刺各经的荥穴和五脏的腧穴。第二种叫远道刺，所谓远道刺，就是病在躯体的上部，而取下部的穴位，取腑经的（三阳经）的腧穴。第三种叫经刺，所谓经刺，就是刺大经结络部的穴位。第四种叫络刺，所谓络刺，就是刺小脉络（针时应使其出血，泻邪）。第五种叫分刺，分刺就是刺皮下分肉，泻肌肉之邪。第六种叫大泻刺，所谓大泻刺，就是使用铍针刺大脓疡，达到排脓的效果。第七种叫毛刺，所谓毛刺，就是用针刺治疗皮肤表层的痹证。第八种叫巨刺，所谓巨刺，就是指左侧病刺右侧穴，右侧病刺左侧穴。第九种叫焠刺，所谓焠刺，就是用火针治疗痹证。

针刺治疗有十二种不同的方法，以适应十二经的不同病变。第一种叫偶刺，所谓偶刺，是用手持针在胸前或后背的疼痛部位，一针刺胸前一针刺背后治疗胸痹。针刺时要斜刺（以防直刺伤内脏）。第二种叫报刺，所谓报刺，是治疗痛无定处、上下游走的疾病，治疗时针直刺入内不拔针，当用左手按到新的痛点后再出针刺入新的病位。第三种叫恢刺，所谓恢刺，是在病位旁侧取穴，前后提插，使筋脉拘急得以缓解，可以治疗筋痹。第四种叫齐刺，所谓齐刺，是直刺一针，两旁各刺一针，治疗寒气虽轻但病位深的疾病。这也叫三刺，所谓三刺，可以治痹证虽轻而病位深。第五种叫扬刺，扬刺是指病所正中一针，周围刺四针，用浅刺法，治疗因寒

病痹气痛而不去者，取以毫针。病在中者，取以长针。病水肿不能通关节者，取以大针。病在五脏固居者，取以锋针，泻于井荥分输，取以四时。

凡刺有九，以应九变。一曰输刺，输刺者，刺诸经荥俞脏俞也。二曰远道刺，远道刺者，病在上，取之下，刺腑腧也。三曰经刺，经刺者，刺大经之结络经分也。四曰络刺，络刺者，刺小络之血脉也。五曰分刺，分刺者，刺分肉之间也。六曰大泻刺，大泻刺者，刺大脓以铍针也。七曰毛刺，毛刺者，刺浮痹于皮肤也。八曰巨刺，巨刺者，左取右，右取左。九曰焠刺，焠刺者，刺燔针则取痹也。

凡刺有十二节，以应十二经。一曰偶刺，偶刺者，以手直心若背，直痛所，一刺前，一刺后，以治心痹。刺此者，傍针之也。二曰报刺，报刺者，刺痛无常处也，上下行者，直内无拔针，以左手随病所按之，乃出针复刺之也。三曰恢刺，恢刺者，直刺傍之，举之前后，恢筋急，以治筋痹也。四曰齐刺，齐刺者，直入一，傍入二，以治寒气小深者。或曰三刺，三刺者，治痹气小深者也。五曰扬刺，

造成疼痛面积大的病。第六是直针刺，刺时应捏起表皮浅刺，治疗感受寒邪而病位浅的病。第七是输刺，输刺时针直入直出，取穴少而进针深，治疗气盛造成的大热病。第八是短刺，短刺是用针刺治疗骨痹，刺时轻摇针体，深刺至骨，并上下提插摩擦其骨。第九是浮刺，浮刺是斜刺而且进针浅，治疗因寒而致的肌肉拘急。第十是阴刺，阴刺是左右（两足）急刺，治疗寒厥病，治寒厥用足踝后的少阴经穴位。第十一是傍针刺，傍针刺是在直刺旁各刺一针，治疗病程较长的痹证。第十二是赞刺，赞刺是刺时针直入直出的快速浅刺，使局部出血，这是治疗痈肿的方法。

相关知识链接／

五刺法

名称	刺法	针刺部位	对应脏腑
半刺	浅刺入迅速出针	皮肤	肺
豹文刺	在患处的前、后、左、右多处刺破小血管	脉	心
关刺	针四肢关节周围筋肉附着部	筋	肝
合谷刺	斜刺患部左、右两侧外方	肌肉	脾
输刺	深刺至骨骼，直进直出	骨	肾

经脉深而不现于外的，针刺时不宜过深，但留针的时间可长些，以输导脉气。脉络浅而且现于外的，先不要急于进针，应先用手按所见之脉，脉络看不到后再进针，目的是保存精气，而唯独使邪气泻出。所说经过三针后可感觉到谷气，是指先浅刺皮肤，透出阳邪，再深刺一步由皮入肌肉，使阴邪得以泻出，第三刺针进入分肉间，这时就可以感觉到谷气。所以《刺法》说：开始浅刺可以驱逐阳邪，疏通气血；再深刺可以使阴邪外

扬刺者，正内一，傍内四，而浮之，以治寒气之博大者也。六曰直针刺，直针刺者，引皮乃刺之，以治寒气之浅者也。七曰输刺，输刺者，直入直出，稀发针而深之，以治气盛而热者也。八曰短刺，短刺者，刺骨痹，稍摇而深之，致针骨所，以上下摩骨也。九曰浮刺，浮刺者，傍入而浮之，以治肌急而寒者也。十曰阴刺，阴刺者，左右率刺之，以治寒厥，中寒厥，取足踝后少阴也。十一曰傍针刺，傍针刺者，直刺傍刺各一，以治痹久居者也。十二曰赞刺，赞刺者，直入直出，数发针而浅之出血，是谓治痈肿也。

脉之所居深不见者，刺之微内针而久留之，以致其空脉气也。脉浅者勿刺，按绝其脉乃刺之，无令精出，独出其邪气耳。所谓三刺则谷气出者，先浅刺绝皮，以出阳邪；再刺则阴邪出者，少益深，绝皮致肌肉，未入分肉间也；已入分肉之间，则谷气出。故《刺法》曰：始刺浅之，以逐邪气，

出；最后深刺到达谷气。也就是说，一个针灸医生，如果不知道每年的客气（外气）情况，人体正气的盛衰，以及引起身体虚实的原因，就不可以当医生。

还有五种针法可以用来治疗五脏之病。第一种是半刺，半刺是进针快而浅，患者感觉如拔根毫毛，而没有刺肉的感觉，这种方法是驱逐表邪，并可治疗肺脏的病。第二种是豹文刺，豹文刺是在病位的前后左右针刺，以刺中血脉为好，使络脉之血外出，色如豹文，用来治疗心脏的病。第三种是关刺，关刺是直刺左右、四肢的关节，治疗筋痹，谨慎进针不要出血，以治疗肝脏的病，这刺法也叫渊刺，也叫岂刺。第四种是合谷刺，合谷刺是针刺入分肉间，然后左右斜刺，使针组形如鸡足，以治疗肌痹，这是治疗脾脏的病。第五种是输刺，输刺是针直入直出，针深及骨，以治疗骨痹，这是治疗肾脏的病。

而来血气；后刺深之，以致阴气之邪；最后刺极深之，以下谷气。此之谓也。故用针者，不知年之所加，气之盛衰，虚实之所起，不可以为工也。

凡刺有五，以应五脏。一曰半刺，半刺者，浅内而疾发针，无针伤肉，如拔毛状，以取皮气，此肺之应也。二曰豹文刺，豹文刺者，左右前后针之，中脉为故，以取经络之血者，此心之应也。三曰关刺，关刺者，直刺左右尽筋上，以取筋痹，慎无出血，此肝之应也，或曰渊刺，一曰岂刺。四曰合谷刺，合谷刺者，左右鸡足针于分肉之间，以取肌痹，此脾之应也。五曰输刺，输刺者，直入直出，深内之至骨，以取骨痹，此肾之应也。

相关知识链接/

九刺法

名称	针刺方法	针刺部位
输刺	刺诸经荥输脏输	井、荥、输、经、合五输和背俞穴
远道刺	病在上取之下，刺腑输	身体上部有病，取下肢部的阳经腧穴治疗
经刺	刺大经之结络经	刺经脉结聚不通之处
络刺	刺小络之血脉	浅刺皮下血络，放出少量血液
分刺	刺分肉之间	直接针在肌肉的间隙处
大泻刺	刺大脓以铍针	用铍针切开脓疡，排脓放血
毛刺	刺浮痹于皮肤	浅刺于皮肤之上
巨刺	左取右，右取左	左右交叉取穴
焠刺	刺燔针则取痹	针烧红后刺入，即火针

本神第八

本，即本原、根本，这里有溯本求源的意思；神，指精、神、魂、魄、心、意、志、思、虑、智等精神意识思维活动。本篇通过对神与五脏关系的探讨，阐明了神的概念、分类、作用，以及神在辨治疾病中的意义，认为如果情志波动过于持久、过于剧烈，超越了常度，则将引起机体多种功能紊乱而导致疾病。

黄帝问岐伯说：所有针刺方法都应把护神作为根本。血、脉、营、气、精、神，这些都由五脏所藏，因为淫欲过度，使精气散失离开所藏之脏，以致魂魄飞扬，意志恍乱，失去智虑能力，是什么原因呢？是上天给的罪过呢，还是本人的过失？什么叫德、气、生、精、神、魂、魄、心、意、志、思、智、虑？请说出其中的道理。

岐伯回答说：天给予人的是德，地给予人的是气，天地阴阳交感才有生命，生命的来源是精；阴阳两精搏结，神形乃成；随神的盛衰而变化的是魂；随阴精同时变化的是魄；负责认识事物的是心；心中有所忆念叫做意；忆念肯定下来就是志；把已定的志加以反复考虑叫做思；反复思虑而有更远顾虑、忧虑叫做虑；经深思之后而付诸于行动就叫做智。所以明智的人养生都和四季寒热适应得很

原文

黄帝问于岐伯曰：凡刺之法，必先本于神。血、脉、营、气、精、神，此五脏之所藏也，至其淫泆离脏，则精失，魂魄飞扬，志意恍乱，智虑去身者，何因而然乎？天之罪与？人之过乎？何谓德、气、生、精、神、魂、魄、心、意、志、思、智、虑？请问其故。

岐伯答曰：天之在我者德也，地之在我者气也，德流气薄而生者也，故生之来谓之精。两精相搏谓之神，随神往来者谓之魂。并精而出入者谓之魄，所以任物者谓之心，心有所忆谓之意，意之所存谓之志，因志而存变谓之思，因思而远慕谓之虑，因虑而处物谓之智。故智者之养生也，必

好，调和喜怒等七情，使生活泰然，调和阴阳及刚柔，人体就不会受阴阳邪气的干扰，就会健康长寿。

所以惊恐和过分的思虑会伤神，神伤，神不主于内，流露出恐惧而不能控制。悲伤太过，便会使心神内消而竭绝生命。喜乐太过会使心神惊惚不安而不藏于内。过分忧伤发愁会使气机塞而不通。大怒就会伤肝气，故头不清爽而不能自治。恐惧伤肾，使神气散荡而不能收敛。

心藏神，惊恐思虑均可以损伤心神，心神伤则心怯恐惧，失去自控能力。心虚，脾则弱，肌肉消瘦，毛皮憔悴，气色不好，到冬季阴水克火，病必重，甚至死亡。脾藏意，忧愁太过，日久不解就会伤脾，脾伤意损就会胸中烦闷，四肢不能举动，皮毛憔悴，颜色枯槁，到春天木火旺时就会死亡。肝藏魂，悲伤而损伤肝，肝伤则魂伤，魂伤就会发狂而不能自主、不明事理，不明事理就会言行不正，前阴收缩，筋脉拘挛，两胁不能上举，皮毛憔悴，颜色枯槁，到秋天时病重而死。肺藏魄，喜乐太过，火邪乘金就会伤肺之魄，魄伤就会神乱而发狂，毫不顾忌他人，皮肤枯槁甲错，毛发憔悴，色失正常，到夏天时病重而死。肾藏志，大怒不止则神志受伤，志伤则善忘前面所说过的话，腰背不能屈伸俯仰，皮毛憔悴，颜色枯槁，到季夏时病重而死。

如恐惧长期不得解除，就会伤肾精，肾精伤则骨酸痿弱无力而厥冷，时有精液滑脱。五脏藏精不可以泻，精伤而失于藏守就会使阴液虚损；阴虚就不能化生阳气，没有阳气，人就会死。所以要了解患者精神魂魄的得失情况，如果五脏精气已俱伤的，就不可以用针来治疗了。

顺四时而适寒暑，和喜怒而安居处，节阴阳而调刚柔，如是则僻邪不至，长生久视。

是故怵惕思虑者则伤神，神伤则恐惧流淫而不止。因悲哀动中者，竭绝而失生。喜乐者，神惮散而不藏；愁忧者，气闭塞而不行；盛怒者，迷惑而不治；恐惧者，神荡惮而不收。

心怵惕思虑则伤神，神伤则恐惧自失，破䐃脱肉，毛悴色夭，死于冬。脾愁忧而不解则伤意，意伤则悗乱，四肢不举，毛悴色夭，死于春。肝悲哀动中则伤魂，魂伤则狂忘不精，不精则不正，当人阴缩而挛筋，两胁骨不举，毛悴色夭，死于秋。肺喜乐无极则伤魄，魄伤则狂，狂者意不存人，皮革焦，毛悴色夭，死于夏。肾盛怒而不止则伤志，志伤则喜忘其前言，腰脊不可以俯仰屈伸，毛悴色夭，死于季夏。

恐惧而不解则伤精，精伤则骨酸痿厥，精时自下。是故五脏主藏精者也，不可伤，伤则失守而阴虚，阴虚则无气，无气则死矣。是故用针者，察观病人之态，以知精神魂魄之存亡得失之意，五者以伤，针不可以治之也。

肝主藏血，魂居肝血之中，肝气虚则恐惧，肝气实则易怒。脾藏营血，意居于营血之中，脾气虚就会使四肢运动不利，五脏不得安和，湿邪困脾就会腹胀，二便不利。心主血脉，神居于血脉之中，心气虚则产生悲忧情绪，心火实盛，就会大笑不止。肺主一身之气，魄居于肺气之中，肺气虚就会鼻塞呼吸不利而气短，肺气壅实，就会胸满喘促，仰面呼吸。肾主藏精，志居于肾精之中，肾气虚，肾阳不足就会手足厥冷，肾有湿浊实邪时，就会出现下腹胀满，使五脏不得安和。因此在治疗时必须在详细了解五脏的病情，知道五脏的虚实后，方可谨慎地加以调理。

肝藏血，血舍魂，肝气虚则恐，实则怒。脾藏营，营舍意，脾气虚则四肢不用，五脏不安，实则腹胀，经溲不利。心藏脉，脉舍神，心气虚则悲，实则笑不休。肺藏气，气舍魄，肺气虚则鼻塞不利少气，实则喘喝胸盈仰息。肾藏精，精舍志，肾气虚则厥，实则胀，五脏不安。必审五脏之病形，以知其气之虚实，谨而调之也。

相关知识链接／

“凡刺之法，必先本于神”浅释 本篇开篇便提出“凡刺之法，必先本于神”，就是说，针刺治疗要以神为根本，显示出针灸治神的重要性，这也是《灵枢》中反复强调的问题。中医学中的“神”，有广义和狭义之分。广义的神是指人体的整个生命活动及其外在表现；狭义的神一般是指心所主的神志，即人的精神、意识、思维活动，在针灸著作中也指经脉穴位之中运行的气机。针灸治神包括医者之神和患者之神两个方面：医者为患者针刺前应凝神定志、心无旁骛，认真审察患者的气血盛衰及神志变化并通过语言安慰、押手揉按等方法令患者气血调和、心神安定。进针后则需仔细注意体会针下的感觉，患者气机的往来变化，不断调整针刺的方向、深浅及行针的手法与频率，令气至病所，使患者神气充足、正气旺盛、阴阳调和、气血运行正常，从而达到满意的治疗效果。

终始第九

本篇重点论述了在进行针刺治疗时，首先应认识脏腑阴阳，十二经脉气血运行的终始以及脉象的变化，然后确定治疗原则和方法，故篇名为“终始”。文中还阐明了循经近刺法和远道刺法的适用证，并指出针刺的深浅先后，一定要根据疾病性质、四季时令、患者体质、针刺部位等各方面的具体情况而灵活运用。最后，本篇详述了十二种针刺的禁忌和十二经脉气将绝时的症状表现。本篇既以“终始”为篇名，又以“凡刺之道，毕于终始”为开篇，并与《灵枢·根结》中的：“九针之玄，要在终始。故能知终始，一言而毕，不知终始，针道咸绝”相呼应，可见“终始”的重要性。

要知道针刺原理，必须弄清《灵枢·终始》中的内容及含义。要明白终始的道理必须以五脏为纲纪，确定阴阳之间的关系。阴主脏，阳主腑，阳受气于四肢，阴受气于五脏。所以用泻法时要逆脉气而转针，用补法时要顺着脉气转针。掌握了迎泻随补就可以使阴阳之气调和。气血调和的方法必须先了解阴阳，即五脏属阴，六腑属阳。传给后人时要歃血为盟，牢记上述道理，敬重它才会不断进步，相反，不按道理去做就会使理论丧失，不懂道理的就会得到夭殃之祸。

原文

凡刺之道，毕于终始，明知终始，五脏为纪，阴阳定矣。阴者主脏，阳者主腑，阳受气于四末，阴受气于五脏。故泻者迎之，补者随之，知迎知随，气可令和。和气之方，必通阴阳，五脏为阴，六腑为阳。传之后世，以血为盟，敬之者昌，慢之者亡，无道行私，必得夭殃。

谨慎地按规律治疗，就必遵循终始规律。所谓终始，就是把十二经脉作为纲纪。诊察患者的寸口、人迎两处脉，可测知其五脏、六腑阴阳的盛衰，阴阳是否平衡尽可皆知。所说正常人无病，就是指正常人寸口、人迎脉能适应四季阴阳的变化，脉气上下相应，往来流畅，手足六经之脉既无结涩又无悸动的病象。内脏和四肢在寒温变化中功能正常，形体肌肉和气血能协调一致，这就是正常人。

少气的患者，寸口、人迎之脉都不足，与正常寸尺之脉不相称。这样的病是阴阳都不足，而且这样的患者若补阳则阴竭，若泻阴则阳脱。这种患者只可服甘缓补剂，如不痊愈，可服饮更完善的药。像这种病情，久治不愈更不能因无效而改用泻法，如用泻法则五脏之气都会损伤。

人迎脉大于寸口一倍的，病在足少阳经；若大一倍而兼有躁动的，病在手少阳经。人迎脉大于寸口两倍的，病在足太阳经；若大两倍而兼有躁动的，病在手太阳经。人迎脉大于寸口三倍的，病在足阳明经；若大三倍而兼有躁动的，病在手阳明经。人迎脉大于寸口四倍，且大而数的，是六阳偏盛之极而泛溢，叫做溢阳，由于阳气盛极在外，格拒阴气不得外出，称做外格。

寸口脉比人迎大一倍的，病在足厥阴经；若大一倍而兼躁动的，病在手厥阴经。寸口脉比人迎大两倍的，病在足少阴经；若大两倍而兼躁动的，病在手少阴经。寸口脉比人迎大三倍的，病在足太阴经；若大三倍而兼躁动的，病在手太阴经。寸口脉比人迎大四倍，而且又大又数，这是六阴盛极，叫溢阴。溢阴就是阴气盈溢于内，阳气不得复入，名内关，是不治的死证。如人迎、寸口脉比平常时都大四倍以上，叫关格，阴阳不交，死期不远了。

谨奉天道，请言终始。终始者，经脉为纪。持其脉口人迎，以知阴阳有余不足，平与不平，天道毕矣。所谓平人者不病，不病者，脉口人迎应四时也，上下相应而俱往来也，六经之脉不结动也，本末之寒温相守司也，形肉血气必相称也，是谓平人。

少气者，脉口、人迎俱小，而不称尺寸也。如是者，则阴阳俱不足，补阳则阴竭，泻阴则阳脱。如是者，可将以甘药，不可饮以至剂。如此者，弗久不已，因而泻之，则五脏气坏矣。

人迎一盛，病在足少阳，一盛而躁，病在手少阳；人迎二盛，病在足太阳，二盛而躁，病在手太阳；人迎三盛，病在足阳明，三盛而躁，病在手阳明；人迎四盛，且大且数，名曰溢阳，溢阳为外格。

脉口一盛，病在足厥阴，一盛而躁，在手心主；脉口二盛，病在足少阴，二盛而躁，在手少阴；脉口三盛，病在足太阴，三盛而躁，在手太阴；脉口四盛，且大且数者，名曰溢阴，溢阴为内关，内关不通死不治；人迎与太阴脉口俱盛四倍以上，命曰关格，关格者与之短期。

人迎脉比寸口脉大一倍时，应泻足少阳经而补足厥阴经，用两泻一补法，每天针一次，但要切记观察人迎、寸口变化，如躁动不安，可刺上肢的经脉，直到两处脉气调和方可停止。人迎脉比寸口脉大两倍时，应泻足太阳经而补足少阴经，用两泻一补法，两天针一次，针刺时要认真观察，如两处脉躁动，也应取上肢穴位，直到脉气平和为止。人迎脉比寸口脉大三倍时，应泻足阳明经而补足太阴经，针时用两泻一补法，每天针两次，要切记视察脉象变化，两脉躁动，应取相应的上肢穴位，直到脉气平和为止。

寸口脉比人迎脉大一倍时，应泻足厥阴经而补足少阳经，用两补一泻的方法，每天针一次，必须认真观察两处脉的变化，如出现躁动不安应取上肢穴位，直到脉气平和。寸口脉比人迎脉大两倍时，应泻足少阴经而补足太阳经，用两补一泻法，每两天针一次，必须认真观察，两脉出现躁动不安应取上肢相应穴位，直至脉气平和。寸口脉比人迎脉大三倍时，应泻足太阴经而补足阳明经，用两补一泻法，每天针两次，要认真观察，两脉躁动要取上肢相关穴位，直到脉气平和。为什么每天针两次呢？因为太阴脾为里，和胃互为表里，胃是水谷之海，谷气充盛，故可每天针两次。人迎和寸口脉比平时大三倍以上时，是阴阳俱盛，如此时不得开泄，就会使血脉闭塞，气不得通行，流溢于里，使五脏真阴伤于内。此病如用灸法就会发生变异而成为其他疾病。

针刺的道理，就是以阴阳之气调和为目的，补阴泻阳，使阴阳调和，就会声音响亮，耳聪目明，如治法相反就会使气血不行。若气已流通而且取得疗效的，因没注意阴阳平衡，因用泻法反而使脏气更虚，这种虚证的脉象大小虽与原来一

人迎一盛，泻足少阳而补足厥阴，二泻一补，日一取之，必切而验之，躁取之上，气和乃止。人迎二盛，泻足太阳而补足少阴，二泻一补，二日一取之，必切而验之，躁取之上，气和乃止。人迎三盛，泻足阳明而补足太阴，二泻一补，日二取之，必切而验之，躁取之上，气和乃止。

脉口一盛，泻足厥阴而补足少阳，二补一泻，日一取之，必切而验之，躁取之上，气和乃止。脉口二盛，泻足少阴而补足太阳，二补一泻，二日一取之，必切而验之，躁取之上，气和乃止。脉口三盛，泻足太阴而补足阳明，二补一泻，日二取之，必切而验之，躁而取之上，气和乃止。所以日二取之者，太阴主胃，大富于谷气，故可日二取之也。人迎与脉口俱盛三倍以上，命曰阴阳俱溢，如是者不开，则血脉闭塞，气无所行，流淫于中，五脏内伤。如此者，因而灸之，则变易而为他病矣。

凡刺之道，气调而止，补阴泻阳，音气益彰，耳目聪明。反此者，血气不行。所谓气至而有效者，泻则益虚，虚者脉大如其故而不坚也，大

样，但变得软而不坚，即使坚硬和原来一样，患者也说有些轻快，但病并未祛除。使用补法反而使邪气更实，实证表现为虽然脉的大小与原来一样，而且变得更加坚实；即使大小和原来一样，但没有原来坚实，患者也说较前轻快，但病并未祛除。所以在治疗时补就要使正气充实，泻要使邪气减弱，病痛虽然不能随着针刺而痊愈，但病势必然衰减。要想医好疾病，必先要精通十二经脉及其发病机理，而后才能得到《灵枢·终始》的深义。那就是阴阳之间要保持平衡，虚实的治疗不可相反，并在治疗时注意是哪经的病，就取哪经的穴。

凡需要用针刺治疗的疾病，必使用三刺法，即刺皮、刺肌肉、刺分肉直至感觉到谷气。由于邪气的入侵，扰乱了阴阳所处位置，使气血的运行方向改变甚至相反，脉的沉浮部位也相互换位，脉与四时气候的变化不相适应，邪气留于体内并淫溢流散，这些病变都必须用针刺才可得到治疗。刺皮可以使阳邪出，再刺肌肉可使阴分之邪出，三刺至分肉之间，就会感觉到谷气即可出针。所谓谷气至，是因为施用补法而使正气恢复，用泻法使邪气出，所以知道谷气已至。这时邪气独去，阴阳之间尚未能平衡调和，但知病将痊愈。所以说使用补法可以使正气恢复，用泻法可以驱除邪气，病虽然不能随着针而痊愈，但病势必然会渐渐衰退下去。

（寸口脉大于人迎脉时）反映出阴经邪气盛而阳经的正气虚，这时应先补阳经的正气，后泻阴经的邪气，使阴盛阳虚得到调和；（若人迎脉大于寸口脉）反映出阴经的正气虚而阳经的邪气盛，治疗时则先补阴经的正气，后泻阳经的邪气，使阴、阳两经得到调和。

足阳明、足厥阴、足少阴三经，都有动脉于大趾和次趾之间，治疗时要认真

如其故而益坚者，适虽言快，病未去也。补则益实，实者脉大如其故而益坚也，大如其故而不坚者，适虽言快，病未去也。故补则实，泻则虚，痛虽不随针减，病必衰去。必先通十二经脉之所生病，而后可得传于终始矣。故阴阳不相移，虚实不相倾，取之其经。

凡刺之属，三刺至谷气，邪僻妄合，阴阳易居，逆顺相反，沉浮异处，四时不得，稽留淫泆，须针而去。故一刺则阳邪出，再刺则阴邪出，三刺则谷气至，谷气至而止。所谓谷气至者，已补而实，已泻而虚，故以知谷气至也。邪气独去者，阴与阳未能调，而病知愈也。故曰补则实，泻则虚，痛虽不随针减，病必衰去矣。

阴盛而阳虚，先补其阳，后泻其阴而和之。阴虚而阳盛，先补其阴，后泻其阳而和之。

三脉动于足大指间，必审其实虚。虚而泻之，是谓重虚，重虚病益甚。

审查虚实。如是虚证而用泻法就是所谓的虚上加虚，这就使虚证变得更虚。治疗时，要用手指按脉搏动之处，脉动得有力而急数的，应快速泻其实邪，如脉搏缓慢而虚弱的，属虚证，应补其正气，如用相反的方法治疗，病情会日渐加重。三脉搏动的地方是，阳明在足背上，厥阴在足跗内，少阴经在足心。

膺腧是阴经穴位，治阴经病应刺中膺部穴位；背腧是背部一些穴位，属阳经，治阳经病应刺背部穴位；肩膊部的虚证应用补法刺肩井、肩髃。治重舌病应用铍针刺舌下之筋。手能屈而不能伸的，病在筋；能伸而不能屈的，病在骨。病在骨的当治骨，病在筋的当治筋。

应用补泻方法时，如是实证，针刺宜深，出针后缓按针孔，尽量使邪气排出。治虚证，应浅刺，目的是养脉气，出针后立即按住针孔，不要使邪气侵入体内。针刺时针下遇到邪气时有坚紧疾速的感觉，遇到谷气有徐缓柔和的感觉。脉实是邪气盛，应深刺，以使邪气泻出；脉虚是正气虚，应浅刺，保护精气不外泄，以养脉气，排出邪气。针刺治疗各种痛证，都应深刺，因为它们的脉象均为实证。

所以说，腰以上的病，针刺手太阴和手阳明经都可以治疗；腰以下的病，针刺足太阴和足阳明经也都可以治疗。由于经脉贯穿全身，并相互连通。所以病在上半身可以取下半身的穴位，病在下半身也可针上半身的穴位，病在头部可取足上穴位，病在腰部可取腘部穴位。病在头部时有头重之感，病在手时手臂沉重，病在足时足重。治病时应首先选刺疾病最初发生的部位。

春天邪气伤人在表浅的皮毛，夏天邪气伤人的皮肤，秋天邪气侵入分肉，冬

凡刺此者，以指按之，脉动而实且疾者则泻之，虚而徐者则补之，反此者病益甚。其动也，阳明在上，厥阴在中，少阴在下。

膺俞中膺，背俞中背，肩膊虚者，取之上。重舌，刺舌柱以铍针也。手屈而不伸者，其病在筋；伸而不屈者，其病在骨。在骨守骨，在筋守筋。

补须一方实，深取之，稀按其痏，以极出其邪气。一方虚，浅刺之，以养其脉，疾按其痏，无使邪气得入。邪气来也紧而疾，谷气来也徐而和。脉实者，深刺之，以泄其气；脉虚者，浅刺之，使精气无得出，以养其脉，独出其邪气。刺诸痛者，其脉皆实。

故曰：从腰以上者，手太阴阳明皆主之；从腰以下者，足太阴阳明皆主之。病在上者下取之，病在下者高取之，病在头者取之足，病在腰者取之腘。病生于头者头重，生于手者臂重，生于足者足重。治病者，先刺其病所从生者也。

春气在毫毛，夏气在皮肤，秋气在分肉，冬气在筋骨。刺此病者，各

天邪气伤人筋骨。治疗这些疾病时都应注意季节变化。所以治肥胖的患者时要像驱除秋冬邪气一样深刺；治疗瘦人时，应像驱除春夏邪气一样浅刺。疼痛病属阴证，即使用手按压不到的疼痛，也是阴证，治疗时也应深刺。身痒病，是病在皮肤，施治时宜浅。病在上身的是阳证，宜浅刺；病在下身的是阴证，应深刺。

病先起于阴经的，应先治阴经而后治阳经；病先起于阳经的，要先治阳经而后治阴经。针刺治疗热厥时，刺后要留针，直到有凉的感觉；针刺治疗寒厥时，刺后也要留针，直到有热的感觉。针刺热厥时要用二阴一阳的方法，针刺寒厥时要用二阳一阴的方法。这里所说的二阴是两刺阴经穴位，一阳是指一刺阳经穴位。病程日久的，邪气已深入里，针刺这种病进针要深，留针要久，并每隔一日针一次直至病愈。治疗时要注意病是在经还是在络，在经刺经，在络刺络，调其左右，有瘀血的要刺其出血，掌握这些方法，针刺的道理就大体通晓了。

针刺的法则是，在治疗前要观察患者的形体和气的盛衰。如形体大肉未脱，正气虚、脉又躁动的躁厥病，必需使用缪刺法，使失散的正气得以收集，聚集的邪气可以散去。治疗时，医生放松如同深居幽静处所，精神专注如同与神往来，关上门窗，魂魄内守，神志专一，不向外露，不被外边的人声干扰，把精神集中在针刺上。或浅刺留针，或轻轻地浮刺，转移患者的注意力，直到针下得气为止。针后使阳气内入，阴气外出，使正气充盛而内守，邪气不得入里，这是得气的意义。

针刺治疗的禁忌有：行房事不久的不能刺，刚刚针刺过也不可行房事；喝醉酒的不能刺，刚刚针刺过也不能喝醉；大怒过后，不能刺，刚刚针刺的要禁怒；

以其时为齐。故刺肥人者，以秋冬之齐；刺瘦人者，以春夏之齐。病痛者阴也，痛而以手按之不得者阴也，深刺之；痒者阳也，浅刺之。病在上者阳也，病在下者阴也。

病先起于阴者，先治其阴而后治其阳；病先起于阳者，先治其阳而后治其阴。刺热厥者，留针反为寒；刺寒厥者，留针反为热。刺热厥者，二阴一阳；刺寒厥者，二阳一阴。所谓二阴者，二刺阴也；一阳者，一刺阳也。久病者，邪气入深。刺此病者，深内而久留之，间日而复刺之，必先调其左右，去其血脉，刺道毕矣。

凡刺之法，必察其形气。形肉未脱，少气而脉又躁，躁厥者，必为缪刺之，散气可收，聚气可布。深居静处，占神往来，闭户塞牖，魂魄不散，专意一神，精气不分，毋闻人声，以收其精，必一其神，令志在针。浅而留之，微而浮之，以移其神，气至乃休。男内女外，坚拒勿出，谨守勿内，是谓得气。

凡刺之禁，新内勿刺，新刺勿内；已醉勿刺，已刺勿醉；新怒勿刺，已刺勿怒；新劳勿刺，已刺勿劳；已饱

刚刚劳累过的不能刺，已针刺过的不可劳累；刚刚吃饱饭不可刺，已针刺的患者不可过饱；饥饿状况下的人不能针刺，已经针刺过的人不可受饥饿；大渴状态下不可刺，已刺过的人不能受渴；受过大惊、大恐的人，必须待精神、情绪安定后才能针刺。乘车来的患者，要让其卧床休息一顿饭的时间才能针刺；步行来的患者，要让他坐下来休息走十里的时间，然后才能治疗。以上十二种针刺禁忌，都是因为当时患者脉乱气散、营卫失调、经脉之气不依次而行，故不能刺。如在这时针刺，就会使表病入里，使在里的阴邪至表，使邪气更盛，正气更衰。低水平的医生不注意这些禁忌，会造成不良后果，应该说是在摧残患者的身体，结果会使患者身体疲软无力，脑髓消耗，津液得不到化生，也失去了五味化生的精气，就是所说的失气。

太阳经脉将绝时，患者目睛上视不能转动，角弓反张，手足抽搐，面色苍白，皮肤败绝，汗出如珠，绝汗一出，人将死亡。少阳经脉气将绝时，患者耳聋，骨节松弛无力及眼珠不能转动的目系绝，目系绝一日半就会死亡，死前面色青白。阳明经脉气将绝时，患者出现口眼抽动、歪斜，易惊，胡言乱语，皮肤色黄，这是因为手足阳明经的邪气盛，使脉气不能正常运行，所以死亡。少阴经脉气将绝时，患者脸色发黑，齿龈缩退好像牙齿变长且布积污垢，腹部胀满，闭塞不通，使上下不得通，因而死亡。厥阴经脉气将绝时，患者胸中发热，咽干，小便频数，心烦，舌卷缩，睾丸上缩而死亡。太阴经脉气将绝时，腹胀闭塞，呼吸不利，嗳气呕吐，呕吐就会造成气逆，气逆则面赤，气逆就上下不通，上下不通就会面色黑，皮毛焦枯而死亡。

勿刺，已刺勿饱；已饥勿刺，已刺勿饥；已渴勿刺，已刺勿渴；大惊大恐，必定其气，乃刺之。乘车来者，卧而休之，如食顷乃刺之。步行来者，坐而休之，如行十里顷乃刺之。凡此十二禁者，其脉乱气散，逆其营卫，经气不次，因而刺之，则阳病入于阴，阴病出为阳，则邪气复生，粗工勿察，是谓伐身，形体淫泆，乃消脑髓，津液不化，脱其五味，是谓失气也。

太阳之脉，其终也，戴眼，反折，瘛疭，其色白，绝皮乃绝汗，绝汗则终矣。少阳终者，耳聋，百节尽纵，目系绝，目系绝一日半则死矣，其死也，色青白，乃死。阳明终者，口目动作，喜惊，妄言，色黄，其上下之经盛而不行，则终矣。少阴终者，面黑齿长而垢，腹胀闭塞，上下不通而终矣。厥阴终者，中热嗌干，喜溺，心烦，甚则舌卷，卵上缩而终矣。太阴终者，腹胀闭，不得息，善噫善呕，呕则逆，逆则面赤，不逆则上下不通，上下不通则面黑皮毛燋而终矣。

相关知识链接/

1. 上病下取与下病上取 本篇中提出“病在上者下取之，病在下者高取之”，意思是说，上半身的疾病选取下半身的穴位进行治疗，下半身的疾病选取上半身的穴位进行治疗，即我们通常所说的上病下取与下病上取。此治法是在中医学整体观念的指导下，依据人体经络、脏腑及气机升降的调节机能而确立的，在临床有很强的实用性。如太冲穴治疗头痛眩晕、目赤肿痛，太溪穴治疗头痛目眩、耳聋耳鸣，内庭穴治疗牙痛、口歪、鼻衄等疾病皆属于上病下取；百会穴治疗阴挺、脱肛、泄泻，人中穴治疗腰痛等均属于下病上取。

2. 十二禁 本篇中记载的“凡刺之禁”，又称为“十二禁”，说明针刺前后的禁忌情况，具体包括房事、醉酒、大怒、劳累、过饱、过饥、过渴、大惊、大恐、乘车颠簸、长途行走等。实际上本篇中仅列举了十一种，但后文言“凡此十二禁者”，这可能是由于《黄帝内经》在长期的历史发展中造成的脱文，所以我们看到的记载不全。“十二禁”提示我们在用针灸方法治疗疾病的时候，一定要叮嘱患者在治疗期间要注意休息、起居有常、饮食适宜、调畅情志、节欲保精，这样才能达到良好的效果。如果患者过于饥饿、口渴、疲劳、大怒、大惊、大恐或者精神过度紧张的时候均不宜针刺。

经脉第十

本篇首先提出“经脉者，所以能决死生，处百病，调虚实，不可不通”的观点，强调了经脉学说的重要性，接下来阐述了十二正经的起止点、循行部位、发病证候和治疗原则，以及十五络脉的名称、循行路径及其虚实病候的表现。

雷公问黄帝说：在《灵枢·禁服》中，谈到了针刺的道理、经脉的起始及其运行，知道了它们长短及这些经脉内联五脏外联六腑，我想详细地知道人整体活动的原理。黄帝说：人开始是由父母之精的结合而成，精发育成为脑髓，以后形成人体，以骨为支架，以脉道运输营血，以筋之刚约束骨骼，以肉作为护卫躯体的墙壁，到皮肤坚韧后毛发生长，人形即成。水谷入胃，内生营血，使脉道得以通畅，使气血运行其中。雷公说：我希望了解经脉起始循行情况。黄帝说：经脉不仅能运行气血、调阴阳，而且对治疗疾病、决断生死都有重要作用，所以不能不通晓。

手太阴肺经，从中焦起始下络大肠，回绕胃口，上贯膈膜，入肺脏，再从肺系横出至腋下，沿上臂内侧行，行于手少阴心经与手厥阴心包经的前面，直至肘中，然后沿着前臂内侧上骨下缘，入寸口动脉处，前行至鱼际，沿鱼际出拇指端；它的支脉从手腕后直走示指端内侧，到达手示指端。本经在外邪侵犯

原文

雷公问于黄帝曰：《禁服》之言，凡刺之理，经脉为始，营其所行，知其度量，内次五脏，外别六腑，愿尽闻其道。黄帝曰：人始生，先成精，精成而脑髓生，骨为干，脉为营，筋为刚，肉为墙，皮肤坚而毛发长，谷入于胃，脉道以通，血气乃行。雷公曰：愿卒闻经脉之始生。黄帝曰：经脉者，所以能决死生，处百病，调虚实，不可不通。

肺手太阴之脉，起于中焦，下络大肠，还循胃口，上膈属肺，从肺系，横出腋下，下循臑内，行少阴、心主之前，下肘中，循臂内上骨下廉，入寸口，上鱼，循鱼际，出大指之端；其支者，从腕后直出次指内廉，出其端。是动则病

时所发病证为肺部胀满，咳嗽气喘，缺盆部疼痛，由于咳甚患者两手交叉按于胸部，视物不清，这就是臂厥证。肺脏本身生病影响本经会出现咳嗽，呼吸气逆，喝喝而喘，心烦胸满，臑臂部内侧前缘疼痛，掌心发热。本经气盛有余时，可出现肩背痛、风寒汗出、小便次数多而量少。本经气虚可出现肩背痛寒，呼吸短促，小便颜色有异常变化。治疗这些病时，属实证的要用泻法，虚证的要用补法，热证应用速刺法，寒证要用留针法，气虚下陷的要用灸法，不虚不实的从本经取治。本经气盛有余的脉象是寸口脉三倍于人迎脉，气虚则是寸口脉反而小于人迎脉。

手阳明大肠经，起于示指端，循示指的上缘，通过这两指的骨间合谷穴，上入腕上两筋之中，沿前臂上方至肘外侧，再沿上臂的外侧前缘，上肩，出肩峰前缘，上出于脊柱的大椎穴，再向下入缺盆联络肺，下膈又联络大肠；它的支脉，从缺盆上走颈部过颊部入下齿龈，回转过来至上唇，左右两支交会于人中，自此左脉走右，右脉走左，上行挟于鼻孔两侧。本经在外邪侵犯时所发病证为牙齿痛、颈部肿大。本经所主津液发生病变就会眼睛发黄，口干，鼻塞或出血，咽喉肿痛，肩前及臑内作痛，示指疼痛不能动等症。本经气有余的实证是在经脉所循行的部位发热而肿，经气不足的虚证是恶寒战栗，且难使温暖复还。治疗这些病时，属实证的要用泻法，寒证要用留针法，气虚而陷下不起的要用灸法，不虚不实的要从本经治疗。本经气盛的脉象是人迎脉比寸口脉大三倍，虚证是人迎脉反而小于寸口脉。

肺胀满，膨膨而喘咳，缺盆中痛，甚则交两手而瞀，此为臂厥。是主肺所生病者，咳，上气喘喝，烦心胸满，臑臂内前廉痛厥，掌中热。气盛有余，则肩背痛，风寒汗出中风，小便数而欠。气虚则肩背痛寒，少气不足以息，溺色变。为此诸病，盛则泻之，虚则补之，热则疾之，寒则留之，陷下则灸之，不盛不虚，以经取之。盛者寸口大三倍于人迎，虚者则寸口反小于人迎也。

大肠手阳明之脉，起于大指次指之端，循指上廉，出合谷两骨之间，上入两筋之中，循臂上廉，入肘外廉，上臑外前廉，上肩，出髃骨之前廉，上出于柱骨之会上，下入缺盆，络肺，下膈，属大肠；其支者，从缺盆上颈贯颊，入下齿中，还出挟口，交人中，左之右，右之左，上挟鼻孔。是动则病齿痛颈肿。是主津所生病者，目黄口干，鼽衄，喉痹，肩前臑痛，大指次指痛不用。气有余则当脉所过者热肿，虚则寒栗不复。为此诸病，盛则泻之，虚则补之，热则疾之，寒则留之，陷下则灸之，不盛不虚，以经取之。盛者人迎大三倍于寸口，虚者人迎反小于寸口也。

足阳明胃经，起于鼻旁，上行相交于鼻梁上端的凹陷处，旁纳太阳经脉，下行沿鼻外侧，入上齿龈，复出环绕口唇，向下相交于承浆穴，沿腮部后方下缘，出大迎穴，沿耳下的颊车上行至耳前，过客主人穴，沿发际至额部；它的支脉，从大迎穴前下走人迎穴，沿喉咙入缺盆，下膈膜，会属本经的胃腑，联络脾脏；其直行的经脉，从缺盆下走乳内侧，再向下挟脐，入毛际两旁的气冲；另一支脉，从胃口起下行至腹内，再下至气冲和直行支脉会合，由此下行经大腿前至髀关，抵伏兔下入膝盖，沿胫骨前外侧下至足背，入中趾内侧；再一支脉自膝下三寸处别出，向下行入中趾外侧；又一支脉从足背斜出走入足大趾，至大趾端。本经在外邪侵犯时所发病证为身上如凉水淋洒而发冷，好伸腰挺足，频频呵欠，额部暗黑，发病时厌恶见人和光，听到木的音响就惊惕不安，心悸，愿意一人关窗闭门单独在屋内。严重的患者甚至会登高而歌，弃衣而走，而且有腹胀肠鸣的症状，这叫骭厥。本经所主的血发生病变，就会神昏发狂，温病，自汗出，鼻塞、出血，口角歪斜，口唇生疮，喉颈肿，因水停而腹胀大，膝盖肿痛，沿胸侧、乳部、伏兔、足胫外缘、足背等处均痛，足中趾不能屈伸。本经气有余的实证，身前胸腹部都发热，胃热则销铄水谷易饥，尿液发黄。本经气虚不足的虚证表现是身前的胸腹部发冷，胃中有寒，可发生胀满。治疗这些病时，实证要用泻法，虚证要用补法，热证要用速刺法，寒证要用留针法，气虚下陷要用灸法，不虚不实的要用本经穴位治疗。本经气盛的脉象是人迎脉比寸口脉大三倍，虚证是人迎脉反小于寸口脉。

胃足阳明之脉，起于鼻，交頞中，旁纳太阳之脉，下循鼻外，入上齿中，还出挟口环唇，下交承浆，却循颐后下廉，出大迎，循颊车，上耳前，过客主人，循发际，至额颅；其支者，从大迎前下人迎，循喉咙，入缺盆，下膈，属胃络脾；其直者，从缺盆下乳内廉，下挟脐，入气街中；其支者，起于胃口，下循腹里，下至气街中而合，以下髀关，抵伏兔，下膝膑中，下循胫外廉，下足跗，入中指内间；其支者，下膝三寸而别，下入中指外间；其支者，别跗上，入大指间，出其端。是动则病洒洒振寒，善伸，数欠，颜黑，病至则恶人与火，闻木音则惕然而惊，心欲动，独闭户塞牖而处，甚则欲上高而歌，弃衣而走，贲响腹胀，是为骭厥。是主血所生病者，狂疟温淫汗出，鼽衄，口㖞唇胗，颈肿喉痹，大腹水肿，膝膑肿痛，循膺、乳、气街、股、伏兔、骭外廉、足跗上皆痛，中指不用。气盛则身以前皆热，其有余于胃，则消谷善饥，溺色黄。气不足则身以前皆寒栗，胃中寒则胀满。为此诸病，盛则泻之，虚则补之，热则疾之，寒则留之，陷下则灸之，不盛不虚，以经取之。盛者人迎大三倍于寸口，虚者人迎反小于寸口也。

足太阴脾经，起于足大趾内侧端，沿大趾内侧赤白肉分界处，过大趾本节后的圆骨，上行至足内踝的前面，再上行入小腿的内侧，沿胫骨，交足厥阴经后复出厥阴之前，上行经过膝股内侧前缘，直入腹内到脾，然后联络胃，上膈膜，挟行咽喉，连舌根，散舌下；它的支脉，再从胃别出上入膈，注入心中。本经在受外邪侵犯时所发生病证为舌根强硬，食后则呕，胃脘疼痛，腹胀嗳气，大便后或排矢气后就感觉轻快，然而身体却感觉沉重。本经所主的脾脏发生病变会出现舌根痛，身体不能转动，饮食不下，心中烦乱，心下拘急疼痛，大便溏薄或下痢，或水闭于内，出现黄疸，嗜卧而不能卧，勉强站立则膝内肿痛，足大趾不能活动。治疗这些病时，实证要用泻法，虚证要用补法，热证要用速刺法，寒证要用留针法。脉虚下陷的要用灸法，不虚不实的要从本经治疗。本经气盛的脉象是寸口脉比人迎脉大三倍，虚证是寸口脉反小于人迎脉。

手少阴心经，起始于心中，从其所属的心系出来，下过膈膜，联络小肠；它的支脉，从心系向上挟咽喉，再上与目系经络相连；其直行的脉从心系出，上行至肺，下出腋下，沿上臂内侧后缘，行于太阴经和厥阴经的后面，下肘内，沿臂内后侧到掌后小指侧高骨之端，入手掌内侧沿小指内侧至尖端。本经在受外邪侵犯时所发生的病变表现为咽喉干燥，心痛，口渴欲饮，出现臂厥。本经所主心脏发生病变会出现眼睛发黄，胁痛，上下臂的内后侧疼痛或厥冷，掌心热痛等。治疗这些病时，实证要用泻法，虚证要用补法，热证要用速刺法，寒证要用留针

脾足太阴之脉，起于大指之端，循指内侧白肉际，过核骨后，上内踝前廉，上腨内，循胫骨后，交出厥阴之前，上循膝股内前廉，入腹，属脾络胃，上膈，挟咽，连舌本，散舌下；其支者，复从胃，别上膈，注心中。是动则病舌本强，食则呕，胃脘痛，腹胀善噫，得后与气则快然如衰，身体皆重。是主脾所生病者，舌本痛，体不能动摇，食不下，烦心，心下急痛，溏瘕泄，水闭，黄疸，不能卧，强立股膝内肿厥，足大指不用。为此诸病，盛则泻之，虚则补之，热则疾之，寒则留之，陷下则灸之，不盛不虚，以经取之。盛者寸口大三倍于人迎，虚者寸口反小于人迎也。

心手少阴之脉，起于心中，出属心系，下膈，络小肠；其支者，从心系上挟咽，系目系；其直者，复从心系却上肺，下出腋下，下循臑内后廉，行太阴、心主之后，下肘内，循臂内后廉，抵掌后锐骨之端，入掌内后廉，循小指之内出其端。是动则病嗌干心痛，渴而欲饮，是为臂厥。是主心所生病者，目黄胁痛，臑臂内后廉痛厥，掌中热痛。为此诸病，盛则泻之，虚则补

法，脉虚下陷证要用灸法，不虚不实的要从本经治疗。本经气盛的脉象是寸口脉比人迎脉大两倍，虚证是寸口脉反小于人迎脉。

手太阳小肠经，起于小指的指端，沿外侧上行到腕，出腕侧的高骨，直向上沿臂骨的下缘，出肘后内侧的两骨中间，再沿上臂的外后缘，出肩后骨缝，绕肩胛，相交于两肩之上，入缺盆，联络心，沿咽喉下行穿过膈至胃，再向下至所属的小肠；它的支脉，从缺盆沿颈上颊，至眼外角，转入耳内；又一支脉，从颊部别出走入眼眶下至鼻部，再至眼内角，再斜出络于颧部。本经在受外邪侵犯时所发生的病证是咽喉疼痛，下颊发肿，头项难以转侧回顾，肩痛似扯拔，臂痛如折。本经所主的液发生病变会出现耳聋、眼睛发黄，颊肿，及颈部、腮下、肩、上臂、肘、前臂的外后侧疼痛。治疗这些病时，实证要用泻法，虚证要施补法，热证要用速刺法，寒证要用留针法，虚而下陷的要用灸法，不实不虚的要从本经治疗。本经气盛的脉象是人迎脉比寸口脉大两倍，虚证是人迎脉反小于寸口脉。

足太阳膀胱经，起始于眼内角，上行于额交会于头顶；它的支脉从头顶至耳上角；直行脉从头顶入内络脑，复出后下行后项，沿着肩膊内侧，挟行脊柱两旁到腰部，入深层，沿脊柱旁的肌肉行走，联络肾脏，会至所属膀胱；又一支脉从腰下行挟脊过臀部，直入腘窝中；还有一分支，通贯肩胛，挟脊下行，过髀枢，沿大腿外后侧下行，同前一支脉会合于腘窝中，再由此向下，经小腿肚，外出踝骨后方沿小趾的圆骨至小趾外侧顶端。本经在受外邪侵犯时所发生的病证是气上

之，热则疾之，寒则留之，陷下则灸之，不盛不虚，以经取之。盛者寸口大再倍于人迎，虚者寸口反小于人迎也。

小肠手太阳之脉，起于小指之端，循手外侧上腕，出踝中，直上循臂骨下廉，出肘内侧两骨之间，上循臑外后廉，出肩解，绕肩胛，交肩上，入缺盆，络心，循咽，下膈，抵胃，属小肠；其支者，从缺盆循颈上颊，至目锐眦，却入耳中；其支者，别颊上䪼抵鼻，至目内眦，斜络于颧。是动则病嗌痛颔肿，不可以顾，肩似拔，臑似折。是主液所生病者，耳聋目黄颊肿，颈、颔、肩、臑、肘、臂外后廉痛。为此诸病，盛则泻之，虚则补之，热则疾之，寒则留之，陷下则灸之，不盛不虚，以经取之。盛者人迎大再倍于寸口，虚者人迎反小于寸口也。

膀胱足太阳之脉，起于目内眦，上额交巅；其支者，从巅至耳上角；其直者，从巅入络脑，还出别下项，循肩髆内，挟脊抵腰中，入循膂，络肾属膀胱；其支者，从腰中下挟脊，贯臀，入腘中；其支者，从髆内左右，别下贯胛，挟脊内，过髀枢，循髀外，从后廉下合腘中，以下贯腨内，出外

冲而头痛，眼珠像脱出，颈项如扯拔，脊背痛，腰痛如断，大腿不能屈伸，腘窝部筋脉似捆住不得动，小腿肚痛如裂开，这叫踝厥病。本经所主的筋发生病变会出现痔疮，疟疾，狂病，癫病，头颅内及头顶部疼痛，目黄，流泪，鼻塞出血，后项、背部、腰部、屁股、腿、腘及脚都觉得疼痛，足小趾不能活动。治疗这些病时，实证要用泻法，虚证要用补法，热证要用速刺法，寒证要用留针法，下陷证用灸法，不实不虚之证要从本经治疗。本经气盛的脉象是人迎脉比寸口脉大两倍，虚证的脉象是人迎脉反而小于寸口脉。

足少阴肾经，起始于足小趾下，斜走足心，出然谷穴下方，沿内踝后倒转入足跟，由此上行经小腿肚内侧，出腘窝内侧，再沿股内侧后缘，贯穿脊柱，会于所属肾，联络膀胱；直行经脉，从肾上行，穿过肝脏和膈膜，进入肺，沿喉咙，挟于舌根；它的支脉从肺出络心，注于胸中。本经为外邪所侵犯而生病时，饥饿而不欲进食，面色晦暗，咳吐带血，喘息有声，不得平卧，刚坐下就想站起来，两眼视物不清，心如悬在空中同时有饥饿之感，肾气不足容易发生恐惧，心中怦怦跳动，如同被人抓捕一样，这叫做骨厥。本经所主的肾脏发生病变会出现口热舌干，咽部发肿，气上逆，咽喉干而痛，心烦，心痛，黄疸，肠澼，脊柱及股内后侧痛，脚痿软无力而且厥冷，嗜卧，足心发热而痛。治疗这些病时，实证要用泻法，虚证要用补法，热证用速刺法，寒证用留针法，下陷证用灸法，不实不虚的要从本经治疗。下陷证用灸法时，患者应多食肉食，还要宽松腰带，散披头

踝之后，循京骨，至小指之端外侧。是动则病冲头痛，目似脱，项似拔，脊痛，腰似折，髀不可以曲，腘如结，踹如裂，是为踝厥。是主筋所生病者，痔，疟，狂癫疾，头囟项痛，目黄泪出，鼽衄，项、背、腰、尻、腘、踹、脚皆痛，小指不用。为此诸病，盛则泻之，虚则补之，热则疾之，寒则留之，陷下则灸之，不盛不虚，以经取之。盛者人迎大再倍于寸口，虚者人迎反小于寸口也。

肾足少阴之脉，起于小指之下，斜走足心，出于然骨之下，循内踝之后，别入跟中，以上踹内，出腘内廉，上股内后廉，贯脊，属肾络膀胱；其直者，从肾上贯肝膈，入肺中，循喉咙，挟舌本；其支者，从肺出络心，注胸中。是动则病饥不欲食，面如漆柴，咳唾则有血，喝喝而喘，坐而欲起，目𥇦𥇦如无所见，心如悬若饥状，气不足则善恐，心惕惕如人将捕之，是为骨厥。是主肾所生病者，口热舌干，咽肿上气，嗌干及痛，烦心，心痛，黄疸，肠澼，脊股内后廉痛，痿厥，嗜卧，足下热而痛。为此诸病，盛则泻之，虚则补之，热则疾之，寒

发，扶大杖，穿重履，缓步而行。本经气盛脉象是寸口脉比人迎脉大两倍，虚证脉象是寸口脉反小于人迎脉。

手厥阴心包经，起始于胸中，会属心包，下膈膜，依次络属上、中、下三焦；它的支脉从胸走胁，在腋下三寸处上行至腋，向下再循上臂内侧，行于手太阴和少阴经之间，入肘中，向下沿两筋之间，入掌中，沿中指达到指端；又一支脉，从掌中，沿环指达指端。本经在被外邪侵犯而发病时，手心发热，臂肘部拘挛，腋下肿，甚至胸中满闷，心悸，面赤，眼黄，喜笑不止。本经所主之脉发生病变会出现胸中烦躁，心痛，掌心发热。治疗这些病时，实证要用泻法，虚证要用补法，热证要用速刺法，寒证要用留针法，下陷证要用灸法，不虚不实的要从本经治疗。本经气盛脉象是寸口脉比人迎脉大一倍，虚证是寸口脉反小于人迎脉。

手少阳三焦经，起于环指端，上行小指和环指中间，沿手背至腕，出前臂外侧两骨中间，穿过肘，沿上臂外侧上肩，交出足少阳经的后面，入缺盆，行两乳间的膻中，与心包联络，下膈膜，依次会属上、中、下三焦；它的支脉，从膻中上出缺盆，上行至项，系耳后，直上耳上角，再环曲下行，绕颊部至眼眶下；又一支脉，从耳后进耳中，复出耳前，过足少阳经客主人穴的前方，与前一支脉交会颊部，向上至外侧眼角。本经受外邪侵犯而发病就会出现耳聋，耳鸣嗡嗡作响，喉咙

相关知识链接／

十五络穴 络穴是络脉在本经别出部位的、腧穴。十二经脉的络穴位于四肢肘、膝关节以下，加上任脉的络穴鸠尾、督脉的络穴长强及脾之大络大包，共15个穴位，合称为十五络穴。其中十二经脉的络穴，有沟通表里经脉和治疗表病及里、里病及表，或表里两经同病的病证；任脉、督脉及脾之大络有通调躯干前、后、侧部营卫气血和治疗胸腹、背腰及胁肋部病证的作用。

则留之，陷下则灸之，不盛不虚，以经取之。灸则强食生肉，缓带披发，大杖重履而步。盛者寸口大再倍于人迎，虚者寸口反小于人迎也。

心主手厥阴心包络之脉，起于胸中，出属心包络，下膈，历络三焦；其支者，循胸出胁，下腋三寸，上抵腋下，循臑内，行太阴、少阴之间，入肘中，下臂，行两筋之间，入掌中，循中指出其端；其支者，别掌中，循小指次指出其端。是动则病手心热，臂时挛急，腋肿，甚则胸胁支满，心中澹澹大动，面赤目黄，喜笑不休。是主脉所生病者，烦心，心痛，掌中热。为此诸病，盛则泻之，虚则补之，热则疾之，寒则留之，陷下则灸之，不盛不虚，以经取之。盛者寸口大一倍于人迎，虚者寸口反小于人迎也。

三焦手少阳之脉，起于小指次指之端，上出两指之间，循手表腕，出臂外两骨之间，上贯肘，循臑外上肩，而交出足少阳之后，入缺盆，布膻中，散络心包，下膈，遍属三焦；其支者，从膻中上出缺盆，上项，系耳后，直上出耳上角，以屈下颊至頔；其支者，从耳后入耳中，出走耳前，过客主人

肿痛，喉痹证。本经所主之气发生病变会出现自汗出，外眼角痛，颊痛，耳后、肩、上臂、肘、前臂的外侧等处疼痛，环指不能运动。治疗这些病时，实证要用泻法，虚证要用补法，热证要用速刺法，寒证要用留针法，下陷证要用灸法，不虚不实的从本经治疗。本经气盛的脉象是人迎脉比寸口脉大一倍，虚证是人迎脉反小于寸口脉。

足少阳胆经，起于眼外角，上行至额角，折向下转耳后，沿颈走手少阳前面，至肩上，又交叉到手少阳经的后面，入缺盆；它的支脉从耳后入耳内，复出后走耳前至眼外角的后方；又一支脉，从眼外角下走大迎，会合于手少阳经至眼眶下，下走颊车，下行颈部与本经相会合于缺盆，然后下行至胸中，穿膈膜和肝相联系，再会属胆腑。由胆沿胁内下行，经气街，绕阴毛处，横入环跳穴；直行脉从缺盆下至腋，沿胸过季胁，向下和前一支会合于环跳，沿大腿外侧下行到达膝外缘，向下入外辅骨前，再直下到外踝上方三寸的骨凹陷处，下出外踝前，沿足背起向足第四趾端外侧；又一支脉，由足背走向大趾，沿大趾、次趾的骨缝，至大趾端，返回穿入爪甲，出爪甲后的毫毛。本经在有外邪侵犯时就会出现口苦，时常叹气，胸胁作痛，不能转动翻身；病严重时为面如灰尘蒙罩，暗无光泽，皮肤失去濡泽，足外侧发热，这叫做阳厥。本经所主的骨发病会出现额角、下颌及外眼角痛，缺盆肿痛，腋下肿，腋下及颈部生瘰疬，自汗出而

相关知识链接/

十五络脉歌 人身络脉一十五，我今逐一从头举：手太阴络为列缺，手少阴络即通里，手厥阴络为内关，手太阳络支正是，手阳明络偏历当，手少阳络外关位，足太阳络号飞扬，足阳明络丰隆记，足少阳络为光明，足太阴络公孙寄，足少阴络名大钟，足厥阴络蠡沟配，阳督之络号长强，阴任之络为鸠尾，脾之大络为大包，十五络名君须记。

前，交颊，至目锐眦。是动则病耳聋浑浑焞焞，嗌肿喉痹。是主气所生病者，汗出，目锐眦痛，颊痛，耳后、肩、臑、肘、臂外皆痛，小指次指不用。为此诸病，盛则泻之，虚则补之，热则疾之，寒则留之，陷下则灸之，不盛不虚，以经取之。盛者人迎大一倍于寸口，虚者人迎反小于寸口也。

胆足少阳之脉，起于目锐眦，上抵头角，下耳后，循颈，行少阳之前，至肩上，却交出手少阳之后，入缺盆；其支者，从耳后入耳中，出走耳前，至目锐眦后；其支者，别锐眦，下大迎，合于手少阳，抵于颇，下加颊车，下颈，合缺盆，以下胸中，贯膈，络肝属胆，循胁里，出气街，绕毛际，横入髀厌中；其直者，从缺盆下腋，循胸过季胁，下合髀厌中，以下循髀阳，出膝外廉，下外辅骨之前，直下抵绝骨之端，下出外踝之前，循足跗上，入小指次指之端；其支者，别跗上，入大指之间，循大指歧骨内出其端，还贯爪甲，出三毛。是动则病口苦，善太息，心胁痛不能转侧，甚则面微有尘，体无膏泽，足外反热，是为阳厥。是主骨所生病者，头痛颔痛，目锐眦痛，缺盆中肿痛，腋下肿，马刀

冷，疟疾，胸、胁、肋、髀、膝部外侧，直至胫骨、绝骨、外踝前及诸关节疼痛，足第四趾不能运动。治疗这些病时，实证应用泻法，虚证要用补法，热证要用速刺法，寒证要用留针法，下陷证要用灸法，不虚不实的要从本经治疗。本经气盛的脉象是人迎脉比寸口脉大一倍，虚证是人迎脉反小于寸口脉。

足厥阴肝经，起始于足大趾二节间的丛毛边侧，沿足背上缘至内踝前一寸，再入踝上八寸，交出足太阴经的后面，上行腘内缘，沿股内侧入阴毛中，左右交叉，环绕阴器，向上抵少腹，挟行于胃的两旁，会属肝脏，联络胆腑，上穿膈膜，散布于胁肋，上至咽喉后面，绕到面部至喉上孔，上连目系，出额部和督脉相会于巅顶；它的支脉，从目系下走颊内，环绕唇内；又一支脉，从肝脏外穿过膈膜，注于肺中。本经受外邪侵犯时所发生的病证为腰痛不能俯仰，男子患㿗疝病，妇女少腹部肿胀，病重的可见咽喉发干，面上如蒙灰尘而无光泽。本经所主之肝脏发病时，出现胸中满闷，呕吐气逆，腹泻呈完谷不化，狐疝，遗尿或小便不通。治疗这些病时，实证要用泻法，虚证应用补法，热证用速刺法，寒证用留针法，下陷证用灸法，不虚不实的从本经治疗。本经气盛的脉象是寸口脉比人迎脉大一倍，虚证时寸口脉反小于人迎脉。

手太阴肺经的脉气竭绝，就会出现皮毛焦枯。因为太阴肺经有主一身之气和输布津液的功能，可以温养皮毛。所以当肺经的脉气竭绝时津液不得输布，皮毛就会焦枯。（皮毛焦枯是津液不足的表现，津液不足时肌表也受伤害，就会使皮毛更伤，出现皮肤枯焦、毫毛折断脱落，）毫毛折断脱落是肺经的精气要衰竭的征象，这种病丙日危重，丁日就死亡，这就是五行之中的火胜金的缘故。

侠瘿，汗出振寒，疟，胸、胁、肋、髀、膝外至胫、绝骨、外踝前及诸节皆痛，小指次指不用。为此诸病，盛则泻之，虚则补之，热则疾之，寒则留之，陷下则灸之，不盛不虚，以经取之。盛者人迎大一倍于寸口，虚者人迎反小于寸口也。

肝足厥阴之脉，起于大指丛毛之际，上循足跗上廉，去内踝一寸，上踝八寸，交出太阴之后，上腘内廉，循股阴，入毛中，环阴器，抵少腹，挟胃，属肝络胆，上贯膈，布胁肋，循喉咙之后，上入颃颡，连目系，上出额，与督脉会于巅；其支者，从目系下颊里，环唇内；其支者，复从肝别贯膈，上注肺。是动则病腰痛不可以俯仰，丈夫㿗疝，妇人少腹肿，甚则嗌干，面尘脱色。是主肝所生病者，胸满呕逆飧泄，狐疝遗溺闭癃。为此诸病，盛则泻之，虚则补之，热则疾之，寒则留之，陷下则灸之，不盛不虚，以经取之。盛者寸口大一倍于人迎，虚者寸口反小于人迎也。

手太阴气绝，则皮毛焦。太阴者，行气温于皮毛者也，故气不荣则皮毛焦，皮毛焦则津液去，津液去则皮节伤，皮节伤则皮枯毛折，毛折者则气先死。丙笃丁死，火胜金也。

手少阴心经的脉气竭绝，则脉道不通。这是因为手少阴是心脏的经脉，心同血脉相配合，若脉道不通就会血流不畅，血不畅行面色就失去润泽，所以出现了面色枯黑血脉即绝的征象，此种病壬日危重，癸日死亡，因为壬癸属水，水能胜火的缘故。

足太阴脾经的脉气竭绝时，则脉气不能濡养肌肉。唇舌是肌肉之本，脉气不能荣养肌肉，肌肉就要松软，肌肉松软就会形体萎缩，人的中部就会胀满，中满就口唇外翻，口唇外翻是肌肉衰萎之象，甲日危重，乙日死亡，这因甲乙属木，木能胜土的缘故。

足少阴肾经的脉气竭绝就会出现骨枯槁。足少阴肾经，应于四时的冬季，其脉伏于深部有温养骨髓的功用，如骨得不到肾经的濡养，肌肉不能附着于骨，骨肉不能亲合就会使肌肉软弱萎缩，肌肉萎缩会使牙齿看起来好像长了，而且齿多垢，毛发失去光泽，发不光泽是肾经所主骨气衰败之征，这种病戊日危重，己日死亡，因为戊己属土，土能胜水的缘故。

足厥阴肝经脉气竭绝就会出现筋拘急，这是因为足厥阴经是肝的经脉，肝脉外合于筋，而筋聚合在阴器，肝的脉络连舌本，如果肝经不能养筋，就会有筋拘急牵引阴囊和舌根，出现口唇发青舌体卷屈、阴囊抽缩等症，这是足厥阴所主的筋败绝之象，这种病庚日危重，辛日死亡，因为庚辛属金，金能胜木的缘故。

五脏的精气竭绝时，就会出现目系转动，目系转动则会目眩头晕，头晕目眩是神志已丧失的表现，神志丧失后最长不超过一天半就要死亡。六腑的阳气败

手少阴气绝，则脉不通。少阴者心脉也，心者脉之合也，脉不通则血不流，血不流则色不泽，故其面黑如漆柴者，血先死。壬笃癸死，水胜火也。

足太阴气绝，则脉不荣肌肉。唇舌者，肌肉之本也，脉不荣则肌肉软，肌肉软则舌萎人中满，人中满则唇反，唇反者肉先死。甲笃乙死，木胜土也。

足少阴气绝，则骨枯。少阴者冬脉也，伏行而濡骨髓者也，故骨不濡则肉不能著也，骨肉不相亲则肉软却，肉软却故齿长而垢，发无泽，发无泽者骨先死。戊笃己死，土胜水也。

足厥阴气绝，则筋绝。厥阴者肝脉也，肝者筋之合也，筋者聚于阴器，而脉络于舌本也，故脉弗荣则筋急，筋急则引舌与卵，故唇青舌卷卵缩，则筋先死。庚笃辛死，金胜木也。

五阴气俱绝，则目系转，转则目运，目运者为志先死，志先死则远一日半死矣。六阳气俱绝，则阴与阳相离，离则腠理发泄，绝汗乃出，故旦占夕

绝，就会使阴、阳之气相分离，阴阳分离腠理开泄，汗暴出，早晨出现这种症状晚上死，晚上发现此症早晨就会死，这都是在讲十二经衰败后的表现。

十二条经脉都隐伏行于分肉之间，位置较深，从体表不易见到，通常能见到的，只有足太阴经过足内踝之上的部位，这是因为皮薄，无所隐蔽的缘故。其他浮于体表而常常见到的都是络脉。手六经的脉络以手阳明和少阳两经为最大，两条脉络分别起于五指间，向上汇合于肘窝中。饮酒的人，卫气载酒气先行于皮肤，充于络脉，使络脉充盛，所以当我们知道卫气盛满之时，营气也盛满，而经脉也就充盛了。任何一条经脉突然异常搏动，都是有邪气客居，留在经脉自本至末的循行中；邪气不动就会化热，脉不坚硬，说明邪气已内陷，经气空虚。这就是为什么患者的脉和正常人的脉不同，因而也就知道哪条经脉出现疾病。

雷公说：怎样知道经脉和络脉不同呢？黄帝说：经脉寻常是见不到的，它的虚实情况也是通过寸口脉知道的，凡是能见到的脉都是络脉。

雷公说：鄙人我仍然不明白这种区别。黄帝说：所有的络脉都不能过大的骨节，行于经脉不到之处出入，再结合皮部，相会合显现在外面。所以针刺络脉各种病时，都必须刺络脉会结之处，即使邪血还没有出现聚结之象，也应急刺该处，放邪从血而出，不然就会发为痹证。

在诊察络脉时，脉色青的必是因为有寒邪而且疼痛；脉色红就是有热。胃中寒，手鱼际部的络脉多青色；胃有热，鱼际处的络脉为红色；鱼际色黑是邪气久留的痹证。其中有时赤、有时黑、有时青的，是寒热错杂。络脉色青目短，是正虚受寒。凡是针刺治疗寒热证时多选血络，必须要间隔一日针一次，使邪血泻尽

死，夕占旦死，此十二经之败也。

经脉十二者，伏行分肉之间，深而不见；其常见者，足太阴过于内踝之上，无所隐故也。诸脉之浮而常见者，皆络脉也。六经络手阳明少阳之大络，起于五指间，上合肘中。饮酒者，卫气先行皮肤，先充络脉，络脉先盛，故卫气已平，营气乃满，而经脉大盛。脉之卒然动者，皆邪气居之，留于本末；不动则热，不坚则陷且空。不与众同，是以知其何脉之病也。

雷公曰：何以知经脉之与络脉异也？黄帝曰：经脉者常不可见也，其虚实也以气口知之，脉之见者皆络脉也。

雷公曰：细子无以明其然也。黄帝曰：诸络脉皆不能经大节之间，必行绝道而出入，复合于皮中，其会皆见于外。故诸刺络脉者，必刺其结上，甚血者虽无结，急取之以泻其邪而出其血，留之发为痹也。

凡诊络脉，脉色青则寒且痛；赤则有热。胃中寒，手鱼之络多青矣；胃中有热，鱼际络赤；其暴黑者，留久痹也；其有赤有黑有青者，寒热气也。其青短者，少气也。凡刺寒热者皆多血络，必间日而一取之，血尽而

为止，然后调整虚实。在鱼际络脉色青而短小的是气虚，泻之太过就会昏闷，严重的就会跌倒不省人事，不能说话，所以出现这种情况时要急扶患者躺下进行急救。

手太阴经别出络脉处叫列缺穴，它位于腕后上分肉之间，别出的络脉和本经并行直入掌中，散于鱼际处。该络脉发病，邪气实则腕后高骨及手掌发热；正气虚时则张口呵欠，小便不禁或尿频。治疗时应刺腕后一寸半处的列缺穴。该络脉由此别出联络手阳明经。

手少阴经别出络脉处叫通里穴，它在腕后内侧一寸处，从此别出而上行，循本经而入心中，再上行络舌本，连属目系。该络脉发病，邪气实则有胸膈支撑不适的感觉；正气虚则不能言语。治疗时取腕后内侧一寸的通里穴。该络脉由此别出联络手太阳经。

手厥阴心包经别出络脉处叫内关穴，它位于腕后二寸，该络脉由两筋之间走出，循本经上行系于心包，联络心系。该络脉发病，邪实则心痛；正气虚则心中烦乱。治疗时取内关穴。

手太阳经的别出络脉处叫支正穴，在腕上外侧五寸，向内注入手少阴经，别出络脉向上过肘，络于肩髃。该络脉发病，邪气实则骨关节松弛，肘关节不能活动；正气虚则皮肤赘生小疣，如指间痂疥一样。治疗时应取本经别出之络的支正穴。

手阳明经的别出络脉处叫偏历穴，它起于腕上外侧三寸处，它从此别行入手太阴经，沿臂上行至肩髃，再向上过颈到曲颊，偏络齿根。另一支别出的络脉，

止，乃调其虚实。其青而短者少气，甚者泻之则闷，闷甚则仆不得言，闷则急坐之也。

手太阴之别，名曰列缺。起于腕上分间，并太阴之经，直入掌中，散入于鱼际。其病实则手锐掌热，虚则欠故，小便遗数，取之去腕一寸半，别走阳明也。

手少阴之别，名曰通里。去腕一寸，别而上行，循经入于心中，系舌本，属目系。其实则支膈，虚则不能言，取之腕后一寸，别走太阳也。

手心主之别，名曰内关。去腕二寸，出于两筋之间，循经以上，系于心包，络心系。实则心痛，虚则为烦心，取之两筋间也。

手太阳之别，名曰支正。上腕五寸，内注少阴；其别者，上走肘，络肩髃。实则节弛肘废，虚则生肬，小者如指痂疥，取之所别也。

手阳明之别，名曰偏历。去腕三寸，别入太阴；其别者，上循臂，乘

上入耳中，合于该处的主脉。该络脉发病，邪气实就会发龋齿，耳聋；正气虚就会齿冷，膈间闭塞不通。治疗时应取本经的别出之络的穴位偏历穴。

手少阳经的别出络脉处叫外关穴，在腕上二寸处，向外绕行手臂部，上行注入胸中和心包相会合。该络脉发病时，邪气实就会使肘关节拘挛；正气虚就会肘部松弛不能收。治疗时应取本经别出络脉的穴位外关穴。

足太阳经别出络脉处叫飞扬穴，它起于外踝上七寸处，别行走入足少阴经。该络脉发病，邪气实就会使鼻塞不通，头背疼痛；正气虚时则鼻塞衄血。治疗时应取本经别出络脉的穴位飞扬穴。

足少阳经别出络脉处叫光明穴，它位于外踝上五寸处，别行走入足厥阴经，与本经并行下络于足背上。如该络脉发病，邪气实时肢冷；正气虚时下肢痿软无力，不能行走，坐而不能起立。治疗时应取别出络脉的穴位光明穴。

足阳明经别出络脉处叫丰隆穴，它位于踝上八寸处，在此别行入足太阴经。其别出后上行沿胫骨的外侧，上络于头项，与该处的其他各经相会合，然后下绕络于咽喉。如该络脉发病，其病气上逆就会发生喉痹和突然失音，邪气实时神志失常而发癫狂，正气虚时两足弛缓不收，胫骨上肌肉枯萎。治疗时应取本经别出络脉的穴位丰隆穴。

足太阴经的别出络脉处叫公孙穴，它在足趾节后一寸处，别走入足阳明经，其别上行入腹络肠胃。如该络脉发病，其厥气上逆则发为霍乱，邪气实则腹中剧痛，正虚则腹胀如鼓。治疗时应取本经别出络脉的穴位公孙穴。

足少阴经的别出络脉处叫大钟穴，它位于足内踝的后面，绕足后别走入足太

肩髃，上曲颊偏齿；其别者，入耳，合于宗脉。实则龋聋，虚则齿寒痹隔，取之所别也。

手少阳之别，名曰外关。去腕二寸，外绕臂，注胸中，合心主。病实则肘挛，虚则不收，取之所别也。

足太阳之别，名曰飞阳。去踝七寸，别走少阴。实则鼽窒头背痛；虚则鼽衄，取之所别也。

足少阳之别，名曰光明。去踝五寸，别走厥阴，下络足跗。实则厥，虚则痿躄，坐不能起，取之所别也。

足阳明之别，名曰丰隆。去踝八寸，别走太阴；其别者，循胫骨外廉，上络头项，合诸经之气，下络喉嗌。其病气逆则喉痹卒喑，实则狂癫，虚则足不收，胫枯，取之所别也。

足太阴之别，名曰公孙。去本节之后一寸，别走阳明；其别者，入络肠胃。厥气上逆则霍乱，实则腹中切痛，虚则鼓胀，取之所别也。

足少阴之别，名曰大钟。当踝后

阳；其别行的一支和经脉相并行上走入心包络，然后向下贯穿腰脊。该络脉发病时，病气上逆就会发生心烦闷乱，邪气实则二便不通，正气虚时则腰痛。治疗时应取本经别出络脉的大钟穴。

足厥阴经的别出络脉处叫蠡沟穴，它位于内踝上五寸处，别出后走入足少阳经；其别出络脉沿本经所循路线到达睾丸，聚络于阴茎。该络脉发病时，气上逆就会有睾丸肿大，或突然发生疝病，邪气实就会使阴茎挺长，正气虚就会出现阴部奇痒。治疗时应取本经别出络脉的蠡沟穴。

任脉别出络脉处叫尾翳穴，在此下行至鸠尾，散于腹部。邪气实就会出现腹皮疼痛，正气虚则腹皮发痒。治疗时应取本经别出络脉的尾翳穴。

督脉别出络脉的穴位叫长强穴，络脉由此别出后上挟脊沿脊膂上行到项部，散于头上，然后下行于肩胛的左右，别行走入足太阳膀胱经，入深部贯穿在脊柱的两旁。该络脉发病，邪气实就会使脊柱强直，正气虚则会头部有沉重感。治疗时应取别出络脉的长强穴。

脾经的大络脉别出点在大包穴，位于渊腋下三寸，别出后散布于胸胁。邪气实则周身疼痛，正气虚则周身关节都弛缓无力。这一络脉较大，好像网罗诸络之血。治疗时有血瘀凝滞的可针刺脾经的别出大络脉的大包穴。

以上十五络脉，邪气实时可以见到，正气虚时必然下陷而不易见到。在寻找这些络脉时，因人的形体不尽相同，经脉也不完全相同，络脉自然也会因人而异。

绕跟，别走太阳；其别者，并经上走于心包，下外贯腰脊。其病气逆则烦闷，实则闭癃，虚则腰痛，取之所别者也。

足厥阴之别，名曰蠡沟。去内踝五寸，别走少阳；其别者，循经上睾，结于茎。其病气逆则睾肿卒疝，实则挺长，虚则暴痒，取之所别也。

任脉之别，名曰尾翳。下鸠尾，散于腹。实则腹皮痛，虚则痒搔，取之所别也。

督脉之别，名曰长强。挟膂上项，散头上，下当肩胛左右，别走太阳，入贯膂。实则脊强，虚则头重，高摇之，挟脊之有过者，取之所别也。

脾之大络，名曰大包。出渊腋下三寸，布胸胁。实则身尽痛，虚则百节尽皆纵。此脉若罗络之血者，皆取之脾之大络脉也。

凡此十五络者，实则必见，虚则必下。视之不见，求之上下。人经不同，络脉异所别也。

经别第十一

十二经别是十二正经离、入、出、合的别行部分，是正经别行深入体腔，循行于胸腔、腹腔及头部的重要支脉，具有补充十二经脉内外循行联系，加强十二经脉与头面的联系及经脉所属络的脏腑在体腔深部联系的作用。所以在上篇介绍了十二经脉之后，本篇就全面而细致地介绍了十二经脉的经别。

黄帝问岐伯说：我听说人和天地间的事物是相应的。人体有五脏可以和五音、五色、五时、五味、五位相应；人体的六腑也可以应六律，六律又分六阴六阳，可合于人体的诸经。人体阴阳诸经合十二月、十二辰、十二节、十二经水、十二时、十二经脉，这就是五脏、六腑和自然界相应的道理。十二经脉对人体的生命、疾病的形成，对人体的健康和对疾病的痊愈都有密切关系。初学者要很好地学习这些道理，有经验的医生也需深入研究它，对粗率医生来说这些道理很易懂，而上等的医生却觉得很难、很深。请你谈谈经脉是如何在人体离合出入的。岐伯很恭敬的再拜说：您问得很明白、很关键，这是那些粗率的医生容易忽略的问题，只有高明的医生才可以感觉到，请让我详细谈吧。

足太阳经别出而行的正经，一条入腘窝中，另一条上行至尻下五寸处别行入

原文

黄帝问于岐伯曰：余闻人之合于天道也，内有五脏，以应五音、五色、五时、五味、五位也；外有六腑，以应六律，六律建，阴阳诸经而合之十二月、十二辰、十二节、十二经水、十二时、十二经脉者，此五脏六腑之所以应天道。夫十二经脉者，人之所以生，病之所以成，人之所以治，病之所以起，学之所始，工之所止也，粗之所易，上之所难也。请问其离合出入奈何？岐伯稽首再拜曰：明乎哉问也！此粗之所过，上之所息也，请卒言之。

足太阳之正，别入于腘中，其一

肛门，再行腹中入膀胱本腑，散行至肾脏，再循膂肉上行在心部分散；其直行的一支，从膂肉上行出项部，重新合于太阳，这就是足太阳本经之外别行的一经。足少阴经别出的正经，至腘窝中，别出一脉与太阳经相合并，上行至肾，在十四椎处出归属带脉；直行一支，从肾上行系于舌根，然后出来绕行颈部与足太阳经相合，这是表里相配的第一合。诸阳经的正经与诸阴经的别行支相表里相配，都称为别出的正经。

足少阳经别出而行的正经，上行绕髀部而入阴毛处，与足厥阴经相合并；其别出支入季胁之间，循胸胁入里入属本腑胆，散行于肝，向上贯穿心系，上行挟咽喉，出两腮部及颔中，散于面部，联系目系，与足少阳本经相会合于眼外角。足厥阴的别出正经，自足背别行，上行至阴毛处，与足少阳别出的正经相合，向上相偕而行，这是表里相配的第二合。

足阳明经别出而行的正经，上行至髀，一支内行入腹中，属本经胃腑，散行脾脏，上通于心系，上行沿咽出于口，再上行到鼻梁至眼眶下方，返回目系，与足阳明本经相会合。足太阴的别行正经，上行至髀，与足阳明经的别出正经相会合，向上相偕而行，络咽部，入舌本，是表里相配的第三合。

手太阳经的别出正经，自上而下行，从肩后骨缝别行入腋下，走过心系，归于本腑小肠。手少阴经的别出正经，走入腋下渊腋穴处两筋间，归属心本脏，然后上走喉咙，出面部，与手太阳经的支脉相会于眼内角，这是表里相配的第四合。

手少阳经的别出正经，从人体最高的巅顶别行入缺盆，下走三焦本腑，散于胸中。手厥阴心包经别出正经，从渊腋下三寸处，入于胸中，别行归属三焦，出

道下尻五寸，别入于肛，属于膀胱，散之肾，循膂当心入散；直者，从膂上出于项，复属于太阳，此为一经也。足少阴之正，至腘中，别走太阳而合，上至肾，当十四椎，出属带脉；直者，系舌本，复出于项，合于太阳，此为一合。成以诸阴之别，皆为正也。

足少阳之正，绕髀入毛际，合于厥阴；别者，入季胁之间，循胸里，属胆，散之肝，上贯心，以上挟咽，出颐颔中，散于面，系目系，合少阳于外眦也。足厥阴之正，别跗上，上至毛际，合于少阳，与别俱行，此为二合也。

足阳明之正，上至髀，入于腹里，属胃，散之脾，上通于心，上循咽，出于口，上颎颇，还系目系，合于阳明也。足太阴之正，上至髀，合于阳明，与别俱行，上结于咽，贯舌中，此为三合也。

手太阳之正，指地，别于肩解，入腋走心，系小肠也。手少阴之正，别入于渊腋两筋之间，属于心，上走喉咙，出于面，合目内眦，此为四合也。

手少阳之正，指天，别于巅，入缺盆，下走三焦，散于胸中也。手心主之正，别下渊腋三寸，入胸中，别

而上行，沿喉咙出耳后，与手少阳三焦经相会合于完骨的下方，这是表里相配的第五合。

手阳明经的别出正经，从手上行至侧胸、乳部之间，别行出于肩髃穴，入于柱骨，然后向下走入本腑大肠，向上联属于肺，沿喉咙，出缺盆，与手阳明本经相会合，手太阴经的别出正经，别出后入渊腋手少阴经之前，入肺的本脏，散行在大肠，上行出缺盆，沿喉咙再与手阳明经相会合，这是表里相配的第六合。

属三焦，出循喉咙，出耳后，合少阳完骨之下，此为五合也。

手阳明之正，从手循膺乳，别于肩髃，入柱骨，下走大肠，属于肺，上循喉咙，出缺盆，合于阳明也。手太阴之正，别入渊腋少阴之前，入走肺，散之大肠，上出缺盆，循喉咙，复合阳明，此为六合也。

相关知识链接／

1. 承山穴治疗肛门疾患 承山穴是足太阳膀胱经的穴位，位于小腿后面正中，委中穴与昆仑穴之间，当伸直小腿或足跟上提时腓肠肌肌腹下出现三角形凹陷处，是临床上治疗肛门疾患的重要穴位，如《玉龙歌》记载说："九般痔瘘最伤人，必刺承山效若神。"从经脉循行来看，足太阳膀胱经并不到达肛门，但是为什么承山治疗肛门疾患呢？其理论依据便是本篇中记载的："足太阳之正，别入于腘中，其一道下尻五寸，别入于肛"，因此，针刺本穴可使针感循经上传至肛门部，从而起到治疗痔疮、便秘等肛门疾患的作用。

2. 商阳、合谷、曲池穴治疗咽喉肿痛、失音等疾病 商阳、合谷、曲池均为手阳明大肠经的穴位，治疗实热导致的咽喉肿痛、失音等效果显著。但大肠经脉并不经过咽喉部，大肠腑亦与咽喉无直接关联，之所以有较好的治疗作用，可能与本篇记载的手阳明大肠经经别"上循喉咙"有关。

经水第十二

本篇运用比喻的方法，结合古代版图上清、渭、海、湖、汝、渑、淮、漯、江、河、济、漳十二条河流的大小、深浅、广狭、长短来形容人体中十二经脉各自之不同的气血运行状况，形容经脉也像河流一样，“内外相贯，如环无端”，并进而讲述了手足阴阳各经最适当的进针深度和留针时间。

黄帝问岐伯说：人的十二经脉，外合于地面上的十二条河流，内连于五脏六腑。这十二条河，每条的大小、深浅、宽窄和远近各不相同，五脏六腑也有上下、大小和接纳水谷多少的不同，如何相应呢？河流收纳各处的水而流淌；五脏是藏神、气、魂、魄的地方；六腑是接受水谷而使之传导变化，将水谷精微之气布散到全身的器官；经脉是接受血液营养并灌注全身，怎样用相配合的理论来治疗呢？在治疗时针刺的深浅、灸时用多少壮数，能说给我听吗？岐伯回答说：你问得很好！天有多高不可以计算，地有多广也不可能测量，这是大家都知道的。况且人是生活在天地之间、六合之内，因此天有多高、地有多广，是不能用人力来度量的。如果是一个八尺高的人，他的皮肉就在那里，在外可度量高度，皮肉情况也可以用手触摸而知，他死后也可以解剖观察，五脏的坚脆、六腑的大小、

原文

黄帝问于岐伯曰：经脉十二者，外合于十二经水，而内属于五脏六腑。夫十二经水者，其有大小、深浅、广狭、远近各不同，五脏六腑之高下、小大、受谷之多少亦不等，相应奈何？夫经水者，受水而行之；五脏者，合神气魂魄而藏之；六腑者，受谷而行之，受气而扬之；经脉者，受血而营之。合而以治奈何？刺之深浅，灸之壮数，可得闻乎？岐伯答曰：善哉问也！天至高不可度，地至广不可量，此之谓也。且夫人生于天地之间，六合之内，此天之高、地之广也，非人力之所能度量而至也。若夫八尺之士，皮肉在此，外可度量切循而得之，其死可解剖而视之，其脏之坚脆，腑之大小，谷之多少，脉之

能纳多少水谷、脉道的长短、血的清浊、气有多少，十二经是多血少气还是少血多气，是血气皆多，还是血气都少，都会有一个大致数字。在治疗上用针法、灸法各自调理经气，其适宜的标准是什么呢?

黄帝说：你所说的我听起来很有道理，但心里仍不很明白，希望你详细讲一讲。岐伯说：这些都是人所以能与天地阴阳相应的道理，是不可以不知的。足太阳经在外与清水相配合，在内属于膀胱本腑，与身内的水液相通；足少阳经在外与渭水相配合，在内连属胆腑；足阳明经在外与海水相配合，在内连属胃腑；足太阴经在外与湖水相配合，在内连属脾脏；足太阴经在外与湖水相配合，在连属于脾脏；足少阴经在外与汝水相配合，在内连属肾脏；足厥阴经在外与渑水相配合，在内连属肝脏；手太阳经在外与淮水相配合，在内连属小肠，小肠是泌别清浊的水道；手少阳经在外与漯水相配合，在内连属三焦；手阳明经在外与江水相应合，在内连属大肠；手太阴经在外与河水相应合，在内连属肺脏；手少阴经在外与济水相应合，在内连属心；手厥阴经在外与漳水相应合，在内连属心包络。以上所讲五脏六腑和十二经水，都是外有源泉，内有所禀。它们内外相贯通，如圆环一样没有尽头，人体的经脉也是如此。天在上属阳，地在下属阴；对人体来说，腰以上为阳，腰以下为阴。在（胃）海水以北（下）为阴，（脾）湖水之北（下）为阴中之阴，（心主）漳水以南（上）为阳，（肺）河水以北（下）至漳水为阳中之阴，（三焦）漯水以南（上）至（大肠）江水者为阳中之太阳。这里只举一隅的阴阳，说明人与天地相应的关系。

长短，血之清浊，气之多少，十二经之多血少气，与其少血多气，与其皆多血气，与其皆少血气，皆有大数。其治以针艾，各调其经气，固其常有合乎?

黄帝曰：余闻之，快于耳，不解于心，愿卒闻之。岐伯答曰：此人之所以参天地而应阴阳也，不可不察。足太阳外合于清水，内属于膀胱，而通水道焉。足少阳外合于渭水，内属于胆。足阳明外合于海水，内属于胃。足太阴外合于湖水，内属于脾。足少阴外合于汝水，内属于肾。足厥阴外合于渑水，内属于肝。手太阳外合于淮水，内属于小肠，而水道出焉。手少阳外合于漯水，内属于三焦。手阳明外合于江水，内属于大肠。手太阴外合于河水，内属于肺。手少阴外合于济水，内属于心。手心主外合于漳水，内属于心包。凡此五脏六腑十二经水者，外有源泉而内有所禀，此皆内外相贯，如环无端，人经亦然。故天为阳，地为阴，腰以上为天，腰以下为地。故海以北者为阴，湖以北者为阴中之阴，漳以南者为阳，河以北至漳者为阳中之阴，漯以南至江者为阳中之太阳，此一隅之阴阳也，所以人与天地相参也。

黄帝说：自然界十二经水和十二经脉是相应的，但十二经水和十二经脉都有长短、深浅及水血多少的不同，把这些情况和针刺结合起来该是怎样呢？岐伯回答说：足阳明胃经是供应五脏六腑营养的水谷之海，它的经脉大而且血多，邪气盛时可出现壮热，治疗时针刺不深不足以散邪，不留针则不可以泻邪。因此应在足阳明经深刺六分，留针十息；足太阳经，针刺五分深，留针七息；足少阳经，针刺深四分，留针五息；足太阴经刺三分深，留针四息；足少阴经针刺深二分，留针三息；足厥阴经，针刺深一分，留针二息。手三阴三阳经脉，接受来自心肺的气血近，气血流得快，因此刺入的深度都不超过二分，留针时间不超过一息。人有老少、高低、肥瘦的不同，治疗时应心中有数并随之变化，这就顺从自然规律。灸法也是如此，如超出常规，灸得过度就会损伤身体，这是所说的“恶火”，会使骨形枯槁，血脉凝涩，而针刺过度就会脱元气。

黄帝说：人体经脉的大小，气血的多少，皮肤的厚薄，肌肉的坚脆，腘窝部位的大小，这些能度量吗？岐伯回答说：如果度量上述情况，应选中等身材，肌肉不很消瘦，而且气血也不盛不衰。如是形体消瘦肌肉脱陷的人，绝不可以和正常人一样的标准针刺。应通过审视、手切、触摸及扪按的检查方法，了解其身体的寒热及盛衰情况并进行调治，这才称得起是根据不同情况采取不同方法处理的最正确的道理。

黄帝曰：夫经水之应经脉也，其远近浅深，水血之多少各不同，合而以刺之奈何？岐伯答曰：足阳明，五脏六腑之海也，其脉大血多，气盛热壮，刺此者不深弗散，不留不泻也。足阳明刺深六分，留十呼。足太阳深五分，留七呼。足少阳深四分，留五呼。足太阴深三分，留四呼。足少阴深二分，留三呼。足厥阴深一分，留二呼。手之阴阳，其受气之道近，其气之来疾，其刺深者皆无过二分，其留皆无过一呼。其少长大小肥瘦，以心撩之，命曰法天之常。灸之亦然。灸而过此者得恶火，则骨枯脉涩；刺而过此者，则脱气。

黄帝曰：夫经脉之大小，血之多少，肤之厚薄，肉之坚脆，及腘之大小，可为量度乎？岐伯答曰：其可为度量者，取其中度也，不甚脱肉而血气不衰也。若失度之人，消瘦而形肉脱者，恶可以度量刺乎。审切循扪按，视其寒温盛衰而调之，是谓因适而为之真也。

经筋第十三

本篇主要论述了十二经筋的循行、发病、病证特点、病名及治疗原则，是经络理论体系中的重要内容，并为经络辨证和辨病的体系提供了重要的理论依据。

足太阳之经筋，起于足小趾趾甲外侧，向上结聚于外踝，再斜行向上结于膝部，它在足背下循行的那支，沿外踝结聚于足跟，再沿着足跟向上结聚于腘窝内；其从外踝别出一支，结聚于腿肚的外侧，上行到腘窝内缘，与从足跟上行结于腘窝的并行，结聚于臀部，上挟脊柱到项部；从此别出的一条，别行入内结于舌根；从项部直行的一支向上结聚于枕骨，上行头顶，由头的前方到颜面部，结聚于鼻；从此分出的一条筋，像网一样围绕上眼泡，然后向下结聚于颧骨处；其下行的支筋，从腋外侧结聚于肩髃；另一条支筋，入腋窝下，然后绕行到缺盆，向上结聚于耳后完骨部；另有一条筋，从缺盆出，斜行向上入于颧骨处，与下行结于颧的支筋相会合。足太阳经之经筋发病，可见足小趾和足跟部掣引疼痛，腘窝部挛急，脊背反张，项筋拘急，肩不能抬，腋部牵扯缺盆处似扭折一样疼，不能左右摇动。治疗该经的筋病应用火针，用速刺法，针刺次数以病好为度，以痛处作为针刺的穴位。这种病证叫仲春痹。

原文

足太阳之筋，起于足小指，上结于踝，邪上结于膝，其下循足外侧，结于踵，上循跟，结于腘；其别者，结于腨外，上腘中内廉，与腘中并，上结于臀，上挟脊，上项；其支者，别入结于舌本；其直者，结于枕骨，上头下颜，结于鼻；其支者，为目上网，下结于頄；其支者，从腋后外廉，结于肩髃；其支者，入腋下，上出缺盆，上结于完骨；其支者，出缺盆，邪上出于頄。其病小指支跟肿痛，腘挛，脊反折，项筋急，肩不举，腋支，缺盆中纽痛，不可左右摇。治在燔针劫刺，以知为数，以痛为俞，名曰仲春痹也。

足少阳经的经筋，起于足第四趾端，向上行结于外踝，沿胫骨外侧，向上结于膝部外缘；其支筋，别起于外辅骨，上行到髀部，分出两支；行于前面的一支结于伏兔之上，行于后面，结聚于尻部；其直行的上行至胁下空软处和软肋部，再向上走腋部的前缘，横出胸旁，结于缺盆；其直行的一支上出腋部，穿过缺盆行于足太阳经筋的前面，沿耳后绕上额角，交于巅顶上，从头顶侧面向下走至颔部，又上行结于颧部；分出的支筋结聚于眼的外角为眼的外维。足少阳经之经筋发病，可见第四趾掣引转筋，牵扯膝外侧转筋，膝部不可随意屈伸，腘窝部的筋拘急，前可牵扯髀部，后面牵引尻部，向上牵扯胁下空软处及软肋部作痛，向上牵引缺盆，胸侧、颈部所维系的筋发生拘急。如果是从左向右的筋拘急，则右眼不能张开，因为此筋上过右额角与跻脉并行，左侧的筋维络右侧，所以左额角筋伤会使右足不能活动，这叫维筋相交。治疗此病当用火针速刺疾出法，针的次数以病好为度，以痛处为针刺的穴位。这种病叫孟春痹。

足阳明经之经筋，起于足中间三趾，结于足背上，其斜行支从足背外侧上行至辅骨，结于膝外侧，再直行向上结于髀枢，再向上沿胁部联属于脊；其直行支，从足背向上沿胫骨上行，结于膝部；由此分出的支筋结于外辅骨，与足少阳经的经筋相会合；直行支沿伏兔上行，结于髀部而且聚于阴器，再上散于腹部，上行至缺盆处结聚，再上颈挟口合于颧部，继而下结于鼻，从鼻旁上与太阳经之经筋相会合，太阳经的筋结维于上眼泡，阳明经的筋结维于下眼泡；另一支从颊部发出聚结于耳前。足阳明之经筋发病，可见足中趾、胫部转筋，足部有僵硬及跳动不适感，伏兔部转筋，髀前肿，㿉疝，腹筋拘急，向上牵扯到缺盆部及颊

足少阳之筋，起于小指次指，上结外踝，上循胫外廉，结于膝外廉；其支者，别起外辅骨，上走髀；前者结于伏兔之上，后者结于尻；其直者，上乘䏚季胁，上走腋前廉，系于膺乳，结于缺盆；直者，上出腋，贯缺盆，出太阳之前，循耳后，上额角，交巅上，下走颔，上结于頄；支者，结于目外眦，为外维。其病小指次指支转筋，引膝外转筋，膝不可屈伸，腘筋急，前引髀，后引尻，即上乘䏚季胁痛，上引缺盆膺乳，颈维筋急。从左之右，右目不开，上过右角，并跻脉而行，左络于右，故伤左角，右足不用，命曰维筋相交。治在燔针劫刺，以知为数，以痛为俞，名曰孟春痹也。

足阳明之筋，起于中三指，结于跗上，邪外上加于辅骨，上结于膝外廉，直上结于髀枢，上循胁，属脊；其直者，上循骭，结于膝；其支者，结于外辅骨，合少阳；其直者，上循伏兔，上结于髀，聚于阴器，上腹而布，至缺盆而结，上颈，上挟口，合于頄，下结于鼻，上合于太阳，太阳为目上网，阳明为目下网；其支者，从颊结于耳前。其病足中指支胫转筋，脚跳坚，伏兔转筋，

部，突然发生口角歪斜，拘急之侧眼不能闭合，如有热则筋弛纵，眼不能开。颊筋有寒，则发生拘急牵动颊部，口角移动；有热时则筋弛缓收缩无力，所以见到口歪。治疗口角歪斜的方法，是用马油膏涂在拘急一侧，以润养筋脉。再用白酒和桂末涂在弛缓的一侧面颊，以温通脉络，再用桑钩钩其口角，用来调整歪斜，另把桑木炭火放在土坎上，高低程度以使患者坐位能烤到火为宜，边烤边用马油膏温熨拘急的面颊，同时让病者喝些酒，大口吃烤肉，不善饮酒的也勉强喝些，同时再三按摩患处就可以使病愈。其他疗法可以用火针速刺疾出法，针的次数以病愈为度，选痛处作为针刺穴位。这种病叫季春痹。

足太阴经之经筋，起于足大趾端的内侧，上行结于内踝；其直行筋，向上结于膝内辅骨，沿股内侧上行结于髀部，聚于阴器，再上行至腹部，结于脐，沿腹内上行，结于两胁，然后向上散布于胸中；其内行支附着于脊旁。足太阴经之经筋发病，可见足大趾牵引内踝发痛转筋，膝内辅骨疼痛，腹内侧牵引髀部发痛，阴器有扭转作痛感，同时向上引脐及两胁作痛，并牵引胸背脊痛。治疗本病用火针速刺疾出法，针的次数以病好为度，选痛点为针刺的穴位。这种病叫仲秋痹。

足少阴经之经筋，起于足小趾的下方。入足心，行足内侧，与足太阴经并行，斜上行至内踝之下，结于足跟，下与足太阳经之筋相合，再向上行结于内辅骨之下，在此与足太阴经之筋并行，再向上沿股内侧结于阴器，向上沿着脊的深部挟脊肌肉上行至项，结于头后部的枕骨，与足太阳经筋相合。足少阴经筋发病，可见足下转筋，所过之处和结聚的部位都有疼痛和转筋的证候。病在该经筋时主要有痫证、抽搐和项背反张等，病在背侧的不能前屈，病在胸腹侧的不能后

髀前肿，㿗疝，腹筋急，引缺盆及颊。卒口僻，急者目不合，热则筋纵，目不开。颊筋有寒，则急引颊移口；有热则筋弛纵缓不胜收，故僻。治之以马膏，膏其急者，以白酒和桂以涂其缓者，以桑钩钩之，即以生桑灰置之坎中，高下以坐等，以膏熨急颊，且饮美酒，噉美炙肉，不饮酒者自强也，为之三拊而已。治在燔针劫刺，以知为数，以痛为俞，名曰季春痹也。

足太阴之筋，起于大指之端内侧，上结于内踝；其直者，结于膝内辅骨，上循阴股，结于髀，聚于阴器，上腹，结于脐，循腹里，结于肋，散于胸中；其内者，著于脊。其病足大指支，内踝痛，转筋痛，膝内辅骨痛，阴股引髀而痛，阴器纽痛，上引脐两胁痛，引膺中脊内痛。治在燔针劫刺，以知为数，以痛为俞，命曰仲秋痹也。

足少阴之筋，起于小指之下，并足太阴之筋，邪走内踝之下，结于踵，与太阳之筋合而上结于内辅之下，并太阴之筋而上循阴股，结于阴器，循脊内挟膂，上至项，结于枕骨，与足太阳之筋合。其病足下转筋，及所过而结者皆痛及转筋。病在此者主痫瘛

伸，因为阳病项背部筋急而腰向后反折，所以身体不能前俯；阴病时腹部筋急所以身不能后仰。治疗本经筋病应用火针速刺疾出法，针刺次数以病愈为限，选痛处为针刺穴位，病在胸腹内不宜针刺的，可熨贴患处，按摩导引舒筋，并饮用汤药。若本经筋反折纠纽频繁发作，病情很重，往往是不治的死症。这种病叫孟秋痹。

足厥阴之经筋，起于足大趾之上，上行结于内踝之前，向上沿胫骨而结于辅骨之下，再上行沿着股内侧而结于阴器，联络足阴阳诸经之经筋。该经筋发病，可见足大趾牵引内踝前部疼痛，内辅骨处亦痛，股内侧疼痛转筋，阴器功能不利，房劳过度阴精内伤则阳痿不举，伤于寒则阴器缩入，伤于热则阴器挺长不收。治疗该病应行水治厥阴之气。若是转筋疼痛，应用火针速刺疾出法，针刺次数以病好为限，选痛处为针刺穴位。这种病叫季秋痹。

手太阳经之经筋，起于手小指上，结于手腕，沿前臂上行，结于肘内高骨之后，如用手指弹拨此处筋结，则小指都会有酸麻感应，该支再上结于腋下；其支筋向后走腋的后缘，上绕肩胛，沿颈部走在足太阳经筋之前，结于耳后完骨处；由此分出的支筋，入耳内；其直行的筋出耳上，下行结于颔部，又上行连属外眼角。手太阳经筋发病，可见手小指掣引肘内高骨后缘疼痛，沿臂的内侧到腋下及腋下后侧均痛，绕肩胛牵引颈部作痛，并感到耳中鸣响，疼痛牵引颔部，眼睛合很长时间才能看清东西，颈筋拘急，可发生筋瘘、颈肿等。寒热发生在颈部，其治疗应用火针速刺疾出法，针的次数以病好为限，把痛处作为针刺的穴位，刺后肿不能消者，再用锐利的针刺治。这种病叫仲夏痹。

及痉，在外者不能俯，在内者不能仰。故阳病者腰反折不能俯，阴病者不能仰。治在燔针劫刺，以知为数，以痛为俞，在内者熨引饮药。此筋折纽，纽发数甚者，死不治。名曰孟秋痹也。

足厥阴之筋，起于大指之上，上结于内踝之前，上循胫，上结内辅之下，上循阴股，结于阴器，络诸筋。其病足大指支，内踝之前痛，内辅痛，阴股痛转筋，阴器不用，伤于内则不起，伤于寒则阴缩入，伤于热则纵挺不收。治在行水清阴气。其病转筋者，治在燔针劫刺，以知为数，以痛为俞，命曰季秋痹也。

手太阳之筋，起于小指之上，结于腕，上循臂内廉，结于肘内锐骨之后，弹之应小指之上，入结于腋下；其支者，后走腋后廉，上绕肩胛，循颈出足太阳之筋前，结于耳后完骨；其支者，入耳中；直者，出耳上，下结于颔，上属目外眦。其病小指支肘内锐骨后廉痛，循臂阴入腋下，腋下痛，腋后廉痛，绕肩胛引颈而痛，应耳中鸣，痛引颔，目瞑良久乃得视，颈筋急则为筋瘘颈肿。寒热在颈者，治在燔针劫刺，以知为数，以痛为俞，其为肿者，复而锐之。名曰仲夏痹也。

手少阳经之经筋，起于环指靠近小指的侧端，上行结于腕部，再沿上臂上行结于肘部，上行绕臑的外侧上肩至颈部，与手太阳的经筋相合；从颈部分出的支筋，在曲颊部深入，系于舌根；又有一条支筋，上走曲牙（即颊车穴），沿耳前联外眼角，向上过额部结于额角。手少阳经筋发病可见到本经筋所过部位掣引、转筋和卷舌。治疗时应用火针速刺疾出法，针刺的次数以病好为限，把痛处作为穴位。这种病叫季夏痹。

手阳明经之经筋，起于示指靠近大指的侧端，上行结于腕，沿臂上行结于肘的外侧，上行臑部而结于肩髃；其分支从此绕肩胛，挟脊两侧；直行的一支从肩髃上颈，从此分出支筋上行至颊，结聚于颧部；直行的一支向上出手太阳经筋的前方，上至左额角，络头部，下行入右颔。该经筋发病，可见本经筋所过之处掣引转筋、疼痛，肩不举，颈不能左右旋转以视。治疗时应用火针速刺疾出法，针刺的次数以病好为限，把痛处选作穴位针刺。这种病叫孟夏痹。

手太阴经之筋，起于大指之端，沿指上行结于手鱼际之后，行于寸口的外侧，沿臂上行结于肘中，上行臑内侧，入腋下，出缺盆，结于肩髃前，向上结于缺盆，自腋下行的一支则入胸，结于胸内，散布于膈，与手厥阴之经筋合于膈部，下行抵季胁部。手太阴之经筋发病可见本经筋所过之处掣引、转筋、疼痛，重者患息贲病（五积病之一）或胁下拘急、吐血。治疗时应用火针速刺疾出，针的次数以病好为限，以痛处为针刺的穴位。这种病叫仲冬痹。

手厥阴心包经之经筋，起于手中指之端，沿指上行，通过掌后与手太阴经筋相并行，结于肘的内侧，上行臂内侧而结于腋下，从腋的前后布散挟两胁；其支

手少阳之筋，起于小指次指之端，结于腕，上循臂结于肘，上绕臑外廉，上肩走颈，合手太阳；其支者，当曲颊入系舌本；其支者，上曲牙，循耳前，属目外眦，上乘颔，结于角。其病当所过者即支转筋，舌卷。治在燔针劫刺，以知为数，以痛为俞，名曰季夏痹也。

手阳明之筋，起于大指次指之端，结于腕，上循臂，上结于肘外，上臑，结于髃；其支者，绕肩胛，挟脊；直者，从肩髃上颈；其支者，上颊，结于頄；直者，上出手太阳之前，上左角，络头，下右颔。其病当所过者支痛及转筋，肩不举，颈不可左右视。治在燔针劫刺，以知为数，以痛为俞，名曰孟夏痹也。

手太阴之筋，起于大指之上，循指上行，结于鱼后，行寸口外侧，上循臂，结肘中，上臑内廉，入腋下，出缺盆，结肩前髃，上结缺盆，下结胸里，散贯贲，合贲下，抵季胁。其病当所过者支转筋痛，甚成息贲，胁急吐血。治在燔针劫刺，以知为数，以痛为俞，名曰仲冬痹也。

手心主之筋，起于中指，与太阴之筋并行，结于肘内廉，上臂阴，结腋下，下散前后挟胁；其支者，入腋

筋入于腋下，散于胸中，结于膈部。手厥阴经筋发病，可见本经筋循行的部位掣引、转筋，以及胸痛，或成息贲病。治疗时应用火针速刺疾出法，针刺的次数以病好为限，选痛处为针刺穴位。这种病叫孟冬痹。

手少阴经之经筋，起于小指的内侧，循指上行结于掌后（小指侧）高骨，再上行结于肘的内侧，上行入腋内，与手太阴经筋交叉，走胸，伏行于乳内，结于胸中，沿膈下行联系脐部。手少阴经筋发病，可见胸内拘急，心下有积块坚伏叫伏梁病；上肢的筋有病，肘部掣急屈伸不利。并可见到本经筋所过之处掣引、转筋、疼痛。治疗时应用火针速刺疾出，针刺的次数以病好为限，选痛处作为针刺穴位。若已成伏梁病而吐脓血的，为脏器已伤的死症，这种病叫季冬痹。所有经筋病，遇寒则筋拘急，遇热则筋松弛，阳痿不举。背部的筋挛急则脊背向后反折，腹部的筋挛急，身体向前屈而不能伸。火针是用来治因寒而筋急的病证，如是因热而经筋弛缓，就不能用火针了。

足阳明和手太阳两经筋拘急，则发生口眼㖞斜，眼角拘急不能卒然视物。治法都如同上述方法。

散胸中，结于贲。其病当所过者支转筋，前及胸痛息贲。治在燔针劫刺，以知为数，以痛为俞，名曰孟冬痹也。

手少阴之筋，起于小指之内侧，结于锐骨，上结肘内廉，上入腋，交太阴，挟乳里，结于胸中，循贲，下系于脐。其病内急，心承伏梁，下为肘网。其病当所过者支转筋，筋痛。治在燔针劫刺，以知为数，以痛为俞。其成伏梁唾血脓者，死不治。名曰季冬痹也。经筋之病，寒则筋急，热则筋弛纵不收，阴痿不用。阳急则反折，阴急则俯不伸。焠刺者，刺寒急也，热则筋纵不收，无用燔针。

足之阳明，手之太阳，筋急则口目为噼，眦急不能卒视，治皆如右方也。

相关知识链接 /

简释“以痛为俞” 经筋病可采用“以痛为俞”的取穴方法进行治疗。取病痛局部或压痛点进行治疗，对于个体的患者有很好的治疗作用。经过后世的不断发展和演变，这种方法所取的穴位又有了阿是穴、不定穴、天应穴等名称。

临床实践证明，本篇中提出的“以痛为俞”的治疗方法是治疗各种病因导致的经筋局部气血壅滞、气机不畅，即“不通则痛”所致的经筋局部痛证最重要、最直接、最有效的方法。但临床病情复杂多变，此法也有其局限性，因此在临床上应仔细分析病因，适当配合其他取穴方法，如循经取穴、取阳陵泉穴（筋会）、肝经穴位（因肝主筋）等，可以加强疗效，起到更佳的治疗作用。

骨度第十四

本篇以常人为例讲述了人的头围、胸围、腰围和人体各部位骨的长短、大小和宽窄，为确定经脉的循行路线和穴位的准确位置提供依据。

黄帝问伯高说：《灵枢·脉度》里所说的人体经脉的长短是依照什么标准而确定的呢？伯高回答说：先度量出各骨节的大小、宽窄、长短，然后用它来确定脉的长度。黄帝说：我想听听普通人的骨度。普通人的身长以七尺五寸为准，身体各处的骨节大小、长短是多少？伯高说：头盖骨周围长二尺六寸，胸围四尺五寸，腰围四尺二寸。头发所覆盖的部位叫颅，从头颅的前发际到项后发际长一尺二寸。从前发际至颐部长一尺。五官端正的人，面部上、中、下三部分长度相等。从喉头隆起处到缺盆中长四寸，从缺盆中到蔽心骨长九寸，若超过九寸为肺脏大，不满九寸为肺脏小。从胸骨下端到天枢穴之间长八寸，超过八寸的则胃大，不满八寸的则胃小。从脐到横骨长六寸半，超过六寸半的则大肠粗而长，不满六寸半的大肠细而短。横骨长六寸半，从横骨的上缘下到股骨内侧上缘长一尺八寸。膝骨内侧部的上缘至下缘长三寸半，从膝骨内侧下缘到内踝骨长一尺三寸，从内踝骨向下到地长三寸，从膝腘之间向下沿小腿外侧到跗属长一尺六寸，从跗属向下到地长三寸。所以骨围大的，骨也大；骨围小的，骨也小。度量人的

原文

黄帝问于伯高曰：《脉度》言经脉之长短，何以立之？伯高曰：先度其骨节之大小、广狭、长短，而脉度定矣。黄帝曰：愿闻众人之度，人长七尺五寸者，其骨节之大小长短各几何？伯高曰：头之大骨围二尺六寸，胸围四尺五寸，腰围四尺二寸。发所覆者，颅至项尺二寸。发以下至颐长一尺，君子参折。结喉以下至缺盆中长四寸，缺盆以下至𩩲骬长九寸，过则肺大，不满则肺小。𩩲骬以下至天枢长八寸，过则胃大，不及则胃小。天枢以下至横骨长六寸半，过则回肠广长，不满则狭短。横骨长六寸半，横骨上廉以下至内辅之上廉长一尺八寸，内辅之上廉以下至下廉长三寸半，内辅下廉至内踝长一尺三寸，内踝以下至地长三寸，膝腘以下至跗属长一尺六寸，跗属以下至地长三寸。故骨围大则太过，小则不及。角以下至柱

侧面，从额角到颈根长一尺，从颈根向下到腋窝隐伏处长四寸，从腋窝到季胁长一尺二寸，从季胁到髀枢长六寸，从髀枢到膝中长一尺九寸，从膝到外踝长一尺六寸，从外踝到京骨长三寸，从京骨到地面长一寸。耳后面高骨间是九寸，耳前两听宫之间宽一尺三寸，两颧之间宽九寸，两乳之间宽九寸半，两髀之间宽六寸半。足的长度是一尺二寸，宽四寸半。肩端至肘长一尺七寸，肘到腕长一尺二寸半，腕至中指末节根部长四寸，手指末节根部到指尖长四寸半。度量人的背部，从项后发际到膂骨大椎长三寸半，从大椎到尾骶骨共有二十一节，长三尺，上七节每节长一寸四分一厘，共长九寸八分七厘，其余不尽之数在以下诸节平均计算。这是普通人的骨度，根据它来确定人体经脉的长短度数。同时可以观察经脉，其显现在体表，浮浅而且坚实、粗大是多血之经，细而深伏的是多气之经。

骨长一尺，行腋中不见者长四寸，腋以下至季胁长一尺二寸，季胁以下至髀枢长六寸，髀枢以下至膝中长一尺九寸，膝以下至外踝长一尺六寸，外踝以下至京骨长三寸，京骨以下至地长一寸。耳后当完骨者广九寸，耳前当耳门者广一尺三寸，两颧之间相去七寸，两乳之间广九寸半，两髀之间广六寸半。足长一尺二寸，广四寸半。肩至肘长一尺七寸，肘至腕长一尺二寸半，腕至中指本节长四寸，本节至其末长四寸半。项发以下至膂骨长三寸半，膂骨以下至尾骶二十一节长三尺，上节长一寸四分分之一，奇分在下，故上七节至于膂骨九寸八分分之七。此众人之骨度也，所以立经脉之长短也。是故视其经脉之在于身也，其见浮而坚，其见明而大者，多血；细而沉者，多气也。

五十营第十五

营为运营、运行的意思。本篇介绍了一昼夜间经气在经脉中运行五十周次的路线和顺序，故篇名为“五十营”。

黄帝说：我想要听你说说人体的经脉之气运行五十周的情况是怎样的呢？岐伯回答说：周天有二十八宿，每宿的距离是三十六分，人体的经脉之气运行一昼夜合一千零八分，一昼夜运行二十八宿。人体的经脉分布在上下、左右、前后共二十八脉，脉气在全身运行一周共十六丈二尺，恰好相应于二十八宿，可用滴水下注百刻为标准来划分昼夜。所以人一呼气，脉跳动两次，脉气运行三寸，一吸气脉也跳动两次，脉气又行三寸，一呼一吸叫一息，脉气共运行六寸。十息脉气就会行六尺二十七息，脉气运行一丈六尺二寸，而日行为二分。以二百七十息计算，脉气可运行十六丈二尺，在此时间内脉气上下交流贯通于经脉之中，在全身运行一周，漏水下注两个刻度，日行二十分有奇（余）。若五百四十息，脉气再一次在周身运行一次，就会漏水至四刻，日行就是四十分。如是二千七百息，脉气在脉内运行十周，漏水就是二十刻，则日已行五宿二十分有余。若是一万三千五百息，脉气就会在全身运行五十周，漏水下注一百刻，日行二十八宿，也就是说当一百刻的漏水滴尽时，脉气正好运行五十周。前面所讲上下交流、内外贯通，就是脉气在二十八脉内运行一周和日行二十八宿是一致的。所以说如果总能保持每昼夜人体脉气运行五十周，就会健康长寿，也就是说脉气每天运行长度是八百一十丈。

原文

黄帝曰：余愿闻五十营奈何？岐伯答曰：天周二十八宿，宿三十六分，人气行一周千八分，日行二十八宿。人经脉上下、左右、前后二十八脉，周身十六丈二尺，以应二十八宿，漏水下百刻，以分昼夜。故人一呼，脉再动，气行三寸，一吸，脉亦再动，气行三寸，呼吸定息，气行六寸。十息，气行六尺，二十七息，气行一丈六尺二寸，日行二分。二百七十息，气行十六丈二尺，气行交通于中，一周于身，下水二刻，日行二十分有奇。五百四十息，气行再周于身，下水四刻，日行四十分有奇。二千七百息，气行十周于身，下水二十刻，日行五宿二十分。一万三千五百息，气行五十营于身，水下百刻，日行二十八宿，漏水皆尽，脉终矣。所谓交通者，并行一数也。故五十营备，得尽天地之寿矣，凡行八百一十丈也。

相关知识链接 /

经络学说中的"二十八脉" 本篇与《灵枢·脉度》中所记载的二十八脉，是指经脉循行的二十八条经脉，非后世所指的脉诊中的二十八种脉象。篇中记载"人经脉上下、左右、前后二十八脉"，指的是手足三阴、三阳十二条经脉，左右对称，共二十四条；加上任脉、督脉，共二十六条，再加上左右的跻脉。但是跻脉有阴跻与阳跻之分，左右各一，共有四条，那么该如何计算呢?《灵枢·脉度》中最后黄帝问岐伯说："跻脉有阴阳，何脉当其数？"，岐伯回答说："男子数其阳，女子数其阴，当数者为经，其不当数者为络也"，也就是说，男性应该计算阳跻，女性计算阴跻，左右各有一条，这样共计二十八条经脉。

营气第十六

营，即营养。营气，是水谷化生营运于脉中，具有化生血液、营养周身功能的精微物质。本篇主要讲述了营气的生成过程及其在体内循行的路径与规律。

黄帝说：在营气化生和盛衰的道理中可知：水谷纳入非常重要。水谷入胃，化生精微之气，先上注于肺，再流溢于内，以营养脏腑，散布到周身各处，其精华的部分运行在经脉中，生生不息地在全身营运，终而复始的循环，与天地不停运转是同一道理。营气运行首先从手太阴经出发，然后流注到和其相表里的手阳明经，然后上行面部，注入足阳明经，再循经下行至足背，注入大趾间，与足太阴经相合，沿脾经由足上行到腹部至脾脏。从脾注入于心中，由此沿手少阴经横出腋部，向下沿臂内侧后缘，流注于手小指尖端，与手太阳经相合，沿手臂外侧上行越过腋部，向上出于眼眶下，流注于眼内角，然后上注于巅顶，下项与足太阳经相合，接着沿脊柱两旁向下，过尻部，下行注于小趾端，沿足心流注足少阴经，然后上行注于肾脏，从肾流注于心包络，散布于胸中，沿心包经出腋下臂内侧，出两筋之间进入手掌中，直出中指指端，再回转环指端，与手少阳经相合，上行注入两乳间的膻中，散于上、中、下三焦，再从三焦注入胆腑，出胁部注入

原文

黄帝曰：营气之道，内谷为宝。谷入于胃，气传之肺，流溢于中，布散于外，精专者行于经隧，常营无已，终而复始，是谓天地之纪。故气从太阴出，注手阳明，上行至面，注足阳明，下行至跗上，注大指间，与太阴合，上行抵脾。从脾注心中，循手少阴出腋下臂，注小指之端，合手太阳，上行乘腋出䪼内，注目内眦，上巅下项，合足太阳，循脊下尻，下行注小指之端，循足心，注足少阴，上行注肾。从肾注心，外散于胸中，循心主脉出腋下臂，出两筋之间，入掌中，出中指之端，还注小指次指之端，合手少阳，上行注膻中，散于三焦，从三焦注胆，出胁，注足少阳，下行至

足少阳经，向下行循经到足背，又从足背流注到足大趾间，与足厥阴经相合，循经上行到肝脏，由肝脏上注到肺，向上沿喉咙后面入鼻的内窍，终止于鼻外孔。从肝支别出而行的，上至额部，循巅顶下行到项的中间，沿脊椎下入尾骶部，这是督脉行的路线，该脉络阴器，上过毛际入于脐中，向上入腹里（这是任脉所行的路线），由此入缺盆，上行注于肺中，再从手太阴肺经出发进行新的循环。这就是经脉中营气运行路线，阴阳相互逆顺而行的正常情况。

跗上，复从跗注大指间，合足厥阴，上行至肝，从肝上注肺，上循喉咙，入颃颡之窍，究于畜门。其支别者，上额循巅下项中，循脊入骶，是督脉也，络阴器，上过毛中，入脐中，上循腹里，入缺盆，下注肺中，复出太阴。此营气之行也，逆顺之常也。

相关知识链接 /

营气的运行特点 本篇记载的营气的循行路线与十二经的循行交接顺序基本相同，但是十二经的循行是始于手太阴肺经，最终由足厥阴肝经再注人手太阴肺经，从而形成一个十二经脉的循环；而营气是从手太阴肺经发出，循行于十二经脉，到达足厥阴肝经后，从肝经进入督脉，由督脉进入任脉，再从任脉回到手太阴肺经，实现“常营无已，终而复始”的循行规律。因此营气的循行不仅流经十二正经，还有任、督二脉，总括了人身的阴阳之气，体现了营气在人体内全面的濡养作用。

脉度第十七

脉度是指脉的长度，本篇详细讨论了手足三阴三阳经和任、督、阴跻、阳跻脉等二十八脉的长度和测量的方法，以及二十八脉对应的生理、病理情况和治疗方法。

黄帝说：我愿意听你谈谈脉的长度。岐伯回答说：六条手阳经，从手到头，每条经脉长五尺，五六相合为三丈。六条手阴经，从手到胸，每条长三尺五寸，三六是一丈八尺，五六是三尺共合为二丈一尺。六条足阳经，从足上至头，每条长八尺，六八是四丈八尺。六条足阴经，从足至胸中，每条长六尺五寸，六六是三丈六尺，五六是三尺，共合三丈九尺。左右跻脉，从足至目，每条长七尺五寸，二七是一丈四尺，二五是一尺，共合一丈五尺。督脉、任脉每条长四尺五寸，二四是八尺，二五是一尺，两条共合九尺。以上脉的总长度是一十六丈二尺。这是营气循行的大隧道。经脉隐伏循行的人体深部，从经脉分出横行的支脉是络脉，络脉别出的分支叫孙络。孙络盛满而有瘀血时，应用放血法去除瘀血，邪气盛的用泻法，正气虚的应服药调补。

五脏的精气经常通达面部的七窍。肺气外通于鼻，肺脏的功能正常，鼻就能辨别香臭；心气外通于舌，心脏功能正常，舌就能辨别五味；肝气外通于目，肝

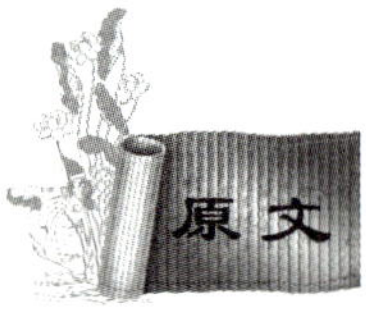

黄帝曰：愿闻脉度。岐伯答曰：手之六阳，从手至头，长五尺，五六三丈。手之六阴，从手至胸中，三尺五寸，三六一丈八尺，五六三尺，合二丈一尺。足之六阳，从足上至头，八尺，六八四丈八尺。足之六阴，从足至胸中，六尺五寸，六六三丈六尺，五六三尺，合三丈九尺。跻脉从足至目，七尺五寸，二七一丈四尺，二五一尺，合一丈五尺。督脉、任脉各四尺五寸，二四八尺，二五一尺，合九尺。凡都合一十六丈二尺，此气之大经隧也。经脉为里，支而横者为络，络之别者为孙，盛而血者疾诛之，盛者泻之，虚者饮药以补之。

五脏常内阅于上七窍也。故肺气通于鼻，肺和则鼻能知臭香矣；心气通于舌，心和则舌能知五味矣；肝气

脏功能正常，目就能辨别五色；脾气外通于口，脾脏功能正常，口就能辨别饮食的味道；肾气外通于耳，肾脏功能正常，耳就可辨别五音。如果五脏失和，与其相通的七窍就不通畅；六腑失于调和，气血凝结，发为肠痈。所以邪在六腑，阳经就会失于调和，阳脉失调和则气滞，气滞则使阳气偏盛，阳气偏盛就会使阴脉不和，阴脉失和也会使血凝滞，血滞则阴气偏盛。若阴气太盛，影响到阳气不得入内与阴气相交，这叫做“关”。若阳气太盛，阴气不能外出与阳气相交，这叫做“格”。如果阴阳俱盛，不能相交，这叫做“关格”，这种病的患者活不到应活的年龄就会早亡。

黄帝说：跻脉从哪里起又在哪里止，是什么经气使它营运呢？岐伯回答说：跻脉是足少阴经的别脉，它起于然骨之后的照海穴，上行于内踝之上，后直沿大腿内侧入前阴，然后沿腹部上入胸内，入缺盆，向上出人迎前面入颧部，联属于内眼角，与足太阳经、阳跻脉会合上行。阴跻、阳跻脉气并行回还而濡润于目，若脉气不荣则目不合。黄帝说：阴跻的脉气，独行于五脏，不荣六腑是什么道理？岐伯说：脉气的运行是没有停息的，如水流行，如日月运转，永不休止，所以阴脉营运五脏精气，阳脉营运六腑精气，如一圆环找不到开端，它终而复始，也无从知道它的起点，也无法计算它转流的次数。它流溢的脉气在内可以灌注五脏，在外可濡润腠理。黄帝说：跻脉有阴跻和阳跻，怎样才能知道跻脉在总脉长度上占有多少呢？岐伯回答说：男子应当按阳跻算，女子应当按阴跻算，计算长度的为经脉，不计算长度的为络脉。

通于目，肝和则目能辨五色矣；脾气通于口，脾和则口能知五谷矣；肾气通于耳，肾和则耳能闻五音矣。五脏不和则七窍不通，六腑不和则留结为痈。故邪在腑则阳脉不和，阳脉不和则气留之，气留之则阳气盛矣。阳气太盛则阴脉不和，阴脉不和则血留之，血留之则阴气盛矣。阴气太盛，则阳气不能荣也，故曰关。阳气太盛，则阴气弗能荣也，故曰格。阴阳俱盛，不得相荣，故曰关格。关格者，不得尽期而死也。

黄帝曰：跻脉安起安止，何气荣也？岐伯答曰：跻脉者，少阴之别，起于然骨之后，上内踝之上，直上循阴股入阴，上循胸里入缺盆，上出人迎之前，入烦，属目内眦，合于太阳、阳跻而上行，气并相还则为濡目，气不荣则目不合。黄帝曰：气独行五脏，不荣六腑，何也？岐伯答曰：气之不得无行也，如水之流，如日月之行不休，故阴脉荣其脏，阳脉荣其腑，如环之无端，莫知其纪，终而复始。其流溢之气，内溉脏腑，外濡腠理。黄帝曰：跻脉有阴阳，何脉当其数？岐伯答曰：男子数其阳，女子数其阴，当数者为经，其不当数者为络也。

相关知识链接/

五脏与七窍的关系 本篇中提出："五脏常内阅于上七窍也。故肺气通于鼻，肺和则鼻能知臭香矣；心气通于舌，心和则舌能知五味矣；肝气通于目，肝和则目能辨五色矣；脾气通于口，脾和则口能知五谷矣；肾气通于耳，肾和则耳能闻五音矣。五脏不和，则七窍不通"，可见五脏健康与七窍有着密切的关系：七窍的功能有赖于五脏精气的奉养，七窍的变化也往往能反映出五脏功能的变化。

肺与鼻：肺主气司呼吸，鼻为呼吸出入的门户，鼻子要想发挥正常的通气和嗅觉功能，就必须依赖于肺气的调和、功能的正常。如果肺的功能出现异常，如风寒之邪侵袭肺卫，导致肺气失宣，就会造成鼻塞、流涕、影响嗅觉等症状。反之，对于鼻鼽、鼻渊等鼻窍的疾病，从肺脏进行辨证治疗，也往往能收到满意的疗效。

心与舌：中医学认为"舌为心之苗"，同时心有"主神明"的功能，如果心血充足、心的功能正常，不仅能保证味觉的灵敏，而且能使舌头转动灵活、说话流利顺畅。如果心血不足、心神失养，则不仅食不知味，而且语言、神志都会出现异常。

肝与目：肝主藏血，《素问·五脏生成篇》里面记载："肝受血而能视"，所以人的视力的好坏有赖于肝血的荣养，也就是说，肝血的盛衰会直接影响到视觉功能。若肝血不足，目失所养，则会出现两眼昏花、视物不明、眼睛干涩等问题，老年人视力下降、视物模糊、两目干涩等症状皆与肝肾功能不足有关。

脾与口：中医学认为脾主运化，脾胃为气血生化之源，所以如果脾气健运，脾的功能正常，那么就会味觉、食欲正常，并且气血充足、口唇红润。如果脾失健运，气血不足，那么就会出现饮食无味、食欲减退，甚至纳呆，并且出现气血亏虚、唇舌色淡等症状。

肾与耳：肾与耳的关系非常密切，耳的功能正常需要肾精和肾气的充足，肾气足者，就会听力好。如果肾精亏虚，就会出现耳鸣、听力下降，甚至耳聋等症状。老年人出现的耳鸣耳聋、听力减退等，是老年人肾气衰退的表现。

营卫生会第十八

本文主要论述营气和卫气的生成、分布和会合的情况，并阐述了上、中、下三焦的部位、功能与特点。

黄帝问岐伯说：人的精气是怎么得到的？阴阳之气是怎样交会的？什么叫营气？什么叫卫气？营气是怎样产生的？营卫是怎样交会的？老年人和壮年人气盛衰不同，阴阳之气循行部位不同，我也想知道它们是怎样会合的？岐伯回答说：人的精气来源于水谷，饮食入于胃，其精微传注于肺，肺朝百脉，所以五脏六腑都会得到水谷精微之气，其中清的叫营，浊的叫卫，营气行于脉中，卫气走在脉外，不休止地运行，在一昼夜循行五十周次后相会一次。它们阴阳表里依次循行，终而复始，如环无端。卫气夜行于阴二十五周次，昼行于阳二十五周次，划分昼夜各半，行至阳则人起，行至阴则人卧。所以说在午时阳气最盛，称为重阳；夜半时阴气最盛，称为重阴。营气运行在脉内起于太阴经，卫气运行在脉外起于足太阳经，昼夜各行二十五周次，划分为昼夜各半。夜半时阴气最盛为阴陇，夜半过后阴气渐衰，黎明时阴气衰尽，而阳气渐盛，中午时阳气最盛为阳陇，夕阳西下时阳气渐衰，黄昏时阳气已衰尽，而阴气渐盛。夜半时营、卫都在阴分相会，人人都要入睡，这叫合阴。黎明时阴气衰尽而阳气又逐渐转盛，这样日夜循行，如同日月天地的运转一样。

原文

黄帝问于岐伯曰：人焉受气？阴阳焉会？何气为营？何气为卫？营安从生？卫于焉会？老壮不同气，阴阳异位，愿闻其会。岐伯答曰：人受气于谷，谷入于胃，以传与肺，五脏六腑，皆以受气，其清者为营，浊者为卫，营在脉中，卫在脉外，营周不休，五十而复大会。阴阳相贯，如环无端。卫气行于阴二十五度，行于阳二十五度，分为昼夜，故气至阳而起，至阴而止。故曰：日中而阳陇为重阳，夜半而阴陇为重阴。故太阴主内，太阳主外，各行二十五度，分为昼夜。夜半为阴陇，夜半后而为阴衰，平旦阴尽而阳受气矣。日中为阳陇，日西而阳衰，日入阳尽而阴受气矣。夜半而大会，万民皆卧，命曰合阴，平旦阴尽而阳受气，如是无已，与天地同纪。

黄帝说：老年人夜间不能入睡是什么气使他们这样呢？少年、壮年人晚上熟睡难醒又是什么气使他们这样呢？岐伯回答说：少年、壮年人气血旺盛，肌肉滑利，气道通畅，营气、卫气的运行都很正常，所以白天精力充沛，夜间熟睡难醒。而老年人气血已衰，肌肉枯萎，气道涩滞，五脏之气运行不协调，营气衰少，卫气内扰，营卫失和，所以白天精力不充沛，在夜间也不能熟睡。

黄帝说：我愿意听你讲营卫是怎样运行的，它们是从什么部位发出的？岐伯回答：营气是出于中焦，而卫气是出于上焦。黄帝说：我还想听你讲上焦之气是从什么部位发出的。岐伯回答说：上焦之气出于胃的上口，沿食管穿过膈而散于胸中，再横走腋下，沿手太阴经下行，注入手阳明经，由此上行至舌，向下再注于足阳明经，伴随营气白天行于阳二十五度，夜间行于阴二十五度，一昼夜共行（五十度）一周，然后又会于手太阴经。黄帝说：人有热的时候，饮食刚刚入胃，尚未能化生精气，就可以见到汗出，有的出在面部，有的出于背部，有的出在半身，并不按卫气的循行道路而出，是什么道理？岐伯说：这是因为人的外表伤于风邪，使腠理开泄，毛窍开，腠理泄，汗液出，卫气脱走，故不能按正常的道路运行。卫气慓悍滑疾，见到开泄之处就由此而出，所以不能按正常道路运行，这种现象叫做漏泄。

黄帝说：我愿听你讲中焦之气是什么部位发出的。岐伯回答说：中焦之气出于胃上口，出上焦之后，受纳水谷、精气，把经过泌别糟粕，蒸化津液后的饮食精华部分上注肺脉，成为化生血液的物质，以奉养全身，是最宝贵的东西，能独行于十二经脉，这叫做营气。黄帝说：营气和卫气（都是水谷精气化生）同属于

黄帝曰：老人之不夜瞑者，何气使然？少壮之人不昼瞑者，何气使然？岐伯答曰：壮者之气血盛，其肌肉滑，气道通，营卫之行，不失其常，故昼精而夜瞑。老者之气血衰，其肌肉枯，气道涩，五脏之气相搏，其营气衰少而卫气内伐，故昼不精，夜不瞑。

黄帝曰：愿闻营卫之所行，皆何道从来？岐伯答曰：营出于中焦，卫出于上焦。黄帝曰：愿闻上焦之所出。岐伯答曰：上焦出于胃上口，并咽以上，贯膈而布胸中，走腋，循太阴之分而行，还至阳明，上至舌，下注足阳明，常行于阳二十五度，行于阴亦二十五度一周也，故五十度而与营俱复大会于手太阴矣。黄帝曰：人有热，饮食下胃，其气未定，汗则出，或出于面，或出于背，或出于身半，其不循卫气之道而出何也？岐伯曰：此外伤于风，内开腠理，毛蒸理泄，卫气走之，固不得循其道，此气慓悍滑疾，见开而出，故不得从其道，故命曰漏泄。

黄帝曰：愿闻中焦之所出。岐伯答曰：中焦亦并胃口，出上焦之后，此所受气者，泌糟粕，蒸津液，化其精微，上注于肺脉，乃化而为血，以奉生身，莫贵于此，故独得行于经隧，

一类而名称不同是什么道理？岐伯回答说：营气、卫气同是水谷精微所化生，血也是水谷精微赤化而成，所以气和血也是同属一类而名称不同。因此，血液耗伤过度的人不可以再发汗，汗出过多的人，不可再伤其血（因为血为阴，汗为阳，血在里，汗在表），如血汗耗伤过度就会阴阳俱伤而死亡，亡阴则阳不得存，亡阳则阴不得存，都会导致死亡。

黄帝说：我愿意听你讲下焦之气是从哪里发出的。岐伯回答说：所说的下焦之气，是指能将饮食的糟粕别行回肠，由后阴排出；使水液渗入膀胱，由前阴排出。所以水谷同时入胃后，作为糟粕的部分都下输于大肠，在下焦之气的作用之下，小肠分清泌浊，水液渗入膀胱，糟粕部分全都排出体外。黄帝说：人饮酒之后，酒也入于胃中，为什么先入胃的谷物尚未腐熟消化，而酒却能单独从小便排出了呢？岐伯回答说：酒是经发酵腐熟后而制成的液体，其气慓悍滑利，虽然在谷之后入胃中，但先于谷从小便排出。黄帝说：很好。我听上焦的作用像雾露一样灌溉全身；中焦的作用像沤渍一样使食物消化腐熟吸收营养；下焦的作用像水沟一样把水液和糟粕排出体外，三焦作用确实如此。

命曰营气。黄帝曰：夫血之与气，异名同类，何谓也？岐伯答曰：营卫者精气也，血者神气也，故血之与气，异名同类焉。故夺血者无汗，夺汗者无血，故人生有两死，而无两生。

黄帝曰：愿闻下焦之所出。岐伯答曰：下焦者，别回肠，注于膀胱而渗入焉。故水谷者，常并居于胃中，成糟粕而俱下于大肠，而成下焦，渗而俱下，济泌别汁，循下焦而渗入膀胱焉。黄帝曰：人饮酒，酒亦入胃，谷未熟而小便独先下何也？岐伯答曰：酒者熟谷之液也，其气悍以清，故后谷而入，先谷而液出焉。黄帝曰：善。余闻上焦如雾，中焦如沤，下焦如渎，此之谓也。

相关知识链接／

三焦的位置与功能 三焦，为六腑之一，是上、中、下三焦的合称。由于三焦并不是一个单独的脏器，所以对三焦的部位的划分历代有不少争议。本篇中提出三焦的定位与分界为："上焦出于胃上口，并咽以上，贯膈而布胸中""中焦亦并胃中，出上焦之后""下焦者，别回肠，注于膀胱而渗入焉"，可见其位置大致是膈上为上焦，胃部为中焦，胃以下为下焦。

关于上、中、下三焦各部的功能，篇中指出："上焦如雾，中焦如沤，下焦如渎"，意思是说，上焦宣发中焦上输的水谷精气，充养身体各部，像雾露一样均匀地敷布于全身，灌溉并温养全身脏腑组织；中焦脾胃主消化饮食，吸收精微，蒸化津液，这个作用好像沤渍食物使之变化为营养物质一样，使饮食化生为气血；下焦的功能如同沟渠排水一样，能够灌渗水液、泌别清浊、排泄二便等。

四时气第十九

四时气是指四季的气候变化。本篇主要论述四时气候变化对人体的影响，指出针刺治疗要根据时令气候的不同，选择适当的穴位，掌握进针的深浅和手法，故篇名为“四时气”。

黄帝问岐伯说：自然界四时气候的变化各有不同的性质，人体疾病的发生也各有其起因，怎样来决定针刺治疗的方案呢？岐伯回答说：四时之气对人体的影响，各有其发病部位，作为针刺的方案也应根据不同季节而选定穴位。春天针刺应取经络、血脉、分肉的间隙，病情重的，用深刺的方法，病情轻的宜浅刺；夏天针刺取三阳经皮腠间小支络，或刺分肉间，以及透过皮肤的浅刺；秋天针刺取各经五输穴中的经穴和输穴，邪在六腑可取阳经的合穴；冬季针刺宜取各经的井穴和荥穴，但必须要深刺并用留针法。

患温疟病无汗的患者，应取五十九个相关腧穴；患风水病皮肤胀的患者，应取五十七个相关腧穴；皮肤可见的血络，都应针刺放血。飧泄病，应用补法针三阴交穴，同时用补法针刺阴陵泉穴，都应长时间留针，直到针下有热感为止。阳经所过部位转筋，针刺阳经穴位；阴经所过部位转筋，针刺阴经的穴位，而且都当采用很快的手法。

原文

黄帝问于岐伯曰：夫四时之气，各不同形，百病之起，皆有所生，灸刺之道，何者为定？岐伯答曰：四时之气，各有所在，灸刺之道，得气穴为定。故春取经、血脉、分肉之间，甚者深刺之，间者浅刺之。夏取盛经孙络，取分间绝皮肤。秋取经输，邪在腑，取之合。冬取井荥，必深以留之。

温疟汗不出，为五十九痏；风瘀肤胀，为五十七痏；取皮肤之血者，尽取之。飧泄，补三阴交，上补阴陵泉，皆久留之，热行乃止。转筋于阳治其阳，转筋于阴治其阴，皆卒刺之。

仅患水肿病（而无邪的）的患者，应首选环谷下三寸的部位，并使用铍针治疗，然后用中空的针，刺入该处，反复操作，把水放尽，使松软的肌肉恢复坚实，同时紧束腰腹部，束得不紧患者应会感到烦闷，紧则舒适安静，每隔一日治疗一次，直至水肿退尽为止，同时还应服通闭利小便的药。在针刺之初，可配饮通闭药，刚吃过药不要马上吃饭，刚吃饭也不可马上服药，同时禁忌食用对水肿不利的食物一百三十五天。若患湿重著痹，日久不愈，是寒湿之邪留在内，应用速刺法，刺足三里穴。大小肠功能失调时应刺足三里穴，邪气实的用泻法，正气虚的用补法。患麻风病的患者，一般刺其肿起的部位，刺过之后，再用细针刺患处，并用手挤按患处使毒气恶血放出，直至肿消。针刺后要吃普通食物，不要食用对本病不利的动风、发毒食物。

腹中时常响鸣，气上逆冲向胸部，喘促不能久立，这是邪在大肠所致，应刺气海穴、上巨虚穴和足三里穴。小腹拘急控引睾丸，牵引腰脊，气上冲心，这是邪在小肠的表现，因为小肠连于睾丸，向后附属于脊，其经脉贯穿肝肺，绕络心系。所以小肠邪气盛就会厥气上逆，上冲胃肠，熏动肝脏，散布于肓膜，结聚在脐部。所以在治疗时应取肓之源（气海穴），以散脐部之结聚；刺手太阴经穴位以补肺虚，取足厥阴肝经以泻肝实。刺下巨虚穴以去小肠邪气，并对出现症状的经脉进行取穴调治。

时常呕吐，呕吐时有苦味，经常叹息，心中怯怯不安，像怕人来抓捕一样，这种病是邪在胆，胆气犯胃上逆，胆液外泄，其气上逆则口苦，胃气冲逆就会呕出胆汁，所以叫呕胆病，针刺时取足三里穴，以降胃止呕，并针刺足少阳胆经的

徒㽷，先取环谷下三寸，以铍针针之，已刺而筩之，而内之，入而复之，以尽其㽷，必坚束之，束缓则烦悗，束急则安静，间日一刺之，㽷尽乃止。饮闭药，方刺之时徒饮之，方饮无食，方食无饮，无食他食，百三十五日。著痹不去，久寒不已，卒取其三里。肠中不便，取三里，盛泻之，虚补之。疠风者，素刺其肿上，已刺，以锐针针其处，按出其恶气，肿尽乃止，常食方食，无食他食。

腹中常鸣，气上冲胸，喘不能久立，邪在大肠，刺肓之原、巨虚上廉、三里。小腹控睾，引腰脊，上冲心，邪在小肠者，连睾系，属于脊，贯肝肺，络心系。气盛则厥逆，上冲肠胃，熏肝，散于肓，结于脐，故取之肓原以散之，刺太阴以予之，取厥阴以下之，取巨虚下廉以去之，按其所过之经以调之。

善呕，呕有苦，长太息，心中憺憺，恐人将捕之，邪在胆，逆在胃，胆液泄则口苦，胃气逆则呕苦，故曰呕胆。取三里以下胃气逆，则刺少阳

血络，抑制胆气上逆，还要根据患者的虚实情况进行调整，使邪气被驱除。饮食不能下咽，感觉膈下痞塞不通，是邪在胃脘所致。病在上脘应针刺上脘穴，平抑上逆的胃气；病在下脘，应使寒积温散而去。小腹肿痛，小便不利，是邪在三焦经、经气受约。治疗时应取足太阳膀胱经的大络委阳穴，察看足太阳膀胱经的络脉和足厥阴肝经的小络脉，有瘀血结聚的应针刺放瘀血，如小腹肿痛上连胃脘，应针刺足三里穴。针刺时应观察患者气色和眼神，可知邪气散和正气恢复的情况，察看眼睛神色，可以知道病邪的存在或消失。观察患者形态、动静，再诊气口、人迎脉象，脉坚实而且洪大滑利的，是病情加重；脉软弱缓和，是病邪将退的表现。各经之脉实而有力，是正气恢复，病在三天左右就好。一般气口脉反映阴脉的情况，而人迎脉反映阳脉情况。

血络以闭胆逆，却调其虚实，以去其邪。饮食不下，膈塞不通，邪在胃脘。在上脘，则刺抑而下之，在下脘，则散而去之。小腹痛肿，不得小便，邪在三焦约，取之太阳大络，视其络脉与厥阴小络结而血者，肿上及胃脘，取三里。睹其色，察其目，知其散复者，视其目色，以知病之存亡也。一其形，听其动静者，持气口人迎以视其脉，坚且盛且滑者病日进，脉软者病将下，诸经实者病三日已。气口候阴，人迎候阳也。

五邪第二十

五邪是指肺、肝、脾、肾、心五脏的邪气。《灵枢·四时气》是从四季气候变化方面探讨治病的规律，其中含有病从外入的意思，主要探讨了六腑病的证治；本篇则从五脏方面展开讨论，讲述了邪气侵入五脏后出现的常见症状以及针刺取穴和针刺方法，故篇名“五邪”。

病邪侵入肺脏，就会发生皮肤疼痛，恶寒发热，气上逆作喘，出汗，咳嗽引动肩背不适。治疗应取肺经的中府穴、云门穴，以及背部第三椎旁的肺俞穴，先用手快速按压，等患者有了舒畅的感觉，即在该处进针，并可针刺缺盆穴以散越肺邪。

病邪侵入肝脏，就会出现两胁疼痛，中焦虚寒，恶血瘀结在内，行走时经常容易发生关节疼痛，时而脚肿。治疗可取行间穴，引气下行缓解胁痛，补法针足三里穴，以温补中焦，刺本经血络以散恶血，再取耳间青脉，以消除其掣引的疼痛。

病邪侵入脾胃，就会发生肌肉疼痛。如果阳气过盛，阴气不足，就会有胃热、饥饿感；如果阳气不足，阴气有余，就会有胃寒、肠鸣、腹痛；如果阴阳都有余，或都不足，则病证就会有属寒的，有属热的。都可取足三里穴进行调治。

病邪侵入肾脏，就会发生骨痛阴痹。所谓阴痹，是说痛在深处，在形体表面

原文

邪在肺，则病皮肤痛，寒热，上气喘，汗出，咳动肩背。取之膺中外腧，背三椎之傍，以手疾按之，快然，乃刺之，取之缺盆中以越之。

邪在肝，则两胁中痛，寒中，恶血在内，行善掣，节时肿。取之行间以引胁下，补三里以温胃中，取血脉以散恶血，取耳间青脉，以去其掣。

邪在脾胃，则病肌肉痛。阳气有余，阴气不足，则热中善饥；阳气不足，阴气有余，则寒中肠鸣腹痛。阴阳俱有余，若俱不足，则有寒有热。皆调于三里。

邪在肾，则病骨痛阴痹，阴痹者，

按摸不到具体部位，并且有腹胀、腰痛、大便困难，肩、背、颈、项疼痛及经常眩晕。可取涌泉、昆仑穴，如发现两经有充血的络脉，都刺之出血。

病邪侵入于心，就会发生心痛，多悲伤，经常眩晕仆倒。治疗时应视病证的虚实，针取经脉的腧穴进行调治。

按之而不得，腹胀腰痛，大便难，肩背颈项痛，时眩。取之涌泉、昆仑，视有血者尽取之。

邪在心，则病心痛，喜悲，时眩仆。视有余不足而调之其俞也。

寒热病第二十一

寒热，即恶寒发热。本篇论述了皮寒热、肌寒热、骨寒热、骨痹、体惰、厥痹等六种寒热病的证候、治疗和预后，并讨论了天牖五部（人迎、扶突、天牖、天柱、天府）的部位和主治；最后对热厥、寒厥的证候表现、治疗方法作了详细的论述。

外邪侵入皮毛而发寒热者，皮肤疼痛不能着席，皮毛枯燥，鼻孔发干，不出汗。治疗当取足太阳膀胱经的络穴，再用补的手法刺手太阴肺经之穴。

外邪侵入肌肉而发寒热者，则感觉肌肉疼痛，毛皮焦枯，唇口枯槁不荣，没有汗。治疗当取足太阳膀胱经在下肢的络穴以放出瘀血，再用针以补足太阴脾经使汗出。

外邪深入至骨而发寒热者，患者烦躁不安，出汗淋漓不止。若是牙齿还没干枯的，当刺足少阴肾经大腿内侧的络穴；若牙齿已经干枯的，便是不治的死症。对于骨厥病的诊断和治疗也是这样的。

患骨痹病的人，周身关节不能活动自如而疼痛，出汗多而心烦。治疗当取三阴经的穴位，应用补的针法。

身体受了金刃所伤，出血过多，又感受了风寒，或从高处坠落跌伤，以致四

原文

皮寒热者，皮不可附席，毛发焦，鼻槁腊，不得汗。取三阳之络，以补手太阴。肌寒热者，肌痛，毛发焦而唇槁腊，不得汗。取三阳于下以去其血者，补足太阴以出其汗。

骨寒热者，病无所安，汗注不休。齿未槁，取其少阴于阴股之络；齿已槁，死不治。骨厥亦然。

骨痹，举节不用而痛，汗注烦心。取三阴之经，补之。

身有所伤，血出多，及中风寒，若有所堕坠；四支懈惰不收，名曰体

肢消瘦倦怠无力，这叫做体惰病。治疗当取小腹脐下的三结交。所谓三结交，就是足阳明胃经、足太阴脾经和任脉三经交结之处，在脐下三寸，称为关元穴。

患厥痹的人，厥逆之气上及腹部。治疗当取足太阴脾经或足阳明胃经的络穴，但必须察明主病之所在，阳经多实宜用泻法，阴经多虚宜用补法。

颈侧的动脉是人迎穴。人迎属足阳明胃经，在颈筋的前面，颈筋之后是手阳明大肠经之穴，叫做扶突穴。向后一行的经脉是手少阳三焦经之穴，叫做天牖穴。再向后一行的经脉是足太阳膀胱经之穴，叫做天柱穴。腋下三寸的动脉处，是手太阴肺经之穴，叫做天府穴。阳邪逆于阳经而发生头痛，胸中满闷，呼吸不利，当取人迎穴。突然失音、气哽，当刺扶突穴和舌本出血。突然耳聋失聪，视物不清，当取天牖穴。突然拘挛、癫痫、眩晕、足软无力不能支撑身体的，当取天柱穴。突然热渴，内脏气机逆乱，肝肺火邪相抟，以致血逆妄行，上溢口鼻，当取天府穴。这是颈项天牖五部腧穴的位置、所属经脉及其主治病证。

手阳明经脉，走入颧部而遍络于齿龈的穴位叫做人迎穴，下齿龋病当取此穴。如果臂恶寒的用补法，不恶寒的用泻法。足太阳经脉，走入颧部而遍络于齿龈的穴位叫做角孙穴，上齿龋痛的当取此穴，亦可在鼻和颧骨前面取穴治疗。在初发病时，如果脉盛就用泻法，脉虚就用补法，另一种说法，也可取鼻外侧的穴位治疗。

足阳明经脉，挟行于鼻旁而入于面部的穴位叫做悬颅穴，其经脉下行属口，上行对口入系目本，观察口或目有病变，皆可取此穴进行治疗。有余则泻，不足则补，反之病情就会加重。足太阳经脉，通过项部入于脑部的，此处直属目系，叫做眼系。头目疼痛的病，可取项中两筋间的穴位治疗。足太阳经脉深入脑之

惰。取其小腹脐下三结交。三结交者，阳明、太阴也，脐下三寸关元也。

厥痹者，厥气上及腹。取阴阳之络，视主病也，泻阳补阴经也。

颈侧之动脉人迎。人迎，足阳明也，在婴筋之前。婴筋之后，手阳明也，名曰扶突。次脉，手少阳脉也，名曰天牖。次脉，足太阳也，名曰天柱。腋下动脉，臂太阴也，名曰天府。

阳迎头痛，胸满不得息，取人迎。暴喑气鲠，取扶突与舌本出血。暴聋气蒙，耳目不明，取天牖。暴挛痫眩，足不任身，取天柱。暴瘅内逆，肝肺相搏，血溢鼻口，取天府。此为天牖五部。

臂阳明有入烦遍齿者，名曰大迎，下齿龋取之。臂恶寒补之，不恶寒泻之。足太阳有入烦遍齿者，名曰角孙，上齿龋取之，在鼻与烦前。方病之时其脉盛，盛则泻之，虚则补之。一曰取之出鼻外。

足阳明有挟鼻入于面者，名曰悬颅，属口，对入系目本，头痛引颔取之，视有过者取之，损有余，益不足，反者益甚。足太阳有通项入于脑者，正属目本，名曰眼系，头目苦痛取之，

后，就分别属于阴跻、阳跻两脉，这两脉阴阳相交，阳入于阴，阴出于阳，交会于眼的内角，阳气偏盛则怒目以张，阴气偏盛则双目常合。

对阳邪有余、阴气不足的热厥，当取足太阴脾经、足少阳胆经针刺，应留针；对阴邪有余、阳气不足的寒厥，当取足阳明胃经、足少阴肾经在足部的穴位，亦皆需留针。舌无力收卷，口涎自流，心胸烦闷，当取足少阴肾经之穴。发冷，两腮颤抖，不出汗，腹胀烦闷，当取手太阴肺经之穴。针刺虚证，应刺营卫虚处而用补法；针刺实证，当刺营卫实处而用泻法。

春季针刺，应取络脉间的穴位；夏季针刺，应取分肉腠理间的穴位；秋季针刺，应取气口部的穴位；冬季针刺，应取经穴。四季各有取穴的范围。取络脉可治皮肤的病，取分肉腠理可治肌肉的病，取气口可治筋脉的病，取经穴可治骨髓和五脏的病。

身体有五个重要部位：一是伏兔部；二是小腿肚部；三是背部中行的督脉部；四是五脏的腧穴；五是项部。这五个部位如果患有痈疽，都可致死。

疾病起于手臂的，先取手阳明、手太阴两经穴位使其出汗；疾病始于头部的，先取项部足太阳经穴位使其出汗；疾病始于足胫部的，先取足阳明经穴位使其出汗。针刺手太阴经穴可以出汗，针刺足阳明经穴也可以出汗。针刺阴经而出汗过多的，可取阳经穴来止汗；而针刺阳经而出汗过多的，可取阴经穴来止汗。一般来说针刺的危害，是已刺中了病而留针过久，易使精气耗泄；而针未中病，去针过早，则会使邪气结聚。精气耗泄，会使病情加重致身体更加衰弱；邪气凝滞不散，则易发痈疽。

在项中两筋间，入脑乃别阴跻、阳跻，阴阳相交，阳入阴，阴出阳，交于目锐眦，阳气盛则瞋目，阴气盛则瞑目。

热厥取足太阴、少阳，皆留之；寒厥取足阳明、少阴于足，皆留之。舌纵涎下，烦悗，取足少阴。振寒洒洒，鼓颔，不得汗出，腹胀烦悗，取手太阴。刺虚者，刺其去也；刺实者，刺其来也。

春取络脉，夏取分腠，秋取气口，冬取经俞，凡此四时，各以时为齐。络脉治皮肤，分腠治肌肉，气口治筋脉，经俞治骨髓、五脏。

身有五部：伏兔一；腓二，腓者腨也；背三；五脏之俞四；项五。此五部有痈疽者死。

病始手臂者，先取手阳明、太阴而汗出；病始头首者，先取项太阳而汗出；病始足胫者，先取足阳明而汗出。臂太阴可汗出，足阳明可汗出。故取阴而汗出甚者，止之于阳；取阳而汗出甚者，止之于阴。凡刺之害，中而不去则精泄，不中而去则致气；精泄则病甚而恇，致气则生为痈疽也。

相关知识链接/

1. 天牖五部的组成与临床应用 本篇讨论了天牖五部的部位与主治，即人迎、扶突、天牖、天柱和天府，其中人迎属足阳明胃经，位于颈部结喉旁开1.5寸，胸锁乳突肌的前缘，颈总动脉搏动处；扶突属于手阳明大肠经，位于颈外侧部，结喉旁，当胸锁乳突肌的前、后缘之间；天牖属于手少阳三焦经，位于颈侧部，当乳突的后方直下，平下颌角，胸锁乳突肌的后缘；天柱属于足太阳膀胱经，位于项部，大筋（斜方肌）外缘之后发际凹陷中，约当后发际正中旁开1.3寸；天府属于手太阴肺经，位于臂内侧面，肱二头肌桡侧缘，腋前纹头下3寸。

天牖五部这五个穴位，皆可治疗各种危急重症。如原文所说：“阳迎头痛，胸满不得息，取人迎。暴喑气鞕，取扶突与舌本出血。暴聋气蒙，耳目不明，取天牖。暴挛痫眩，足不任身，取天柱。暴瘅内逆，肝肺相搏，血溢鼻口，取天府”，以上五种病，有四种带有“暴”字，其实五种病都发作很急，来势凶猛。天牖五部在临床有很高的实用价值，但目前针灸临床应用不多，值得重视和发掘。

2. 关元穴的归经、定位、功效与临床应用 关元穴为任脉上的穴位，是小肠募穴，又是足三阴与经任脉之交会穴。

定位：位于脐下3寸，腹中线上。

功效：培元固本、回阳救逆、补益下焦，凡元气亏损所引起的病证均可使用。

临床应用：本穴为足三阴经与任脉之交会穴，男女的生殖、泌尿系统的生理、病理均与任脉及肝、脾、肾三脏的功能活动密切相关，因此，关元穴对于泌尿、生殖系统疾病、下焦、小腹、小肠腑病有很好的疗效，尤其对于真阳不足、下元虚寒更为适宜，如遗精、阳痿、早泄、白浊、尿频、癃闭、带下、痛经、月经不调、不孕不育、虚劳冷惫、羸瘦无力、消化不良、腹痛、腹泻等疾病。

癫狂第二十二

癫和狂，均属于精神异常的一类疾病。本篇首先讨论了癫疾发作的先兆症状和各类癫疾发作时的临床表现、治则治法以及骨癫、筋癫和脉癫的主要症状、治法和预后，又叙述了各种类型狂病的临床表现、起病原因以及针刺治疗，并讨论了风逆、厥逆及气逆的表现及治疗。

眼角在面上外方的，叫做锐眦；眼角靠近鼻侧的，叫做内眦；上属外眦，下属内眦。

癫疾在初起时，患者先出现郁闷不乐，头重而痛，两目上视，眼睛发红，当病情发作严重时，感到心烦不安。观察患者面部的色泽、表情，就可以推测病态将要发作。治疗当取手太阳、手阳明、手太阴经的穴位，待到异常血色转为正常血色，然后停针。癫疾开始发作，有口角牵引而㖞斜，随之发生啼哭呼叫、喘促、心悸等，应当观察手阳明、手太阳两经，根据其病变所在而治疗。左侧坚硬的，针刺其右侧；右侧坚硬的，针刺其左侧。待到异常血色转变至正常血色后，方可停针。癫疾开始发作，先是角弓反张，因而脊背疼痛，观察其病变所在，当取足太阳、足阳明、足太阴、手太阳经的穴位，待其异常血气转变为正常血色后停针。

治疗癫疾时，应该经常和患者同住，观察其发病的情况，以确定应当针刺的经脉

原文

目眦外决于面者，为锐眦；在内近鼻者，为内眦；上为外眦，下为内眦。

癫疾始生，先不乐，头重痛，视举，目赤甚作极，已而烦心，候之于颜，取手太阳、阳明、太阴，血变而止。癫疾始作，而引口啼呼喘悸者，候之手阳明、太阳，左强者攻其右，右强者攻其左，血变而止。癫疾始作，先反僵，因而脊痛，候之足太阳、阳明、太阴、手太阳，血变而止。

治癫疾者，常与之居，察其所当取之处。病至，视之有过者泻之，置其血于瓠壶之中，至其发时，血独动矣。不动，灸穷骨二十壮。穷骨者，骶骨也。

穴位。病发作时，看到有病的经脉就针刺泻血，并将泻出的血盛在葫芦内，待到再发病时，葫芦里的血就会动，如果不动，可在穷骨施灸二十壮。穷骨，就是尾骶骨。病已深入于骨的骨癫疾，在腮、齿诸腧穴及分肉之间都充满了邪气，形体消瘦而骨骼僵直，汗出心烦。若呕吐多涎沫，肾气下泄，就是不治之症。病已深入于筋的筋癫疾，身体拘挛蜷缩，脉大，可针刺项后的大杼穴。如出现呕吐多涎沫，肾气下泄，就是不治之症。病已深入于脉的脉癫疾，发病时突然晕仆倒地，四肢的脉都胀满纵缓。当脉满，都可针刺出血；如脉不满，可在挟颈项两旁的足太阳经穴位用灸法；并灸带脉穴，在与腰相距三寸许的地方；也可灸分肉及四肢的腧穴。但如出现呕吐很多涎沫，肾气下泄，就是不治之症。以上各种癫疾，如果发作时像狂病的症状，就是不治的死症。

狂病在初起时，患者先有悲伤的情绪，健忘、易怒、时常恐惧，这是过度的忧愁和饥饿所致。治疗当取手太阴、手阳明两经的穴位，待血色转为正常时停针，并可取足太阴、足阳明两经的穴位。狂病在开始发作时，患者睡眠少，不知饥饿，自认为高洁贤良，自认为才智过人，善于雄辩，自认为尊贵，好骂人，日夜吵闹不休。治疗当取手阳明、手太阳、手太阴、手少阴经穴位及廉泉等穴针刺。观察到脉盛的，都可以施针；若脉不盛的，就放弃不用。

患者语言狂妄，易惊，好笑，喜欢唱歌，行动反常而日夜不休，这是由于受了惊恐所致。当取手阳明、手太阳、手太阴经的穴位针治。狂病患者，有幻视、幻听、好喊叫的，这是由于气衰神怯所引起的精神失常。治疗当取手太阳、手太阴、手阳明、足太阴经及头部和两腮的穴位针刺。狂病患者，多食而不知饱，疑神疑鬼，暗笑而不在人前表露，这是由于喜乐过度所致。治疗当先取足太阴、足

骨癫疾者，顑、齿诸俞、分肉皆满，而骨居，汗出烦悗，呕多涎沫，气下泄，不治。筋癫疾者，身倦挛急，脉大，刺项大经之大杼。呕多涎沫，气下泄，不治。脉癫疾者，暴仆，四肢之脉皆胀而纵。脉满，尽刺之出血；不满，灸之挟项太阳，灸带脉于腰相去三寸，诸分肉本俞。呕多涎沫，气下泄，不治。癫疾者，疾发如狂者，死不治。

狂始生，先自悲也，喜忘、苦怒、善恐者，得之忧饥，治之取手太阴、阳明，血变而止，及取足太阴、阳明。狂始发，少卧不饥，自高贤也，自辩智也，自尊贵也，善骂詈，日夜不休，治之取手阳明、太阳、太阴、舌下、少阴，视脉之盛者，皆取之；不盛，释之也。

狂，善惊、善笑、好歌乐、妄行不休者，得之大恐，治之取手阳明、太阳、太阴。狂，目妄见、耳妄闻、善呼者，少气之所生也，治之取手太阳、太阴、阳明、足太阴、头、两顑。狂者多食，善见鬼神，善笑而不发于

太阳、足阳明经的穴位，后取手太阴、手太阳、手阳明经的穴位。狂病新起时，还未曾出现以上症状时，应先取左右曲泉穴刺之；若经脉盛满，针刺泻血，不久则邪去病愈；如果还没有治愈，就用以上治癫病的方法。在骶骨上灸二十壮。

外受风邪，厥气内逆的病，症见四肢突然肿胀疼痛，身上出汗，时常因寒而发出唏嘘声，饥饿时心中就烦乱，饱食后又多动而不安。治疗当取手太阴与手阳明表里两经及足少阴经、足阳明经。如果肌肉感觉寒凉的，取上述四经荥穴刺治；如果感觉寒凉入骨的，取上述四经井穴与经穴刺治。

厥逆病的症状，表现为双足突然发冷，胸部像要裂开，肠子如同刀切，心中烦乱不能进食，脉搏无论大小都现涩象。若身体温暖的可取足少阴经；若身体清冷的，则取足阳明经；清冷的用补法，温暖的用泻法。

厥逆病，腹部胀满，肠鸣，胸闷，呼吸不利，当取胸下两胁的穴位，让患者咳嗽，该处动而应手处即是其穴。再取背俞穴，用手按之而有舒快感的即是穴之所在。内闭而小便不通的，可取足少阴、足太阳两经的穴位和骶骨上的长强穴，以长针刺治。气机上逆，可取足太阴、足阳明、足厥阴经的穴位。气逆严重的，则取足少阴、足阳明经，并察其所病之经而刺之。如气衰而身体出汗，语声断续气息不能连接，骨节发酸而身体沉重，四肢松弛无力不能活动，治疗时当取足少阴经施以补法。气短，呼吸迫促而不能连续，稍微活动，气就像散尽了一样，治疗取足少阴经施以补法，如有血络的，当针刺出血。

外者，得之有所大喜，治之取足太阴、太阳、阳明，后取手太阴、太阳、阳明。狂而新发，未应如此者，先取曲泉左右动脉，及盛者见血，有顷已；不已，以法取之，灸骶骨二十壮。

风逆，暴四肢肿，身漯漯，唏然时寒，饥则烦，饱则善变，取手太阴表里，足少阴、阳明之经，肉清取荥，骨清取井、经也。

厥逆为病也，足暴清，胸若将裂，肠若将以刀切之，烦而不能食，脉大小皆涩，暖取足少阴，清取足阳明，清则补之，温则泻之。

厥逆腹胀满，肠鸣，胸满不得息，取之下胸二胁咳而动手者，与背俞以手按之立快者是也。内闭不得溲，刺足少阴、太阳与骶上以长针，气逆则取其太阴、阳明、厥阴，甚取少阴、阳明动者之经也。少气，身漯漯也，言吸吸也，骨酸体重，懈惰不能动，补足少阴。短气，息短不属，动作气索，补足少阴，去血络也。

热病第二十三

热病是指各种热性疾病。本篇主要论述了各种热病的症状、诊断、治疗和预后，以及各种热病的施针和禁针，并且介绍了五十九个治疗热病的穴位及气满胸中喘息、心疝的治疗方法。

偏枯病，表现为身体的一侧不能随意运动而疼痛，但言语如常，神志清楚，这是病邪在分肉腠理之间，治疗时宜温卧取汗，应用大针刺治，补益不足的正气，祛除有余的邪气，才能恢复正常。痱病，为全身并无疼痛，但四肢弛缓不收，神志虽乱而不很严重，讲话声音细微，但尚能勉强听清，这样的可以治疗；病重而不能讲话的，就不可治了。病先起于阳分，再入于阴分的，应先刺其阳经，然后再刺阴经，并用浅刺的方法。

热病已经三天，气口脉象和缓安静，人迎脉象疾数，应随证取治于各阳经，在治疗热病的五十九个穴中选穴，以泻其热邪发其汗，并应配合应用充实阴经的针法，以补阴分的不足。若发热严重，而阴阳之脉反而出现平静的，不可针刺；若还有针刺的可能，应立即针刺，则邪不从汗出，可从泻解。所谓不可针刺的，是有死亡的征象。

热病已经七八天，寸口脉象躁动并有气喘头眩，当立即针刺，使其汗出热

原文

偏枯，身偏不用而痛，言不变，志不乱，病在分腠之间，宜温卧取汗，巨针取之，益其不足，损其有余，乃可复也。痱之为病也，身无痛者，四肢不收，智乱不甚，其言微知，可治；甚则不能言，不可治也。病先起于阳，后入于阴者，先取其阳，后取其阴，浮而取之。

热病三日，而气口静，人迎躁者，取之诸阳，五十九刺，以泻其热而出其汗，实其阴以补其不足者。身热甚，阴阳皆静者，勿刺也；其可刺者，急取之，不汗出则泻。所谓勿刺者，有死征也。

热病七日八日，脉口动喘而眩者，急刺之，汗且自出，浅刺手大指间。

散，应浅刺手大指间的穴位。热病七八天，脉象微小，患者尿血，口中发干，过一天半就会死亡；出现代脉的，一天内就会死亡。热病已经出汗了，而脉象仍躁动，气喘又见发热的，不宜再针刺，气喘剧烈的就会死亡。

热病七八天，脉没有躁象，即使有了躁象，但并无散象、数象，过三天能有汗的，则病愈；如果三日后无汗，第四天就会死亡。未曾得汗出的患者，也不用再浅刺腠理以求发汗解表。

热病先见皮肤疼痛、鼻塞不通、面部水肿，当用浅刺皮肤的针法，用九针中的第一针，在治疗热病的五十九个穴位中选穴针刺；如鼻生小疹，应当取治肺经，不能取治于“火”，所谓“火”，就是指心经。热病先见皮肤粗涩，四肢乏力，心中烦闷，发热，口唇咽喉干燥，当取治于血脉，用九针中的第一针，在治疗热病的五十九个穴位中选取与血脉有关的穴位针刺；若腹胀，口干、出冷汗，应取治于心经，不能取治于“水”，所谓“水”，就是指肾经。热病口干多饮，易惊，卧眠不安，当取治于肌肉，用九针中的第六针，在五十九穴中选穴；如见眼角发青，应取治于脾经，不可取治于“木”，所谓“木”，就是指肝经。热病面青脑痛，手足躁动，当取治于筋间。用九针中的第四针，以治其四肢厥逆；如筋躄足不能行，泪流不止，当取治于肝经，不可取治于“金”，所谓“金”，就是指肺经。热病有屡发惊痫、手足抽搐、精神狂乱的，当取治于血脉，用九针中的第四针，立即泻其亢盛的热邪；如癫疾而毛发脱落，当取治于心经，不可取治于“水”，所谓“水”，就是指肾经。热病见身重骨痛，耳聋，常想闭目，当取治于骨，用九针中的第四针，在五十九个穴位中选穴针刺。骨病不思

热病七日八日，脉微小，病者溲血，口中干，一日半而死；脉代者，一日死。热病已得汗出，而脉尚躁，喘且复热，勿庸刺，喘甚者死。

热病七日八日，脉不躁，躁不散数，后三日中有汗；三日不汗，四日死。未曾汗者，勿腠刺之。

热病先肤痛，窒鼻，充面，取之皮，以第一针，五十九刺；苛轸鼻，索皮于肺，不得索之火，火者心也。热病先身涩，烦而热，烦悗，唇嗌干，取之脉，以第一针，五十九刺；腹胀口干，寒汗出，索脉于心，不得索之水，水者肾也。热病嗌干多饮，善惊，卧不能安，取之肤肉，以第六针，五十九刺；目眦青，索肉于脾，不得索之木，木者肝也。热病面青脑痛，手足躁，取之筋间，以第四针于四逆；筋躄目浸，索筋于肝，不得索之金，金者肺也。热病数惊，瘛疭而狂，取之脉，以第四针，急泻有余者；癫疾毛发去，索血于心，不得索之水，水者肾也。热病身重骨痛，耳聋而好瞑，取之骨，以第四针，五十九刺；骨病不食，啮齿耳青，索骨

饮食，咬牙，两耳发青，当取治于肾经，不可取治于“土”，所谓“土”，就是指脾经。热病，不能自知其病处，耳聋，四肢弛缓不收，口干，阳分热势很重而阴分仅有寒意，是邪热深入骨髓，为不可治的死症。热病头痛，颞颥部连及眼区的脉络抽掣作痛，鼻易出血，这是厥热病，用九针中的第三针，根据病情的虚实，泻其有余的实邪，补其正气的不足。热病身体沉重，肠中有热，用九针中的第四针，取脾胃两经的腧穴及各足趾间的穴位，同时还可以针刺胃经的络穴，以调治脾胃之气。热病，脐周围骤然疼痛，胸胁满闷，当取涌泉穴与阴陵泉穴，用九针中的第四针（锋针）。热病汗将出，脉证相符可用针发汗者，当取鱼际、太渊、大都、太白穴，用泻法可以退热，用补法可以出汗，如果汗出太多，可取内踝上横纹处三阴交穴以止汗。热病如已汗出而脉象尚躁盛的，这是阴脉虚弱已极，为死症；如果汗出后脉象平静的，则预后良好。热病脉现躁象而不得汗出的，这是阳脉亢盛已极，为死症；如果脉象躁盛，出汗后脉平静的，则预后良好。

热病有九种死症不可用针刺治疗：一是不出汗，颧骨发红而呃逆的，是死症；二是泄泻而腹部胀满严重的，是死症；三是双目视物不清，发热不退的，是死症；四是老年人和婴儿，发热而腹部胀满的，是死症；五是不出汗，呕血下血的，是死症；六是舌根溃烂，发热不退的，是死症；七是咯血而鼻出血，汗不得出，即使出汗也到不了足部的，是死症；八是热邪深入骨髓的，是死症；九是热甚而发痉的，是死症；痉是指脊背反张、肢体抽搐、牙关紧闭、咬牙等。凡是以上所列举的九种死症，都不可以针刺。

于肾，不得索之土，土者脾也。热病不知所痛，耳聋，不能自收，口干，阳热甚，阴颇有寒者，热在髓，死不可治。热病头痛，颞颥，目瘈脉痛，善衄，厥热病也，取之以第三针，视有余不足，热病体重，寒热痔。肠中热，取之以第四针，于其俞及下诸指间，索气于胃络，得气也。热病，挟脐急痛，胸胁满，取之涌泉与阴陵泉，取以第四针，针嗌里。热病而汗且出，及脉顺可汗者，取之鱼际、太渊、大都、太白，泻之则热去，补之则汗出，汗出太甚，取内踝上横脉以止之。热病已得汗而脉尚躁盛，此阴脉之极也，死；其得汗而脉静者，生。热病脉尚盛躁而不得汗者，此阳脉之极也，死；脉盛躁得汗静者，生。

热病不可刺者有九：一曰，汗不出，大颧发赤，哕者死；二曰，泄而腹满甚者死；三曰，目不明，热不已者死；四曰，老人婴儿，热而腹满者死；五曰，汗不出，呕下血者死；六曰，舌本烂，热不已者死；七曰，咳而衄，汗不出，出不至足者死；八曰，髓热者死；九曰，热而痉者死，腰折，瘛疭，齿噤龂也。凡此九者，不可刺也。

所谓治热病的五十九个穴，就是两手外侧与内侧各有三穴，共计十二穴；手五指间各一穴，左右共八穴，足五趾间也是这样；头部入发际一寸，中行向两侧旁开分为三处，每侧各有三穴，左右共六穴；再从入发际的中行向后三寸的两边各有五穴，左右共十穴；耳前后各一穴，口下一穴，项中一穴，共六穴；巅顶一穴，囟会一穴，前发际一穴，后发际一穴，廉泉一穴，风池二穴，天柱二穴，共计五十九穴。

胸中气满喘息的，当取足太阴经足大趾端距离爪甲约韭叶宽处的隐白穴，寒证留针，热证急速出针，待上逆之气下降，喘已平定为止。心疝病，突然发作疼痛，可取足厥阴、足太阴两经，针刺放尽络脉中的瘀血。喉痹，舌卷曲不伸，口干，心烦、心痛，手臂内侧疼痛，不能上举到头部，当取环指爪甲端距离如韭菜叶宽处的关冲穴。眼睛发红疼痛，病从内眼角开始的，当取阴跻脉的照海穴刺之。风痉出现角弓反张，先取足太阳经腘窝中的委中穴，并在浮浅的血络上针刺泻血；如中焦有寒的，兼取足三里穴。小便不通，可取阴跻脉的照海穴和足大趾毫毛处的大敦穴，并在肝肾两经的血络上针刺泻血。男子患了像疝瘕样的病，女子患了像怀胎恶阻的病，身体腰脊像分解样难受，并且不思饮食，可先取涌泉穴出血，再观察足背上的血络盛满之处，也同样地针刺泻血。

所谓五十九刺者，两手外内侧各三，凡十二痏；五指间各一，凡八痏，足亦如是；头入发一寸傍三分各三，凡六痏；更入发三寸边五，凡十痏；耳前后口下者各一，项中一，凡六痏；巅上一，囟会一，发际一，廉泉一，风池二，天柱二。

气满胸中喘息，取足太阴大指之端，去爪甲如薤叶，寒则留之，热则疾之，气下乃止。心疝暴痛，取足太阴、厥阴，尽刺去其血络。喉痹舌卷，口中干，烦心心痛，臂内廉痛不可及头，取手小指次指爪甲下去端如韭叶。目中赤痛，从内眦始，取之阴跻。风痉身反折，先取足太阳之腘中及血络出血；中有寒，取三里。癃，取之阴跻及三毛上及血络出血。男子如蛊，女子如阻，身体腰脊如解，不欲饮食，先取涌泉见血，视跗上盛者，尽见血也。

相关知识链接 /

《灵枢》五十九刺——治疗热病的五十九个穴位 身体的五十九个穴位，这些穴位包括“两手外内侧各三”，指两手内侧少商、少冲、中冲穴，两手外侧商阳、关冲、少泽穴，这六个穴位均为双穴，共计12穴。“五指间各一，凡八痏，足亦如是”，指掌指关节后的后溪、中渚、三间、少府穴和跖趾关节后的束骨、足临泣、陷谷、太白穴，这八个穴位均为双穴，左右共计16穴。“头入发一寸，旁三分各三”，指五处、承光、通天穴，均为双穴，计6穴。“更入发三寸边五”，指头临泣、目窗、正营、承灵、脑空穴，均为双穴，共计10穴。“耳前后口下者各一”，指耳前的听会、耳后的完骨、口下的承浆穴，其中承浆为单穴，听会、完骨为双穴，共计5穴。“项中一”，指大椎穴，为单穴，计1穴。“巅上一”，指百会穴，为单穴，计1穴。“囟会一”，指囟会穴，为单穴，计1穴。“发际一”：指前发际的神庭穴，和后发际的风府穴，均为单穴，计2穴。“廉泉一，风池二，天柱二”，指廉泉穴、风池穴、天柱穴，廉泉为单穴，风池、天柱为双穴，共计5穴。

值得一提的是，本篇所记载的这五十九个穴位，与《素问·水热穴论篇》记载的“热病五十九俞”有所不同。明代医学家张介宾注说：“考二篇之异同，则唯百会、囟会、五处、承光、通天、临泣、目窗、正营、承灵、脑空等十八穴相合，其余皆异。然观本篇所言者多在四肢，盖以泻热之本也；《素问·水热穴论篇》所言者多随邪之所在，盖以泻热之标也”，意即本篇所载的五十九穴是治疗热证之根本的穴位。

厥病第二十四

厥病是指经气上逆引起的一系列疾病。文中主要介绍了因经气上逆引起的头痛、心痛等病的症状、治疗和预后等，并讨论了虫瘕和蛟蛕等肠道寄生虫以及耳鸣、耳聋、风痹等的刺法。

邪气上逆而致的头痛，如见面部水肿并且心中烦躁的，当取足阳明、足太阴经刺治。邪气上逆而致的头痛，如见头部沿一定脉络作痛，心中悲苦，爱哭泣，诊察其头部脉络有搏动激烈、异常盛满之处，先针刺泻血，然后调治足厥阴经。邪气上逆而致的头痛，头眩晕沉重、痛处固定不移，应用泻法，取头部中行督脉与两旁的足太阳、足少阳经，共计五行，每行五穴，选穴针刺；先取手少阴经，后取足少阴经的腧穴。邪气上逆而致的头痛，记忆力减退，触摸不到痛之所在，当取头面部左右的足阳明经脉，然后再刺足太阴经脉穴位。邪气上逆而致的头痛，项部先痛，然后腰脊也相应作痛，当先取天柱穴，后取足太阳经的腧穴。邪气上逆而致的头痛，头痛剧烈，耳前后的脉络搏动明显而有热，应先取局部表浅血管适量放血，后刺足少阳经的腧穴。真头痛，痛得剧烈，满脑都痛，手足冷至肘膝关节的，这是不治的死症。头痛，但不可取固定腧穴施治的，是因为击伤或从高处跌落后，有瘀血留阻于内；如局部肌肉损伤，疼痛不止，只可在痛处斜

原文

厥头痛，面若肿起而烦心，取之足阳明、太阴。厥头痛，头脉痛，心悲，善泣，视头动脉反盛者，刺尽去血，后调足厥阴。厥头痛，贞贞头重而痛，泻头上五行，行五，先取手少阴，后取足少阴。厥头痛，意善忘，按之不得，取头面左右动脉，后取足太阴。厥头痛，项先痛，腰脊为应，先取天柱，后取足太阳。厥头痛，头痛甚，耳前后脉涌有热，泻出其血，后取足少阳。真头痛，头痛甚，脑尽痛，手足寒至节，死不治。头痛不可取于俞者，有所击堕，恶血在于内；若肉伤，痛未已，可则刺，不可远取

刺，不可远距离取穴。又有一种头痛不可用针刺的，是由于严重的痹证酿成的头痛，每日都发作的，用针刺只能使疼痛稍有减轻，但无法根治。头一侧寒凉而疼痛的，当先取手少阳、手阳明经，后取足少阳、足阳明经的腧穴刺治。

厥心痛，疼痛牵引至背部，并有拘急感，似从背部触动心脏一样，以致弯腰曲背，这是肾经邪气上犯于心的肾心痛，当先取京骨穴、昆仑穴，针后痛仍不止，可再取然谷穴。厥心痛，腹胀胸满，心痛尤为剧烈，这是胃经邪气犯于心的胃心痛，当取大都穴、太白穴。厥心痛，痛如锥针刺心，心口疼痛剧烈，这是脾气厥逆的脾心痛，当取然谷穴、太溪穴刺治。厥心痛，面色苍白如死人，整日疼痛不止，这是肝气厥逆犯心的肝心痛，当取治行间穴、太冲穴。厥心痛，卧床休息或闲居静养时，疼痛减轻，劳动或活动后疼痛就加重，但面色不变，这是肺气逆乱犯心的肺心痛，当取鱼际穴、太渊穴针治。真心痛，手足冷至肘膝关节，心痛剧烈，清晨发作的到晚间就会死亡，晚间发作的到次日清晨就会死亡。心痛不可以用针刺的，是因为内有积聚或瘀血，所以不可以取穴治疗。

肠内有虫积和蛔虫一类的病，都不适宜用小针治疗。腹部疼痛，痛苦难忍，内有肿块，上下游移不定，痛呈阵发性、时休时止，腹中发热，口渴流涎，这是有蛔虫的征象。治疗时手指并拢按住虫动处，勿使其移动，再用大针刺之，手仍按住，待虫不动，才可出针。一般来说，脘腹懊憹作痛，并有结块在中而上冲的，就是有虫的表现。

耳聋不能闻声，当取耳中的听宫穴；耳鸣，应刺耳前动脉处的耳门穴；耳内疼痛，不可用针刺治疗的，就是指耳内有脓，或有干耳垢，以致失聪的疾患。治

也。头痛不可刺者，大痹为恶，日作者，可令少愈，不可已。头半寒痛，先取手少阳、阳明，后取足少阳、阳明。

厥心痛，与背相控，善瘛，如从后触其心，伛偻者，肾心痛也，先取京骨、昆仑，发针不已，取然谷。厥心痛，腹胀胸满，心尤痛甚，胃心痛也，取之大都、太白。厥心痛，痛如以锥针刺其心，心痛甚者，脾心痛也，取之然谷、太溪。厥心痛，色苍苍如死状，终日不得太息，肝心痛也，取之行间、太冲。厥心痛，卧若徒居，心痛间，动作痛益甚，色不变，肺心痛也，取之鱼际、太渊。真心痛，手足清至节，心痛甚，旦发夕死，夕发旦死。心痛不可刺者，中有盛聚，不可取于俞。

肠中有虫瘕及蛟蛕，皆不可取以小针。心腹痛，憹作痛，肿聚往来上下行，痛有休止，腹热，喜渴涎出者，是蛟蛕也。以手聚按而坚持之，无令得移，以大针刺之，久持之，虫不动，乃出针也。恙腹憹痛，形中上者。

耳聋无闻，取耳中；耳鸣，取耳前动脉；耳痛不可刺者，耳中有脓，

疗耳聋，当取环指和足第四趾端外侧爪甲上与肉相交处的穴位，先刺手关冲穴，后刺足窍阴穴。治疗耳鸣，应取手中指端爪甲角的中冲穴和足大趾外侧爪甲部的大敦穴，左耳鸣的取右侧穴，右耳鸣的取左侧穴，治疗时先取手，后取足。

足部腿股部不能抬起的，可令患者侧卧，在髀枢中的环跳穴，用员利针刺之，不可用大针刺治。大便泻注下血，当取曲泉穴。

风痹，病程长久不愈；脚冷得像踏在冰上，有时又像浸泡在滚热的沸水中，大小腿部关节受到损害，并见心烦头痛，时而呕吐或满闷，眩晕过后就出虚汗，时间久了就感到目眩，心情悲伤，容易恐惧，呼吸短促，闷闷不乐，这样不出三年就会死亡。

若有干耵聍，耳无闻也。耳聋，取手足小指次指爪甲上与肉交者，先取手，后取足。耳鸣，取手足中指爪甲上，左取右，右取左，先取手，后取足。

足髀不可举，侧而取之，在枢合中，以员利针，大针不可刺。病注下血，取曲泉。

风痹淫泺，病不可已者，足如履冰，时如入汤中，股胫淫泺，烦心头痛，时呕时悗，眩已汗出，久则目眩，悲以喜恐，短气，不乐，不出三年，死也。

相关知识链接／

真头痛与真心痛 真头痛是一种较为剧烈的头痛，症见“头痛甚，脑心痛，手足寒至节”，属于危急重症，包括西医学的脑出血、颅脑肿瘤等疾病。真心痛是一种心前区的剧烈疼痛，同时伴有面色苍白、冷汗淋漓、四肢发凉、脉微欲绝等临床表现，类似于西医学的急性心肌梗死，为危急重症。这两种疾病是无法用针灸治愈的，所以在临床遇到这两种疾病的时候，需尽快将患者送到医院救治，否则可能就会发生“死不治”和“旦发夕死，夕发旦死”的悲剧。

病本第二十五

病本，是指疾病的根本。本篇阐述了治疗疾病的先后原则，需根据得病的先后、病情的轻重缓急来确定先治本还是先治标，最后提出了“间者并行，甚为独行”的治疗原则，本篇可与《素问·标本病传论》对比阅读。

先患某种疾病而后致气血逆乱的，当以治病为本。先因气血逆乱而后患病的，当以调和气血为本。先有寒性疾病，而后引起其他病变的，当以治疗寒性疾病为本。若先已有病，而后发生寒证的，以治先病为本。先有热性疾病而后引起其他病变的，当以治疗热性疾病为本。先患某病而发生泄泻的，应先治其本病。先患泄泻而后发生其他病变的，当以治疗泄泻为本，必先治好泄泻，然后再治疗其他疾病。先患某病而后发生中满证的，当先调治中满。先患中满而后发生心烦不安的，当先治疗中满之本病。人有感受外界非时而至的六淫邪气引起发病的，也有因不能适应按时而至的六气引起发病的，不论哪种情况，凡出现大小便不利症状，都应首先救治这个紧急的标病。如果大小便通利而无其他紧急现象，就先治其本病。

一般发病后见邪盛有余的实证，应当采取“本而标之”的方法，先治其邪盛之本，然后治疗其他标病；如果发病后见不足的虚证，应采取“标而本之”的方法，先治其正气不足之标，后治由邪气引发疾病之本。总之，治病必须慎重观察病情的深浅程度，根据以下法则进行调治：病情轻浅的可以标本兼治，病情深重的，就应集中力量治本或治标。例如，先有大小便不利而后出现其他病变的，当先治疗大小便不利这个本病。

原文

先病而后逆者，治其本。先逆而后病者，治其本。先寒而后生病者，治其本。先病而后生寒者，治其本。先热而后生病者，治其本。先病而后生热者，治其本。先病而后泄者，治其本。先泄而后生其他病者，治其本，必且调之，乃治其他病。先病而后中满者，治其标。先中满而后烦心者，治其本。有客气，有固气。大小便不利，治其标；大小便利，治其本。

病发而有余，本而标之，先治其本，后治其标；病发而不足，标而本之，先治其标，后治其本。谨察间甚，以意调之，间者并行，甚为独行。先小大便不利而后生他病者，治其本也。

杂病第二十六

杂病，是指病种较多而又不太好分类并且不是非常严重的疾病。本篇介绍了一些临床常见的疾病，如咽喉干燥、膝关节痛、喉痹、牙痛、腰痛等的治疗，因此名为“杂病”。

经气厥逆，在挟背两旁作痛，上至头顶，头昏沉重，双目视物不清，腰脊强直，当取足太阳经腘窝委中穴的络脉刺血。经气厥逆，胸中满闷，面部水肿，口唇肿起而流涎，突然讲话困难，严重时甚至不能言语，应取足阳明经穴位针治。经气厥逆上冲于喉，以致不能言语，手足清冷，大便不利，当取足少阴经穴位针治。经气厥逆，腹部膨膨胀满，寒气内盛，肠鸣作响，大小便不利，当取足太阴经穴位针治。

咽喉干燥，口中发热如胶样黏稠，当取足少阴经穴位针治。

膝关节疼痛，取犊鼻穴，用员利针刺治，出针之后，间隔一定时间还可再刺。由于员利针的针身大如氂尾，用来刺治膝关节无疑是最合适的。

喉痹患者，不能讲话的，取足阳明经穴位针治；若还能讲话的，应取手阳明经穴位针治。

疟疾口不渴，隔日发作的，取足阳明经穴位针治；若口渴而每日发作的，当取手阳明经穴位刺治。

原文

厥，挟脊而痛至顶，头沉沉然，目䀮䀮然，腰脊强，取足太阳腘中血络。厥，胸满面肿，唇漯漯然，暴言难，甚则不能言，取足阳明。厥，气走喉而不能言，手足清，大便不利，取足少阴。厥，而腹向向然，多寒气，腹中穀穀，便溲难，取足太阴。

嗌干，口中热如胶，取足少阴。

膝中痛，取犊鼻，以员利针，针发而间之。针大如氂，刺膝无疑。

喉痹，不能言，取足阳明；能言，取手阳明。

疟，不渴，间日而作，取足阳明；渴而日作，取手阳明。

牙齿疼痛，不怕冷饮的，取足阳明经穴位针治；如怕冷饮的，当取手阳明经穴位针治。

耳聋而不疼痛的，可取足少阳经穴位针治；耳聋而疼痛的，应取手阳明经穴位针治。

鼻出血不止，并流出紫黑色血块的，应取足太阳经穴位针治；如血已凝滞，应取手太阳经穴位针治；如不愈，刺腕骨穴，还不愈的，可刺腘窝委中穴出血。

腰痛，痛处发寒的。取足太阳和足阳明经穴位针治；痛处发热的，取足厥阴经穴位针治；腰痛的不能前后俯仰的，取足少阳经穴位针治；若兼有内热而喘的，取足少阴经穴位及腘窝委中处络脉出血。

易怒而不思饮食，讲话少的，应取足太阴经穴位针治；易怒而讲话特别多的，可针刺足少阳经穴位。

腮部疼痛，应针刺手阳明经的穴位和腮部搏动强烈的穴位，使之出血。

项部疼痛而不能俯仰的，应针刺足太阳经的穴位；如果不能左右顾盼的，应针刺手太阳经穴位。

少腹胀满膨大，向上波及胃脘以及心胸部，发冷战栗时常有寒热往来，小便不利，当取足厥阴经穴位针治。腹部胀满，大便不利，腹胀大影响到胸部与喉部，喘息有声，当取足少阴经穴位刺治。腹部胀满，食物积滞不化，腹中鸣响，大便不通，当取足太阴经穴位针治。

心痛牵引至腰背作痛，恶心欲吐，当取足少阴经穴位针治。心痛，腹胀，大便涩滞不爽，当取足太阴经穴位针治。心痛牵引至背部作痛，呼吸不利，可针刺

齿痛，不恶清饮，取足阳明；恶清饮，取手阳明。

聋而不痛者，取足少阳；聋而痛者，取手阳明。

衄而不止，衃血流，取足太阳；衃血，取手太阳；不已，刺腕骨下，不已，刺腘中出血。

腰痛，痛上寒，取足太阳、阳明；痛上热，取足厥阴；不可以俯仰，取足少阳；中热而喘，取足少阴、腘中血络。

喜怒而不欲食，言益少，刺足太阴；怒而多言，刺足少阳。

颇痛，刺手阳明与颇之盛脉出血。

项痛不可俯仰，刺足太阳；不可以顾，刺手太阳也。

小腹满大，上走胃至心，淅淅身时寒热，小便不利，取足厥阴。腹满，大便不利，腹大，亦上走胸嗌，喘息喝喝然，取足少阴。腹满，食不化，腹向向然，不能大便，取足太阴。

心痛引腰脊，欲呕，取足少阴。心痛，腹胀，啬啬然大便不利，取足太阴。心痛引背，不得息，刺足少阴；

足少阴经穴位；如疼痛仍不止，当取手少阳经穴位针治。心痛牵引至少腹胀满，上下窜痛无定处，大小便不利，可针刺足厥阴经穴位。心痛，只觉气短，呼吸困难，当取手太阴经穴位针刺。心痛，针刺第九节胸椎棘突下的筋缩穴，先在穴位上按揉，刺后再继续按揉，可立即止痛；如疼痛不止，再在该处上下寻求于本病有关的穴位刺治，就可立即止痛。

腮痛，针刺足阳明经在曲周动脉的颊车穴出血，可立即止痛。如痛不止。再按压人迎穴，就可立即止痛。

气逆上冲，可刺胸骨两旁肌肉隆起之间凹陷处的穴位，以及下胸部的动脉。

腹痛，应刺脐左右动脉处的天枢穴，刺后按压该处，则疼痛立止；如痛不止，再刺气冲穴，刺后按压，就会立即止痛。

治疗痿厥病，是将患者的四肢束缚起来，待患者感觉气闷，就立即解开，每天两次，不知痛痒的，用此法治疗十天就会有效，不要间断，一直到病愈为止。

呃逆，用草刺激鼻孔，使之打喷嚏，打喷嚏后呃逆即止；可又以闭口暂行呼吸，快速引其上逆之气下行，就可止住呃逆；还可以使呃逆者突然受惊，也可立即治愈。

不已，刺手少阳。心痛引小腹满，上下无常处，便溲难，刺足厥阴。心痛，但短气不足以息，刺手太阴。心痛，当九节刺之，已刺按之，立已；不已，上下求之，得之立已。

颇痛，刺足阳明曲周动脉见血，立已；不已，按人迎于经，立已。

气逆上，刺膺中陷者与下胸动脉。

腹痛，刺脐左右动脉，已刺按之，立已；不已，刺气街，已刺按之，立已。

痿厥，为四末束悗，乃疾解之，日二，不仁者，十日而知，无休，病已止。

哕，以草刺鼻嚏，嚏而已；无息，而疾迎引之，立已；大惊之，亦可已。

相关知识链接／

“间者并行，甚者独行”的治疗原则 “间”，指病势缓而较轻，且症状较多；“并行”，指可以采用几种治法全面治疗，即相当于综合全面的治疗方法；“甚”，指病势危急严重而症状较少；“独行”，指抓住主症用一种方法对症治疗，即相当于抓住重点突击治疗。例如，如果在临床治疗慢性疾病，可以用较为缓和的方法全面调理；遇到急性病，则需“急则治其标”，直接针对较急的病证进行对症治疗，等到病情稳定以后再全面调理。

周痹第二十七

周痹，是指痛处遍及全身的痹证。周痹是由于风寒湿邪乘虚侵入血脉、肌肉，致使气血不能周流的病证。本篇主要介绍了周痹的病机特点、临床表现和治疗方法等，并论述了周痹和众痹的鉴别要点。

黄帝问岐伯说：人患了周痹，邪气随着血脉上下移动，疼痛上下左右相应，邪窜全身连孔穴般的空隙也在所难免，请问这样的疼痛，是邪在血脉之中呢？还是在分肉之间呢？致病原因是什么？当疼痛移动的时候，速度很快而来不及下针，当某个部位的疼痛比较集中时，还来不及决定如何治疗，而疼痛就停止了，这是什么道理？我很想明白其中的缘故。岐伯回答说：这是众痹，而不是周痹。

黄帝说：我很想听你讲一下众痹。岐伯回答说：众痹是可散发在人体各处的一种病痛，疼痛交互发作和停止，邪气随时停留随时转移，左右相互影响，相互对应，但不能遍及全身，疼痛易发易止。黄帝说：对。应该怎样去针治呢？岐伯说：针刺治疗众痹病，疼痛虽已经停止，也应在病处刺治，不要让它复发。

黄帝说：讲得对。我想再听你讲讲周痹是怎么回事。岐伯回答说：周痹，是邪在血脉中，随血脉流行全身，不似众痹那样疼痛左右转移，而是全身各个部位

原文

黄帝问于岐伯曰：周痹之在身也，上下移徙，随其脉上下，左右相应，间不容空，愿闻此痛，在血脉之中邪？将在分肉之间乎？何以致是？其痛之移也，间不及下针，其慉痛之时，不及定治，而痛已止矣，何道使然？愿闻其故。岐伯答曰：此众痹也，非周痹也。

黄帝曰：愿闻众痹。岐伯对曰：此各在其处，更发更止，更居更起，以右应左，以左应右，非能周也，更发更休也。黄帝曰：善。刺之奈何？岐伯对曰：刺此者，痛虽已止，必刺其处，勿令复起。

黄帝曰：善。愿闻周痹何如？岐伯对曰：周痹者，在于血脉之中，随

同时都是受邪之处。黄帝说：如何针治呢？岐伯回答说：全身疼痛由上而下的，应先刺其下部以阻止病势的发展，然后刺其上部以去除病根；如疼痛是由下而上的，应先刺其上部以阻止病势的发展，然后再刺其下部以除其病根。

黄帝说：讲得好。这种疼痛是怎样产生的呢？根据什么来定名的呢？岐伯回答说：风寒湿气侵袭到体表分肉之间，分肉的津液受到邪气所迫而化为汁沫，遇到寒气就凝聚不散，聚则排挤分肉使之分裂，分裂则产生疼痛；痛时内部精神就集中在痛的部位，精神集中之处就会发热，痛遇热就能缓解，此处的疼痛暂时缓解后，他处的气血逆乱又产生了。于是疼痛又开始发作。此起彼落，形成了周痹的反复发作。这种病既不在内脏，也不在外表的皮肤，病邪单单滞留在分肉之间，致使真气不能周流全身，所以称为周痹。针刺治疗周痹，必先顺着足六经分布的部位按压，了解虚实，以及络脉的气血有无郁结不通，或因虚而脉络下陷于内，然后再进行调治，并可采用熨法来温通经脉，筋脉急紧活动障碍的，应针刺引其气使之通畅。

黄帝说：讲得好。我明白了这种病的发病机制，也知道了它的治疗法则。应根据九针的不同性能，运用九针，治疗十二经脉阴阳失调各种病证。

脉以上，随脉以下，不能左右，各当其所。黄帝曰：刺之奈何？岐伯对曰：痛从上下者，先刺其下以遏之，后刺其上以脱之；痛从下上者，先刺其上以遏之，后刺其下以脱之。

黄帝曰：善。此痛安生？何因而有名？岐伯对曰：风寒湿气，客于外分肉之间，迫切而为沫，沫得寒则聚，聚则排分肉而分裂也，分裂则痛，痛则神归之，神归之则热，热则痛解，痛解则厥，厥则他痹发，发则如是。此内不在脏，而外未发于皮，独居分肉之间，真气不能周，故命曰周痹。故刺痹者，必先切循其下之六经，视其虚实，及大络之血结而不通，及虚而脉陷空者而调之，熨而通之，其瘛坚，转引而行之。

黄帝曰：善。余已得其意矣，亦得其事也。九者经巽之理，十二经脉阴阳之病也。

相关知识链接/

周痹与众痹 根据本篇的记载可知，众痹的特点是痛无定处、时发时止、时上时下、时左时右、痛位众多，所以叫做“众痹”，与西医学中的骨质疏松、骨质增生、骨关节炎、退行性骨关节病等相似。而周痹的疼痛特点为上下流窜，而且既不在内，也不在外，是独居于“分肉之间”的疼痛性疾病，与西医学的神经痛性疾病较为相似。周痹与众痹的相似之处在于二者都是内生疾病，与外邪侵袭无关。

口问第二十八

本篇首先提出外感六淫邪气、内伤七情、饮食起居等是常见的致病原因，其后论述了欠、哕、唏、振寒、噫、嚏、亸、泣涕、太息、涎下、耳鸣、啮舌等由于十二奇邪上走孔窍所致的十二种疾病的病机和治法，这些内容是岐伯从他先师那里口授而得来的知识，故篇名为“口问”。

黄帝闲暇之时，屏退左右的人问岐伯说：我已经知道关于九针在针经上的记载，对属阴属阳及逆顺走向的手足六经都已经讲完了，还想了解你从别人的口述中得到的医学知识。岐伯离开了座位，再行礼之后说：您问得好啊！这些知识都是先师口传给我的。黄帝说：我希望听听这些口传的医学知识。岐伯答道：一切疾病的开始，都由于风雨寒暑、阴阳失调、喜怒失常、饮食不节、居处不慎、大惊猝恐等原因，导致了气血分离，阴阳破散，经络闭塞，脉道不通，阴阳逆乱，卫气滞留，经脉空虚，气血循行失常，于是人体失去了正常状态。这些古代医经文献上没有记载的病证，让我来说明其道理及治疗方法吧。

黄帝问：人打呵欠，是什么邪气造成的？岐伯答道：卫气在白天行于阳分，夜晚则行于阴分。阴主夜，夜主卧而睡。阳主升在上，阴主降在下，人在夜晚将睡眠之时，阴气聚集于下，阳气还未全入阴分，阳引阴气向上，阴引阳气向下，

原文

黄帝闲居，辟左右而问于岐伯曰：余已闻九针之经，论阴阳逆顺，六经已毕，愿得口问。岐伯避席再拜曰：善乎哉问也！此先师之所口传也。黄帝曰：愿闻口传。岐伯答曰：夫百病之始生也，皆生于风雨寒暑，阴阳喜怒，饮食居处，大惊卒恐，则血气分离，阴阳破败，经络厥绝，脉道不通，阴阳相逆，卫气稽留，经脉虚空，血气不次，乃失其常。论不在经者，请道其方。

黄帝曰：人之欠者，何气使然？岐伯答曰：卫气昼日行于阳，夜半则行于阴。阴者主夜，夜者主卧；阳者主上，阴者主下。故阴气积于下，阳气未尽，阳引而上，阴引而下，阴阳

阴阳上下相引，于是呵欠连作。等到阳气皆入于阴分，阴气盛，就会闭目入睡；若阴气尽而阳气盛，人就清醒了。对于这样的病证，应泻足少阴肾经，补足太阳膀胱经。

黄帝问：人发生了呃逆，是什么邪气造成的？岐伯说：食物进入胃中，化生了胃气精微上注到肺。现胃已感受寒气，又新进饮食，寒邪与食滞都留于胃中，两者相扰乱，正邪相争，两气相并而逆，从胃中倒行而出，造成呃逆。治疗时，应补手太阴肺经，泻足少阴肾经。

黄帝问：人发生哽咽抽泣，是什么邪气造成的？岐伯说：这是由于阴气盛而阳气虚，阴气运行快速而阳气运行缓慢；以致阴气过盛而阳气衰竭，所以会发生哽咽抽泣。治疗时应补足太阳膀胱经，泻足少阴肾经。

黄帝问：人怕冷发抖，是什么邪气造成的？岐伯说：寒邪侵入皮肤，阴气偏盛，阳气偏虚，所以出现怕冷发抖。治疗时应在各阳经采用温补的方法。

黄帝问：人发生嗳气，是什么邪气造成的？岐伯说：寒气侵入胃中，厥逆之气从下向上扩散，再从胃中而出，这就形成了嗳气。应该温补足太阴脾经和足阳明胃经。或补足眉根部攒竹穴。

黄帝问：人打喷嚏，是什么邪气造成的？岐伯说：阳气和平顺利，盈溢胸中，上达于肺，出于鼻窍，成为喷嚏。治疗时应补足太阳膀胱经荥穴通谷穴，以及眉根部的攒竹穴。

黄帝问：人感到全身无力，疲困懈惰，是什么邪气造成的？岐伯说：胃气虚而不实，以致各经脉皆虚；诸脉空虚，就会导致筋脉松弛全身无力；筋脉松弛，

相引，故数欠。阳气尽，阴气盛，则目瞑；阴气尽而阳气盛，则寤矣。泻足少阴，补足太阳。

黄帝曰：人之哕者，何气使然？岐伯曰：谷入于胃，胃气上注于肺。今有故寒气与新谷气，俱还入于胃，新故相乱，真邪相攻，气并相逆，复出于胃，故为哕。补手太阴，泻足少阴。

黄帝曰：人之唏者，何气使然？岐伯曰：此阴气盛而阳气虚，阴气疾而阳气徐，阴气盛而阳气绝，故为唏。补足太阳，泻足少阴。

黄帝曰：人之振寒者，何气使然？岐伯曰：寒气客于皮肤，阴气盛，阳气虚，故为振寒寒栗。补诸阳。

黄帝曰：人之噫者，何气使然？岐伯曰：寒气客于胃，厥逆从下上散，复出于胃，故为噫。补足太阴、阳明。一曰补眉本也。

黄帝曰：人之嚏者，何气使然？岐伯曰：阳气和利，满于心，出于鼻，故为嚏。补足太阳荥、眉本。

黄帝曰：人之亸者，何气使然？岐伯曰：胃不实，则诸脉虚；诸脉虚，则

又强力行房，元气不能恢复，于是就发生了懈惰无力的弹证。针刺时，应根据病变的部位，在分肉施以补法。

黄帝问：人因悲哀而涕泪俱流，是什么邪气造成的？岐伯说：心为五脏六腑之主宰；眼睛是许多经脉聚会之处，又是眼泪的通路；口和鼻是气体出入的门户。人的悲哀忧愁等情态变化，首先激动了心神，心为之不安，继之影响到五脏六腑，又波及各经脉，而使目、口、鼻的液道开放，涕泪随之流出。人体的津液有渗灌精微濡养孔窍的作用，若上液通路开张则流泪，哭泣不止则精液耗损，精液干竭，精气不能向上灌注，则目无所见，这叫做夺精。治疗时应补天柱穴，该穴位于挟颈项部的足太阳膀胱经。

黄帝问：人的叹息，是什么邪气造成的？岐伯说：忧思使心系急迫，心系急迫则约束气道，气道受约则呼吸不利，所以就要叹息以伸展其气。治时应补手少阴心经、手厥阴心包经、足少阳胆经，采用留针的方法。

黄帝问：人流口涎，是什么邪气造成的？岐伯说：饮食入胃，胃中有热而使寄生虫蠕动，虫动则胃气弛缓，因而廉泉开张，所以口涎流出。应针补足少阴肾经。

黄帝问：人的耳中发生鸣响，是什么邪气造成的？岐伯说：耳是经脉聚会之处，如果胃中空就会使宗脉虚，宗脉虚则清阳不升而向下流行，因而入耳之脉衰竭，所以耳中鸣响。治疗时，应补足少阳胆经的客主人穴及位于手大指爪甲角的手太阴肺经的少商穴。

黄帝问：人有时自咬其舌，是什么邪气造成的？岐伯说：这是由于厥逆之气

筋脉懈惰；筋脉懈惰，则行阴用力，气不能复，故为弹。因其所在，补分肉间。

黄帝曰：人之哀而泣涕出者，何气使然？岐伯曰：心者，五脏六腑之主也；目者，宗脉之所聚也，上液之道也；口鼻者，气之门户也。故悲哀愁忧则心动，心动则五脏六腑皆摇，摇则宗脉感，宗脉感则液道开，液道开故泣涕出焉。液者，所以灌精濡空窍者也，故上液之道开则泣，泣不止则液竭，液竭则精不灌，精不灌则目无所见矣，故命曰夺精。补天柱经侠颈。

黄帝曰：人之太息者，何气使然？岐伯曰：忧思则心系急，心系急则气道约，约则不利，故太息以伸出之。补手少阴、心主、足少阳，留之也。

黄帝曰：人之涎下者，何气使然？岐伯曰：饮食者，皆入于胃，胃中有热则虫动，虫动则胃缓，胃缓则廉泉开，故涎下。补足少阴。

黄帝曰：人之耳中鸣者，何气使然？岐伯曰：耳者，宗脉之所聚也，故胃中空则宗脉虚，虚则下溜，脉有所竭者，故耳鸣。补客主人、手大指爪甲上与肉交者也。

黄帝曰：人之自啮舌者，何气使

上行，影响到各经脉之气上逆所致，故有所区别。例如，少阴脉气上逆就会咬舌，少阳脉气上逆就会咬颊部，阳明脉气上逆就会咬口唇。治疗时应视其所咬的部位所属经脉，而施行补法。

总之，上述十二种病证，都是奇邪上走头面孔窍引起的，邪气所侵害的部位，都由于正气不足的缘故。凡上部正气不足，就会出现脑髓不充，耳中鸣响，头沉倾斜，双目昏眩；中部正气不足，就会出现二便失调，腹中肠鸣；下部正气不足，就会出现四肢萎弱无力或厥冷，心胸满闷。治疗时，补足太阳经位于足外踝下的昆仑穴，并用留针法。

黄帝问：上述各种病证应怎样治疗？岐伯说：肾主呵欠，治疗应取足少阴肾经；肺主呃逆，应取手太阴肺经及足少阴肾经；哽咽抽泣的是由于阴盛阳衰，应补足太阳膀胱经，泻足少阴肾经；怕冷发抖的，要补各阳经；嗳气的，应补足太阴脾经和足阳明胃经；打喷嚏的，当补足太阳膀胱经的攒竹穴；肢体懈惰无力的，应根据发病部位，补分肉间；哭泣涕泪的，应补位于项后中行两旁的足太阳膀胱经天柱穴；叹气的，当补手少阴心经、手厥阴心包经、足少阳胆经，用留针法；流涎的，当补足少阴肾经；耳鸣的，补足少阳胆经的客主人穴及位于手大指爪甲角部的少商穴；自咬其舌的，应根据发病部位的所属经脉分别施用补法；目眩头倾的，当补足外踝下的昆仑穴，用留针法；肢痿无力而厥冷，心胸窒闷的，刺足大趾本节后二寸处，用留针法，另有治此病用针刺足外踝后的昆仑穴，也用留针法。

然？岐伯曰：此厥逆走上，脉气辈至也。少阴气至则啮舌，少阳气至则啮颊，阳明气至则啮唇矣。视主病者，则补之。

凡此十二邪者，皆奇邪之走空窍者也。故邪之所在，皆为不足。故上气不足，脑为之不满，耳为之苦鸣，头为之苦倾，目为之眩；中气不足，溲便为之变，肠为之苦鸣；下气不足，则乃为痿厥心悗。补足外踝下，留之。

黄帝曰：治之奈何？岐伯曰：肾主为欠，取足少阴。肺主为哕，取手太阴、足少阴。唏者，阴盛阳绝，故补足太阳、泻足少阴。振寒者，补诸阳。噫者，补足太阴、阳明。嚏者，补足太阳、眉本。亸，因其所在，补分肉间。泣出，补天柱经挟颈，侠颈者，头中分也。太息，补手少阴、心主、足少阳，留之。涎下，补足少阴。耳鸣，补客主人、手大指爪甲上与肉交者。自啮舌，视主病者，则补之。目眩、头倾，补足外踝下，留之。痿厥、心悗，刺足大指间上二寸，留之；一曰足外踝下，留之。

师传第二十九

本篇介绍了如何通过问诊来了解疾病的性质，从中推论病机和正确适宜的治疗方法，并讲述了通过观察外部形态来测知内部脏器盛衰常变的一般规律，强调了问诊和望诊在临床诊疗疾病时的重要性。由于本篇所记述的内容，都是先师传授的宝贵经验，没有记载在书籍上的，所以以“师传”作为篇名。

黄帝说：我听说先师有许多心得，未记载于著作之中，我想了解以后把它珍藏起来，作为规范去推广应用，上可以治万民，下可以治本身，使百姓无病，上下和睦亲善，使这些优良医术流传下去，让子孙无病无忧，传于后代，永不终止，这些心得体会可以讲给我听吗？岐伯说：您这个问题真是考虑的深远啊！不论治民与治身，治彼与治此，治小与治大，治国与治家，从来没有逆其情而治理得好的，只有采取顺行的方法。所谓“顺”，不仅是指人体阴阳经脉营卫气血的逆顺，对待人民百姓也要顺应其意愿。

黄帝说：怎样做才算是顺从他们的愿望呢？岐伯说：到了一个国家要先了解当地的风俗习惯；到了一户人家要先问明他家的忌讳；到人家客堂上更要问明礼节；面临患者时，要问清楚对他最合适的治疗措施。黄帝说：对患者最为相宜的

原文

黄帝曰：余闻先师，有所心藏，弗著于方。余愿闻而藏之，则而行之，上以治民，下以治身，使百姓无病，上下和亲，德泽下流，子孙无忧，传于后世，无有终时，可得闻乎？岐伯曰：远乎哉问也！夫治民与自治，治彼与治此，治小与治大，治国与治家，未有逆而能治之也，夫惟顺而已矣。顺者，非独阴阳脉气之逆顺也，百姓人民皆欲顺其志也。

黄帝曰：顺之奈何？岐伯曰：入国问俗，入家问讳，上堂问礼，临病

治疗措施是怎样的呢？岐伯说：因内热而致多食易饥的消瘅病，适宜寒凉治法；内中有寒的，适宜温热治法。胃中有热，则饮食易于消化，食欲亢进使人心悬易饥，脐部以上的皮肤发热；肠中有热，排出的粪便就会色黄如糜粥一样，脐部以下的皮肤发冷。胃中有寒，则会腹胀；肠中有寒，则肠鸣泄泻。胃中有寒，肠中有热，就会出现腹胀且有泄泻；胃中有热，肠中有寒，就会有易饥而小腹胀痛。黄帝说：胃中热，欲于寒饮；肠中寒，欲于热饮，寒热两者是相反的，怎样处理才能适合病情呢？尤其是遇到那些王公大人。喜肉食美味之人，他们骄傲任性，为所欲为，轻视别人，不能遵守医嘱，如果禁止其嗜好，则违背了他们的意愿，顺从他们的任性就会加重其病情。在这种情况下，怎样才是最适宜的治疗措施呢？治疗时应先从哪方面着手呢？岐伯说：人的常情，没有不怕死的，也没有不愿意活着的。如果医生向他讲明疾病变坏的恶果，说明这种禁忌的好处，指导他采用最为适宜的方法，开导他，将其痛苦的疑虑解开，这样虽是不太通情理的人，哪里还能不听劝告呢？

黄帝说：怎样治疗呢？岐伯说：春夏之季应先治在外的标病，而后治在内的本病；秋冬之季先应治在内的本病，而后治在外的标病。黄帝说：患者不能顺从医者的治疗该怎么办呢？岐伯说：顺应这样的患者，在饮食衣服方面，应注意使其寒温适中。天寒时不能让他寒冷凄凉，暑天不能让他出汗过多。饮食应热时不宜过烫，应凉时不宜过冷。寒温适中，真气才能内守，邪气就不能进一步侵害机体了。

黄帝说：根据人的形体、四肢、关节、肌肉情况，可以测候五脏六腑的大小。但若见王公大人、临朝即位的君主，他们来问，有谁敢在他们身上抚摸探测

人问所便。黄帝曰：便病人奈何？岐伯曰：夫中热消瘅则便寒，寒中之属则便热。胃中热，则消谷，令人悬心善饥，脐以上皮热；肠中热，则出黄如糜，脐以下皮寒。胃中寒，则腹胀；肠中寒，则肠鸣飧泄。胃中寒、肠中热，则胀而且泄；胃中热，肠中寒，则疾饥，小腹痛胀。黄帝曰：胃欲寒饮，肠欲热饮，两者相逆，便之奈何？且夫王公大人，血食之君，骄恣从欲，轻人，而无能禁之，禁之则逆其志，顺之则加其病，便之奈何？治之何先？岐伯曰：人之情，莫不恶死而乐生，告之以其败，语之以其善，导之以其所便，开之以其所苦，虽有无道之人，恶有不听者乎？

黄帝曰：治之奈何？岐伯曰：春夏先治其标，后治其本；秋冬先治其本，后治其标。黄帝曰：便其相逆者奈何？岐伯曰：便此者，食饮衣服，亦欲适寒温。寒无凄怆，暑无出汗。食饮者，热无灼灼，寒无沧沧。寒温中适，故气将持，乃不致邪僻也。

黄帝曰：本脏以身形肢节䐃肉，候五脏六腑之小大焉。今夫王公大人、临朝即位之君而问焉，谁可扪循之而

之后再作答复呢？岐伯说：形体肢节，内通于脏腑，不是仅依靠对面部的观察，就能了解脏腑的情况。

黄帝说：五脏的精气，可以从面部的色泽去察知，这我已经懂得了，但从肢节而了解内脏的情况，应怎样去观察呢？岐伯说：五脏六腑，肺的部位最高，形如伞盖，根据肩的高度及咽喉的凹陷情况来测候肺脏。黄帝说：对。岐伯说：五脏六腑，心是主宰，缺盆是血脉的通路，观察缺盆两旁的肩端骨距离远近，再配合观察胸骨剑突的部位、形态，就能够测候心脏的大小、位置和坚脆。黄帝说：讲得好。岐伯说：肝的性能如同将军，有防御外侮的能力。要了解肝脏的健康情况，应观察眼睛的明暗大小。黄帝说：讲得好。岐伯说：脾主运化水谷精微，以营养肌肉脏腑，卫护全身。观察唇舌口味的好坏，可以知道脾病的吉凶。黄帝说：讲得好。岐伯说：肾气通于耳而主外，能远听声音，观察听觉的好坏，就可以判断肾脏的虚实。黄帝说：讲得好。希望再听听关于测候六腑的方法。岐伯说：在六腑中，胃是水谷之海，若颊部肌肉丰满，颈围粗壮，胸部舒张，容纳五谷就多；鼻道是否深长，可测知大肠的情况；嘴唇厚不厚，人中长不长，可测知小肠的情况；下眼泡肥大，可知胆气刚强；鼻孔的出气，可以测候膀胱水道的通利与否；鼻柱中央隆起，可知三焦是固密的。这就是测候六腑的方法。总之，全身外形上、中、下三部相称，就象征着内脏安和而且健康。

后答乎？岐伯曰：身形肢节者，脏腑之盖也，非面部之阅也。

黄帝曰：五脏之气，阅于面者，余已知之矣。以肢节知而阅之奈何？岐伯曰：五脏六腑者，肺为之盖，巨肩陷咽，候见其外。黄帝曰：善。岐伯曰：五脏六腑，心为之主，缺盆为之道，骺骨有余，以候𩩲骬。黄帝曰：善。岐伯曰：肝者主为将，使之候外，欲知坚固，视目小大。黄帝曰：善。岐伯曰：脾者主为卫，使之迎粮，视唇舌好恶，以知吉凶。黄帝曰：善。岐伯曰：肾者主为外，使之远听，视耳好恶，以知其性。黄帝曰：善。愿闻六腑之候。岐伯曰：六腑者，胃为之海，广骸、大颈、张胸，五谷乃容；鼻隧以长，以候大肠；唇厚、人中长，以候小肠；目下果大，其胆乃横；鼻孔在外，膀胱漏泄；鼻柱中央起，三焦乃约。此所以候六腑者也。上下三等，脏安且良矣。

决气第三十

决，分别、辨别之意。本篇主要论述了将人体之气分为精、气、津、液、血、脉六种气，并阐明了此六种气的生成、功能及病理表现。

黄帝说：我听说人体有精、气、津、液、血、脉六气，而我原以为它是一气，现在却分为六种不同的名称，我不知道这是什么道理。岐伯回答说：阴阳两性交合之后，孕育结合而成新的形体，这个产生新的形体之前的物质，叫做精。什么叫气呢？岐伯说：从上焦胸中散布五谷化生的精微物质，熏蒸于皮肤、充养于周身、润泽毛发，像雾露灌溉着草木一样，这就叫做气。什么叫津呢？岐伯说：肌腠疏泄太过，出来的许多汗液，叫做津。什么叫液呢？岐伯说：饮食入胃，精气就充满全身，渗润于骨髓，使骨骼关节屈伸滑利，渗出的部分能补养脑髓，使皮肤油润光泽，这叫做液。什么叫血呢？岐伯说：中焦脾胃受纳食物，吸取谷物汁液的精微，再经变化而成为红色液体，这叫做血。什么叫脉呢？岐伯说：像堤防一样限制着营气血液，使其在一定范围内流动而不妄行的，便叫做脉。

黄帝说：人体的六种气中，有有余的，也有不足的，关于气的多少，脑髓的虚实，血脉的清浊，怎样才能知道呢？岐伯说：精虚的人，会出现耳聋；气虚的人，眼视物不清；津虚的人，则毛孔开，大量出汗；液虚的人，骨骼关节屈伸不

原文

黄帝曰：余闻人有精、气、津、液、血、脉，余意以为一气耳，今乃辨为六名，余不知其所以然。岐伯曰：两神相搏，合而成形，常先身生，是谓精。何谓气？岐伯曰：上焦开发，宣五谷味，熏肤、充身、泽毛，若雾露之溉，是谓气。何谓津？岐伯曰：腠理发泄，汗出溱溱，是谓津。何谓液？岐伯曰：谷入气满，淖泽注于骨，骨属屈伸，泄泽补益脑髓，皮肤润泽，是谓液。何谓血？岐伯曰：中焦受气取汁，变化而赤，是谓血。何谓脉？岐伯曰：壅遏营气，令无所避，是谓脉。

黄帝曰：六气者，有余不足，气之多少，脑髓之虚实，血脉之清浊，何以知之？岐伯曰：精脱者，耳聋；

利，面色枯槁无华，脑髓不充实，小腿酸软无力，时有耳鸣；血虚的人，面色㿠白，干枯不润泽；脉虚者，血脉是空虚的。这就是六气不足的主要证候。

黄帝说：这六种气的主要和次要功能是怎样呢？岐伯说：六气在人体各有其分布部位，各有它所主的脏器，不论主次好坏一般为其脏器所主而不变，但六气都是以五谷的精微和脾胃的功能为资生的源泉。

气脱者，目不明；津脱者，腠理开，汗大泄；液脱者，骨属屈伸不利，色夭，脑髓消，胫酸，耳数鸣；血脱者，色白，夭然不泽；脉脱者，其脉空虚。此其候也。

黄帝曰：六气者，贵贱何如？岐伯曰：六气者，各有部主也，其贵贱善恶，可为常主，然五谷与胃为大海也。

相关知识链接/

“中焦受气取汁，变化而赤，是谓血”浅释 血是中医学的一个重要概念，与西医学“血”的生成、功能、病理等均不完全相同。中医学关于血的生成过程，在《黄帝内经》中有一句经典理论，即本篇提出的：“中焦受气取汁，变化而赤，是谓血”，也就是说“血”是水谷精微所化，而中焦脾胃则是气血生化之源：脾胃接纳饮食物，吸收其中的营养物质，化为水谷精微，经过气化变成红色的液体，就叫做血。再参考《灵枢·营卫生会》篇中说：“中焦亦并胃中，出上焦之后，此所受者，泌糟粕，蒸津液，化其精微，上注于肺脉，乃化而为血，以奉生身，莫贵于此”，可见中医学所讲的血液是以水谷为物质基础，依靠脾胃的受盛、腐熟和运化功能，再加上肺的参与而产生的红色液体。

肠胃第三十一

本篇讲述了消化道各器官的大小、长短和部位，因消化道以肠胃为主，故篇名为“肠胃”。

黄帝问伯高说：我希望听到六腑输送谷物的情况，关于肠胃的大小长短，容纳谷物的多少是怎样的呢？伯高说：请让我详细说吧！谷物从口进入，到肛门排出粪便，这段的深浅、远近、长短的测量是：口唇至牙齿的距离是九分，口宽二寸半。牙齿向后至会厌深三寸半，能容纳五合食物。舌重是十两，长为七寸，宽二寸半。咽门重十两，宽一寸半，从咽门至胃的长度是一尺六寸。胃的形状是纡屈曲折的，伸直长度为二尺六寸，周长一尺五寸，直径是五寸，能容纳的水谷三斗五升。小肠后附于脊柱，从左向右环行，环绕重叠于腹腔内，其下口连接回肠，外附于脐之上方，回行环绕十六个弯曲，周长二寸半，直径八分又一分的三分之一，长度为三丈二尺。回肠当脐处向左回环，叠积向下，回行环绕有十六个弯曲，周长四寸，直径一寸又三分之一，长二丈一尺。广肠在脊柱附近，接受回肠运来的糟粕，向左环转叠积在脊柱之上下至尾骶部，周长八寸，直径二寸又三分之二，长二尺八寸。肠胃道从口到肛门全长六丈四寸四分，其中有三十二个回环弯曲。

原文

黄帝问于伯高曰：余愿闻六腑传谷者，肠胃之小大长短，受谷之多少奈何？伯高曰：请尽言之。谷所从出入浅深远近长短之度：唇至齿长九分，口广二寸半。齿以后至会厌，深三寸半，大容五合。舌重十两，长七寸，广二寸半。咽门重十两，广一寸半，至胃长一尺六寸。胃纡曲屈，伸之，长二尺六寸，大一尺五寸，径五寸，大容三斗五升。小肠后附脊，左环回周迭积，其注于回肠者，外附于脐上，回运环十六曲，大二寸半，径八分分之少半，长三丈二尺。回肠当脐，左环回周叶积而下，回运环反十六曲，大四寸，径一寸寸之少半，长二丈一尺。广肠傅脊，以受回肠，左环叶积上下，辟大八寸，径二寸寸之大半，长二尺八寸。肠胃所入至所出，长六丈四寸四分，回曲环反三十二曲也。

平人绝谷第三十二

平人指正常的人，绝谷指不饮不食。本篇重点论述了正常人不进饮食七日导致死亡的现象和并分析了其原因，说明胃肠摄取饮食，补充营养是维持生命的关键，进一步体现了《黄帝内经》重视脾胃后天之本和注重饮食调理的特点。

黄帝说：希望听听如果人不吃食物，七天就会死亡，这是什么道理？伯高说：让我说明其中的道理吧！胃的周长一尺五寸，直径五寸，长二尺六寸，横屈的容量，可以容纳水谷三斗五升，其中经常留存着二斗谷物，一斗五升水液，将胃中充满。通过上焦布散精气，将饮食中的精微散布荣养全身，其运行快速滑利，其余的向下焦传入大肠。小肠周长二寸半，直径八分又一分的三分之一，长三丈二尺，能容纳谷物二斗四升，水液六升三合又一合的三分之二。回肠的周长四寸，直径一寸又三分之一寸，长二丈一尺，能容纳谷物一斗，水液七升半。广肠周长八寸，直径二寸又三分之二寸，长二尺八寸，能容纳水谷九升三合又一合的八分之一。肠胃的长度为五丈八尺四寸，能容纳水谷九斗二升一合又一合的三分之二，这就是肠胃所能容纳水谷的总量。

但是正常人平时并不是这样，因为当胃里充满水谷时，则肠是空虚的；当水

原文

黄帝曰：愿闻人之不食，七日而死何也？伯高曰：臣请言其故。胃大一尺五寸，径五寸，长二尺六寸，横屈，受水谷三斗五升，其中之谷常留二斗，水一斗五升而满。上焦泄气，出其精微，慓悍滑疾，下焦下溉诸肠。小肠大二寸半，径八分分之少半，长三丈二尺，受谷二斗四升，水六升三合，合之大半。回肠大四寸，径一寸寸之少半，长二丈一尺，受谷一斗，水七升半。广肠大八寸，径二寸寸之大半，长二尺八寸，受谷九升三合八分合之一。肠胃之长，凡五丈八尺四寸，受水谷九斗二升一合合之大半，此肠胃所受水谷之数也。

平人则不然，胃满则肠虚，肠满

谷注满到肠中时，则胃内就空虚了。肠胃虚、满交替，气机才能上下通达，五脏功能正常，血脉通利，精神充沛安宁。所以神就是由水谷精液之气所化生而成的。由于肠胃里经常存留谷物二斗和水液一斗五升，因此一般人每天排便两次，每次排便二升半，一天就排便五升，七天则能排便三斗五升，这样就会将肠胃里所存留的水谷完全排尽了。所以一般人如果七天不进饮食，就会死亡，那是因为水谷精气津液都已耗尽的缘故。

则胃虚，更虚更满，故气得上下，五脏安定，血脉和利，精神乃居。故神者，水谷之精气也。故肠胃之中，常留谷二斗，水一斗五升。故平人日再后，后二升半，一日中五升，七日五七三斗五升，而留水谷尽矣。故平人不食饮七日而死者，水谷精气津液皆尽故也。

海论第三十三

本篇主要论述髓海、血海、气海、水谷之海的定义与生理特征，并讲解了四海运行输注的穴位，论述了四海有余和不足的表现。

黄帝问岐伯说：我听先生讲过刺法，先生所讲的离不开营卫气血。人体十二条经脉，在内连属于五脏六腑，在外联络于四肢关节，你能把他们与四海相配合吗？岐伯回答说：人体也有四海与十二经水，经水都是由四方会合流注于海里，海有东南西北之分，所以叫四海。黄帝说：人体怎样与四海相应呢？岐伯说：人体有髓海、血海、气海、水谷之海，这四者就是与四海相应。

黄帝说：你的见解多么深远啊！先生是将人体与天地四海相结合起来，希望知道它们是怎样相应的？岐伯回答说：必须先知道经脉的阴阳、表里、荥输的部位，而后就可以确定髓、血、气、水谷的四海了。

黄帝说：这是怎样确定的呢？岐伯说：胃是水谷之海，它输注的主要部位，上在气冲穴，下在足三里穴。冲脉为十二经之海，它的输注部位，上在大杼穴，下在上巨虚穴和下巨虚穴。膻中是气之海，其主要输注穴位是，上至柱骨的哑门穴和大椎穴，前是人迎穴。脑是髓之海，它输注的主要穴位是，上在脑盖骨的百会穴，下在风府穴。

原文

黄帝问于岐伯曰：余闻刺法于夫子，夫子之所言，不离于营卫血气。夫十二经脉者，内属于腑脏，外络于肢节，夫子乃合之于四海乎？岐伯答曰：人亦有四海、十二经水。经水者，皆注于海，海有东西南北，命曰四海。黄帝曰：以人应之奈何？岐伯曰：人有髓海，有血海，有气海，有水谷之海，凡此四者，以应四海也。

黄帝曰：远乎哉！夫子之合人天地四海也，愿闻应之奈何？岐伯答曰：必先明知阴阳表里荥输所在，四海定矣。

黄帝曰：定之奈何？岐伯曰：胃者，水谷之海，其输上在气街，下至三里。冲脉者，为十二经之海，其输上在于大杼，下出于巨虚之上下廉。膻中者，为气之海，其输上在于柱骨之上下，前在于人迎。脑为髓之海，其输上在于其盖，下在风府。

黄帝说：以上所说人体的四海情况，怎样会有益？怎样会有害呢？怎样才能生机旺盛，怎样就会虚弱衰败呢？岐伯说：人体的四海顺乎生理规律的就能生机旺盛，逆于生理规律的就会虚弱衰败；懂得调养就能有益于身体，若不懂得调养就会有害。

黄帝说：人体四海的逆顺情况是怎样呢？岐伯说：气海有余，就会胸中满闷，呼吸急促，颜面发红；气海不足，就会出现气短，说话无力的表现。血海有余，则会自己觉得身体好像胀大起来，心情郁闷不舒，也说不出哪里不舒服；血海不足，就会觉得身体狭小，虽然这样也说不出哪里不舒服。水谷之海有余，则可见腹中胀满；水谷之海不足，就会觉得饥饿而吃不下食物。髓海有余，就会感到身体轻健有力，超过一般人；髓海不足，则会出现头晕、耳鸣、下肢酸软无力、眩晕、眼睛视物不清、倦怠和嗜眠。黄帝说：我已经知道逆顺的情况了，可是应该怎样调治呢？岐伯说：要认真地审查掌握上述与四海相通的上下腧穴，去调治四海偏虚偏实的病证，而不要犯虚者愈虚、实者愈实的错误，能顺从这个法则，就会使人恢复健康，如果违反了这个法则，必会使患者衰败无救。黄帝说：讲得很好。

黄帝曰：凡此四海者，何利何害？何生何败？岐伯曰：得顺者生，得逆者败；知调者利，不知调者害。

黄帝曰：四海之逆顺奈何？岐伯曰：气海有余，则气满胸中悗，急息，面赤；气海不足，则气少不足以言。血海有余，则常想其身大，怫然不知其所病；血海不足，则常想其身小，狭然不知其所病。水谷之海有余，则腹满；水谷之海不足，则饥不受谷食。髓海有余，则轻劲多力，自过其度；髓海不足，则脑转耳鸣，胫酸眩冒，目无所见，懈怠安卧。黄帝曰：余已闻逆顺，调之奈何？岐伯曰：审守其俞，而调其虚实，无犯其害，顺者得复，逆者必败。黄帝曰：善。

相关知识链接／

四海理论 “四海”即髓海、血海、气海、水谷之海的总称，四者相互联系，共同主持全身气血津液，对人体生命活动至关重要。其中髓海位于脑部，为元神之府，是神气的本源，脏腑、经络活动的主宰；气海位于胸部，为宗气所聚之处，贯心脉而行呼吸；水谷之海即为胃腑，是营气、卫气的化源之地；冲脉为十二经之海，起于胞宫，伴足少阴经上行，为十二经之根本，三焦元气之所出，乃人体生命活动的原动力，故又称“血海”。四海理论进一步明确了经气的组成和来源，并与根结、气街等理论相互关联，对临床有重要的指导意义。

五乱第三十四

五乱，是指五种由于经脉之气逆乱所产生的病证。本篇着重论述了气乱于心、气乱于肺、气乱于肠胃、气乱于臂胫以及气乱于头五个方面的症状和治法。

黄帝说：人体的十二条经脉，其属性分别与五行相合，与四时相应，但不知为何会失调而且紊乱？怎样才能得以保持正常呢？岐伯说：五行的生克是有一定顺序的，四时的气候变化是有区别的，其经脉的运行与四时五行的规律相适应，就可保持正常的活动，违反了这个规律，就会引起失调和紊乱。

黄帝说：什么叫做相互顺应而调和呢？岐伯说：人体的十二条经脉与一年的十二个月相应。十二个月分为四季，四季就是春、夏、秋、冬，它们的气候各不相同。如果人体的营气与卫气内外相随，阴阳互相协调平和，清气与浊气不相互干扰。这样，脏腑经脉的功能与四季相顺应，则身体就能保持健康。

黄帝说：什么叫做相逆而乱呢？岐伯说：清气属阳，今反而在阴，浊气属阴，今反而在阳，营气顺着经脉而行于阳分，卫气则逆行于阴分，这样清浊之气相互干扰而乱于胸中，就叫做大闷。因而气乱于心，就会心中烦闷，沉默不语，低头静伏而不想动；扰乱于肺，则见俯仰不安，喘声喝喝，用手按着胸部以助呼

原文

黄帝曰：经脉十二者，别为五行，分为四时，何失而乱？何得而治？岐伯曰：五行有序，四时有分，相顺则治，相逆则乱。

黄帝曰：何为相顺而治？岐伯曰：经脉十二者，以应十二月。十二月者，分为四时。四时者，春秋冬夏，其气各异，营卫相随，阴阳已和，清浊不相干，如是则顺之而治。

黄帝曰：何谓相逆而乱？岐伯曰：清气在阴，浊气在阳，营气顺脉，卫气逆行，清浊相干，乱于胸中，是谓大悗。故气乱于心，则烦心密嘿，俯首静伏；乱于肺，则俯仰喘喝，接手

吸；扰乱于肠胃，则会发生霍乱；扰乱于手臂和足胫部，则可发生四肢厥冷；扰乱于头部，则会发生厥气上逆，头重眩晕以致仆倒在地。

黄帝说：上述五种逆乱的情况，应用针刺治疗有一定原则吗？岐伯说：疾病的发生有它的规律，疾病的祛除也有它的规律，准确了解和掌握这些规律，给予恰当的治疗，这就是养身之宝。黄帝说：讲得好。希望听你讲讲治疗的原则。岐伯说：气乱在于心的，应当刺手少阴心经的输穴神门和手厥阴心包经的输穴大陵。气乱在于肺的，应当刺手太阴肺经的荥穴鱼际和足少阴肾经的输穴太溪。气乱在于肠胃的，应当刺足太阴脾经和足阳明胃经，如果不见效还可取足三里穴。气乱在于头的，应当刺天柱和大杼二穴，如果不见效，还可以再取足太阳膀胱经的荥穴通谷和输穴束骨。气乱在于手臂和足胫部的，针刺时应当先刺去局部的瘀血，然后再根据气乱在手臂或者是足胫部，则可分别针刺手少阳三焦经、手阳明大肠经或足少阳胆经、足阳明胃经的荥穴和输穴。

黄帝说：补泻的手法是怎样做呢？岐伯说：慢慢地进针，慢慢地出针，导引逆乱之气，使其恢复正常，这叫做导气。这种补泻的手法，没有固定的形式，都以养精为主，叫做同精。因为这些病证，并不是有余的实证和不足的虚证，而是气机的逆乱，应用导气法使其平复。黄帝说：这是很恰当的道理，论证也很高明，请将其内容著在玉版上，命名为“治乱”。

以呼；乱于肠胃，则为霍乱；乱于臂胫，则为四厥；乱于头，则为厥逆，头重眩仆。

黄帝曰：五乱者，刺之有道乎？岐伯曰：有道以来，有道以去，审知其道，是谓身宝。黄帝曰：善。愿闻其道。岐伯曰：气在于心者，取之手少阴、心主之输。气在于肺者，取之手太阴荥、足少阴输。气在于肠胃者，取之足太阴、阳明；不下者，取之三里。气在于头者，取之天柱、大杼；不知，取足太阳荥输。气在于臂足，取之先去血脉，后取其阳明、少阳之荥输。

黄帝曰：补泻奈何？岐伯曰：徐入徐出，谓之导气，补泻无形，谓之同精，是非有余不足也，乱气之相逆也。黄帝曰：允乎哉道，明乎哉论，请著之玉版，命曰治乱也。

胀论第三十五

胀，是临床上非常常见的症状，是指胸腔、腹腔或皮肤下支撑胀满的症状。本文讨论了气胀的脉象、病因、病机和分类，并用脏腑分证方法，介绍了五脏六腑胀的症状，以及气胀的治疗方法，对临床颇具指导意义。

黄帝说：寸口脉象，什么样的脉象反应是胀病呢？岐伯说：其脉象大、坚而涩滞的就是胀病。黄帝说：怎样来鉴别五脏六腑的胀病呢？岐伯说：阴脉病胀在五脏，阳脉病胀在六腑。

黄帝说：人体气机不通畅就会使人发生胀病，其病是在血脉之中呢？还是在脏腑之内呢？岐伯说：血脉、脏、腑三者都可存留，但都不是胀的病所。希望听你把胀病的病所讲一下。岐伯说：一般说胀病的部位都是在脏腑之外，排挤脏腑而充斥在胸胁周围，使皮肤胀满，所以叫做胀。

黄帝说：五脏六腑位于胸胁腹腔之中，就像禁物深藏在匣柜里一样，它们各有一定的位置，不同名称的脏腑，而居处相同，虽然同在一个区域里，它们的功能却不相同，希望听听其中的道理。岐伯说：胸腹是五脏六腑的外廓。膻中是心脏君主的宫城。胃是贮存水谷的仓库。咽喉和小肠是传送食物的道路。咽门、贲

原文

黄帝曰：脉之应于寸口，如何而胀？岐伯曰：其脉大坚以涩者，胀也。黄帝曰：何以知脏腑之胀也？岐伯曰：阴为脏，阳为腑。

黄帝曰：夫气之令人胀也，在于血脉之中耶？脏腑之内乎？岐伯曰：三者皆存焉，然非胀之舍也。黄帝曰：愿闻胀之舍。岐伯曰：夫胀者，皆在于脏腑之外，排脏腑而郭胸胁，胀皮肤，故命曰胀。

黄帝曰：脏腑之在胸胁腹里之内也，若匣匮之藏禁器也，各有次舍，异名而同处，一域之中，其气各异，愿闻其故。岐伯曰：夫胸腹者，脏腑之郭也。膻中者，心主之宫城也。胃者，太仓也。咽喉小肠者，传送也。

门、幽门、阑门、魄门等五窍是胃肠道的门户。廉泉、玉英是津液的道路。所以五脏六腑的位置各有界限，其发病后各有不同的症状。营气循行于脉中，卫气逆行于脉外，则会发生脉胀；若卫气并入于脉，循行于分肉之间，就会发生肤胀。治疗时可取足三里穴。采用泻法，新病者针一次，久病者可针三次，不论虚证、实证，关键在于急用泻法治疗。

黄帝说：我希望听听你讲胀病的症状。岐伯说：心胀的症状，为心中烦乱，呼吸短促，睡眠不宁。肺胀的症状，胸中虚满而闷胀，气喘咳嗽。肝胀的症状，胁下胀满，且疼痛牵引至下腹部。脾胀的症状，呃逆，四肢烦扰闷胀，身体沉重得支撑不起衣服，睡眠不安。肾胀的症状，腹部胀满，牵引背部不舒服，腰与髀部都感到疼痛。六腑胀病：胃胀的症状，腹中胀满，胃脘疼痛，鼻中如闻焦臭气味，妨碍吃食物，大便困难；大肠胀的症状，肠中鸣响而疼痛，冬天再感受寒冷，就会发生完谷不化的腹泻；小肠胀的症状，少腹胀满，牵引腰部疼痛；膀胱胀的症状，少腹胀满而小便不利；三焦胀的症状，气充满于皮肤之间，用手按之轻浮而不坚实；胆胀的症状，胁下胀痛，口中觉苦，经常叹息。以上所说的各种胀病，其发病机制和治疗原则都是一样的，只要确切知道气血运行的逆顺关系，每次针刺治疗都不会犯过失。如果虚证反而用泻法，实证反而用补法，那就会使神气离散，引邪气入内，正气散失，真气就不能安定了，技术水平不高的医生因此治疗失败，致使人的寿命缩短。若虚证用补法，实证用泻法，使神气内藏其所，孔穴固密不泄，这就是一个高明的医生。

黄帝说：胀病是怎样产生的？是什么原因引起的？岐伯说：卫气在人身的运

胃之五窍者，闾里门户也。廉泉玉英者，津液之道也。故五脏六腑者，各有畔界，其病各有形状。营气循脉，卫气逆为脉胀，卫气并脉，循分为肤胀。三里而泻，近者一下，远者三下，无问虚实，工在疾泻。

黄帝曰：愿闻胀形。岐伯曰：夫心胀者，烦心短气，卧不安。肺胀者，虚满而喘咳。肝胀者，胁下满而痛引小腹。脾胀者，善哕，四肢烦悗，体重不能胜衣，卧不安。肾胀者，腹满引背央央然，腰髀痛。六腑胀：胃胀者，腹满，胃脘痛，鼻闻焦臭，妨于食，大便难；大肠胀者，肠鸣而痛濯濯，冬日重感于寒，则飧泄不化；小肠胀者，少腹䐜胀，引腰而痛；膀胱胀者，少腹满而气癃；三焦胀者，气满于皮肤中，轻轻然而不坚；胆胀者，胁下痛胀，口中苦，善太息。凡此诸胀者，其道在一，明知逆顺，针数不失。泻虚补实，神去其室，致邪失正，真不可定，粗之所败，谓之夭命。补虚泻实，神归其室，久塞其空，谓之良工。

黄帝曰：胀者焉生？何因而有？岐伯曰：卫气之在身也，常然并脉循

行，经常和血脉相随循行于分肉之间。卫气运行时有逆有顺，阴阳相互平和，这样就能与天地相合，五脏之气更相交逆，周而复始。四时气候循着一定次序推移，五谷就能化生精微。如果阴阳失调，邪气在下，导致营卫之气滞留，而营卫运行失常，寒气上逆，正邪相攻，正气与邪气相互搏结，那就形成了胀病。黄帝说：讲得好。怎样使我疑惑的问题得到解决呢？岐伯说：结合人体的真气，从血脉、脏、腑三者所表现的症状，便可以知道了。黄帝说：讲得对。

黄帝问岐伯说：你说胀病不论虚实，针刺治疗的关键在于急用泻法，新患而轻的病针刺一次，患久而病重的针刺三次，但现已泻三次而病仍未见效，错在哪里呢？岐伯回答说：这里所说的是针刺时要将针刺到分肉的空隙之间，并且一定要刺中穴位，如果刺不中穴位，则邪气仍然滞留于内，若针没刺到分肉空隙，则真气就不能运行；若针刺的太浅，而仅仅刺到肌肉，致使病气上越，扰乱卫气的正常活动，体内阴阳之气相互抗争。对于胀病的针治，应当用泻法的而不用泻法，致使病气不下泻，如果已经针刺三次仍未见效，必须更换穴位再刺，直到病气下泻为止。倘若病气仍不消退，应从头开始针刺治疗，这样一定能好的，哪里会使病情加重呢？对于胀病必须仔细诊察其脉证，分析病情应当泻的要泻，应当补的要补，这样它的效果，就像用木槌击鼓一样，一定会应之有声，哪里会有胀邪不消的啊！

分肉，行有逆顺，阴阳相随，乃得天和，五脏更始，四时循序，五谷乃化。然后厥气在下，营卫留止，寒气逆上，真邪相攻，两气相搏，乃合为胀也。黄帝曰：善。何以解惑？岐伯曰：合之于真，三合而得。帝曰：善。

黄帝问于岐伯曰：胀论言无问虚实，工在疾泻，近者一下，远者三下。今有其三而不下者，其过焉在？岐伯对曰：此言陷于肉肓，而中气穴者也。不中气穴，则气内闭；针不陷肓，则气不行；上越中肉，则卫气相乱，阴阳相逐。其于胀也，当泻不泻，气故不下，三而不下，必更其道，气下乃止，不下复始，可以万全，乌有殆者乎！其于胀也，必审其胗，当泻则泻，当补则补，如鼓应桴，恶有不下者乎！

五癃津液别第三十六

本篇主要阐述津液化生于水谷，进入肠胃以后分为汗、溺、唾、泪、髓五类，然后输布全身，分别发挥着不同的功能作用。并讲述了阴阳气道不通、津液不化，而导致水胀的过程。

黄帝问岐伯说：水谷从口进入，输送到胃肠，所化生的津液分为五种，天气寒冷而穿衣单薄时就化为尿与气；天气炎热或穿衣过厚时就化为汗；心情悲哀时，气并于上，则化为眼泪；当中焦有热，胃气弛缓时，就化为唾液。当邪气内犯，气机闭塞不能运行时，则水气潴留而成为水胀之病，我知道这些情况，但不知道五液是怎样产生的，希望听到其中的道理。

岐伯说：水谷都从口而入，它有酸苦甘辛咸五种味道，分别注入人身四海。由水谷化生的津液，分别沿着一定的道路输布，因此由三焦输出其气，来温养肌肉，充实皮肤，这就叫做津，留而不行的就叫做液。暑天炎热时，穿衣服过厚，则腠理开张，故而汗出，如果寒邪留滞于分肉之间，将津液凝聚为沫，而发生疼痛。当天气寒冷时，腠理密闭，气涩不能向外排泄，向下流于膀胱，就成为尿与气。

五脏六腑，以心为主宰，耳主管听觉，眼主管视觉，肺似宰相，肝似将军，

原文

黄帝问于岐伯曰：水谷入于口，输于肠胃，其液别为五，天寒衣薄则为溺与气，天热衣厚则为汗，悲哀气并则为泣，中热胃缓则为唾。邪气内逆，则气为之闭塞而不行，不行则为水胀，余知其然也。不知其何由生，愿闻其道。

岐伯曰：水谷皆入于口，其味有五，各注其海，津液各走其道。故三焦出气，以温肌肉，充皮肤，为津；其留而不行者，为液。天暑衣厚则腠理开，故汗出；寒留于分肉之间，聚沫则为痛。天寒则腠理闭，气涩不行，水下流于膀胱，则为溺与气。

五脏六腑，心为之主，耳为之听，目为之候，肺为之相，肝为之将，

脾似护卫，肾主骨而成外部形体。所以五脏六腑的津液，向上渗注于眼睛，当心情悲哀气并时，心脏的脉络就会紧张，则肺叶上举，肺叶上举使津液向上流溢。但心脏脉络紧张，肺叶不能经常上举，而忽上忽下，所以就会发生咳嗽和流泪。中焦有热，胃中谷物消化过快，谷食消化后，则肠中寄生虫上下蠕动，若水谷充满肠胃时，则胃的活动弛缓，胃弛缓则气上逆，而唾液也随之排出。

五谷的津液，和合而成为脂膏，向内渗灌于骨孔之中，在上补益脑髓，向下流于阴窍。如果阴阳不能调和，就会使津液溢出，而从阴窍流泄，髓液也因之减少，如流泄过度，是真阴虚损，虚则引起腰背疼痛，下肢酸软。

如果脏腑阴阳气道不通畅，气海、血海、髓海、水谷之海闭塞，三焦不能输泄，津液不能生化，水谷聚集在肠胃之中，最后别出于大肠，停留在下焦，不能将水分渗注于膀胱，这样就会使下焦胀满，水液泛溢而成为水胀。以上所说就是津液分别为五种的正常和异常的一般情况。

脾为之卫，肾为之主外。故五脏六腑之津液，尽上渗于目，心悲气并则心系急，心系急则肺举，肺举则液上溢。夫心系急，肺不能常举，乍上乍下，故咳而泣出矣。中热则胃中消谷，消谷则虫上下作，肠胃充郭故胃缓，胃缓则气逆，故唾出。

五谷之津液，和合而为膏者，内渗入于骨空，补益脑髓，而下流于阴股。阴阳不和，则使液溢而下流于阴，髓液皆减而下，下过度则虚，虚故腰背痛而胫酸。

阴阳气道不通，四海闭塞，三焦不泻，津液不化，水谷并行肠胃之中，别于回肠，留于下焦，不得渗膀胱，则下焦胀，水溢则为水胀。此津液五别之逆顺也。

相关知识链接/

“脾为之卫”浅释 “脾为之卫”指出脾具有保卫机体、抗病防邪的功能。《黄帝内经》非常重视脾胃，认为脾胃为后天之本，气血生化之源，脾的功能正常，则卫气化生充足，肌表固密，抵御力强，人就不容易生病；另一方面，脾的散精作用直接将营养物质布散全身，充养脏腑组织，也提高了机体的抗病能力。所以，“脾为之卫”理论对于治疗免疫能力低下、提高人体抗病能力、促进机体康复和养生保健方面具有重要的指导意义。

五阅五使第三十七

五阅，指五脏的外候；五使，指五脏的常变使当令的脏气发生变化。本篇主要论述了通过观察五官、五色以测候五脏情况的方法，是中医望诊的重要内容之一，对后世中医望诊的发展起到了很大的作用，与《灵枢·五色》联系较为紧密，可互相参阅。

黄帝问岐伯说：我听说在针刺治法里有五官五阅的诊断方法，主要是观察五种气色，这五种气色是五脏的内部变化反映在体表外部的表现，并且也是和五时气候相配合的。我希望听一听五脏所表现于外部的五色，是怎样反映出来呢？岐伯说：五官的变化，就是五脏之气反映于外的迹象。黄帝说：希望听您讲下五脏的变化反映在五官外部的表现是怎样的？以便使它作为诊断疾病的常规。岐伯说：五脏的脉象可以从气口反映出来，气色可以从鼻部反映出来，五色的交替出现与五时气候的变换相应，而且各有一定的规律，如果经脉的邪气传入到内脏，必然会影响内部脏器。

黄帝说：讲得好。但观察五色仅取决于明堂部位吗？岐伯说：五官之色，已经辨明，天庭的部位必须明显，然后才能确定明堂的测候。凡是明堂部位广大，两颊部饱满，耳门丰润，耳郭的四周方正、丰厚，耳垂显露于外，五色正常，

原文

黄帝问于岐伯曰：余闻刺有五官五阅，以观五气。五者气，五脏之使也，五时之副也。愿闻其五使当安出？岐伯曰：五官者，五脏之阅也。黄帝曰：愿闻其所出，令可为常。岐伯曰：脉出于气口，色见于明堂，五色更出，以应五时，各如其常，经气入脏，必当治里。

帝曰：善。五色独决于明堂乎？岐伯曰：五官已辨，阙庭必张，乃立明堂。明堂广大，蕃蔽见外，方壁高基，引垂居外，五色乃治，平博广大，

五官的位置都平正开阔，这样的容貌，寿命可活到百岁。如果得病，用针刺法一定能治好，因为这样的人气血有余，肌肉坚实而致密，所以可用针刺治疗。

黄帝说：希望听听五官与五脏的关系。岐伯说：鼻是肺之官；目是肝之官；口唇是脾之官；舌是心之官；耳是肾之官。

黄帝说：怎样从五官诊察疾病呢？岐伯说：观察五官可以诊察五脏有无疾病。因此当肺脏有病时，就可见到喘息急促，鼻翼扇动；肝脏有病时，就可看到眼角发青；脾脏有病时，可以见到唇部发黄；心脏有病时，可以见到舌卷缩而短，两颧发红；肾脏有病时，可以看到两颧与额部发黑。

黄帝说：有人五脉是正常的，五色也是正常的，其气色与常人一样，可是一旦有病就很危险了，这是什么道理呢？岐伯说：五官气色不分明，天庭不开阔，明堂狭小，颊侧与耳门之间不明显，面部又窄，面部的下颜瘦削不饱满，额角陷下。像这样的人，虽然平时无病，可是体质很差，已有短寿的象征，何况再加上有病呢？

黄帝说：明堂所显露的五色，可用以观察五脏之气，在其左右上下各有一定的形象吗？岐伯说：五脏在胸腹腔的里面，各有一定的位置，它反映在明堂的五色，其左右上下也是各有一定常度的。

寿中百岁。见此者，刺之必已，如是之人者，血气有余，肌肉坚致，故可苦以针。

黄帝曰：愿闻五官。岐伯曰：鼻者，肺之官也；目者，肝之官也；口唇者，脾之官也；舌者，心之官也；耳者，肾之官也。

黄帝曰：以官何候？岐伯曰：以候五脏。故肺病者，喘息鼻张。肝病者，眦青。脾病者，唇黄。心病者，舌卷短，颧赤。肾病者，颧与颜黑。

黄帝曰：五脉安出，五色安见，其常色殆者如何？岐伯曰：五官不辨，阙庭不张，小其明堂，蕃蔽不见，又埤其墙，墙下无基，垂角去外。如是者，虽平常殆，况加疾哉！

黄帝曰：五色之见于明堂，以观五脏之气，左右高下，各有形乎？岐伯曰：腑脏之在中也，各以次舍，左右上下，各如其度也。

逆顺肥瘦第三十八

逆顺，是指经脉循行的走向和气血的运行方向；肥瘦，是指形体的肥胖与瘦小。本篇讨论了对于外形、体质不同的患者，应根据其体型的胖瘦、壮弱或是婴儿、气血的清浊等方面采用相应的刺法，并论述了十二经脉的走向规律和冲脉的循行与病理。

黄帝问岐伯说：我听先生讲针刺的道理，很多道理都明白了。根据先生所讲的针刺理论进行治疗，常常手到病除，而从来没有坚固不除的病邪。先生的学术究竟是由勤学好问得来的呢？还是由于审慎的观察从中研究而得出来的呢？岐伯说：圣人所行的针刺道理，向上与天相合，向下与地相合，向中与人事相合，所以必定有明确的法则，以立尺度长短、模式规矩，然后才能流传于后世。就像匠人不可能离开尺寸，而随意猜测长短，废弃了绳墨而求得平直；工人不能丢弃圆规而去画圆形，不用矩尺而去画方形。懂得运用这个道理，可根据客观事物，教人们用简单的方法，来掌握衡量逆顺的常法。

黄帝说：希望听你讲讲自然是怎样的？岐伯说：在深处决堤放水，不用很多的功夫与劳力，就可以把水放完。从洞穴里开地道，就容易把道打通。这就是说人体的气有滑有涩，血有清有浊，气血的运行有逆有顺，应该顺应它的自然之势。

原文

黄帝问于岐伯曰：余闻针道于夫子，众多毕悉矣。夫子之道，应若失，而据未有坚然者也。夫子之问学熟乎，将审察于物而心生之乎？岐伯曰：圣人之为道者，上合于天，下合于地，中合于人事，必有明法，以起度数，法式检押，乃后可传焉。故匠人不能释尺寸而意短长，废绳墨而起平水也；工人不能置规而为圆，去矩而为方。知用此者，固自然之物，易用之教，逆顺之常也。

黄帝曰：愿闻自然奈何？岐伯曰：临深决水，不用功力，而水可竭也；循掘决冲，而经可通也。此言气之滑涩，血之清浊，行之逆顺也。

黄帝说：我希望听你讲讲人有皮肤黑白、形体胖瘦、年龄长幼，在针刺时是否各有一定的标准呢？岐伯说：壮年而身体魁梧的人，血气充足旺盛，皮肤坚实而致密，因感受邪气而生病，针刺这样的患者，应该深刺而留针，这是针刺肥壮人的标准。若患者肩腋部颈部宽阔，肌肉瘦薄，皮肤厚而色黑，口唇肥厚，血气深而浓厚，气行涩而迟滞，像这样的人，生性好胜，勇于进取，针刺这样的患者，应该深刺并留针，还可增加针刺的次数。

黄帝说：针刺瘦人应该怎样呢？岐伯说：瘦人的皮肤薄，颜色淡，肌肉消瘦，嘴唇薄，说话声音低，他的血清稀，气滑利，像这样的人容易气散虚脱，也容易耗损血液，针刺这种患者，应该浅刺而急速出针。

黄帝说：针刺一般人是怎样针法呢？岐伯说：要看他皮肤色泽的黑白，分别进行不同的方法调治，对于端正敦厚的人，他的血气是调和的，针刺这种患者，不能违反正常的针刺方法。

黄帝说：刺骨骼坚固的壮年人应该怎样针法呢？岐伯说：壮年人骨骼坚固，肌肉坚实，关节舒缓，坚强有力，这样的患者性情稳重，多是气涩血浊，针刺时应当深刺而留针，并且要增加针刺的次数；如果是性情好动的人气滑血清，针刺时应该浅刺，出针要迅速。

黄帝说：针刺婴儿是怎样针法呢？岐伯说：婴儿的肌肉柔软，血少气弱，针刺时应当用毫针，浅刺而快出针，一天可以针刺两次。

黄帝说：所谓临深决水结合在针刺上是怎样呢？岐伯说：对于血清而气滑的人，用急泻的手法，就会使真气耗竭。黄帝说：在深处掘堤放水，结合在针刺上

黄帝曰：愿闻人之白黑肥瘦少长，各有数乎？岐伯曰：年质壮大，血气充盈，肤革坚固，因加以邪，刺此者，深而留之，此肥人也。广肩腋项，肉薄厚皮而黑色，唇临临然，其血黑以浊，其气涩以迟，其为人也，贪于取与，刺此者，深而留之，多益其数也。

黄帝曰：刺瘦人奈何？岐伯曰：瘦人者，皮薄色少，肉廉廉然，薄唇轻言，其血清气滑，易脱于气，易损于血，刺此者，浅而疾之。

黄帝曰：刺常人奈何？岐伯曰：视其白黑，各为调之，其端正敦厚者，其血气和调，刺此者，无失常数也。

黄帝曰：刺壮士真骨者奈何？岐伯曰：刺壮士真骨，坚肉缓节监监然，此人重则气涩血浊，刺此者，深而留之，多益其数；劲则气滑血清，刺此者，浅而疾之。

黄帝曰：刺婴儿奈何？岐伯曰：婴儿者，其肉脆血少气弱，刺此者，以毫针，浅刺而疾发针，日再可也。

黄帝曰：临深决水奈何？岐伯曰：血清气滑，疾泻之，则气竭焉。黄帝

是怎样呢？岐伯说：对于血浊气涩的人，迅速用泻法，则经脉气血可以通畅。

黄帝说：十二经脉循行的逆顺是怎样呢？岐伯说：手三阴经，从胸部走到手指；手三阳经，是从手走到头部；足三阳经，是从头部向下走到足趾；足三阴经，从足上行到腹部。

黄帝说：独有足少阴经脉下行是什么原因呢？岐伯说：这不是足少阴经脉，而是冲脉的旁支。冲脉是五脏六腑气血汇集的地方，而五脏六腑都受它的濡养。其上行的脉，出于咽后壁上的后鼻道，渗于阳经，灌注精气；其下行的脉，输注于足少阴经的大络，出于气冲穴，沿着大腿内侧进入腘窝中，伏行于小腿内侧，再下行至内踝的后跟骨上缘处而分出。其下行的旁支和足少阴经相并而下行，渗于肝、脾、肾三条阴经；其前行的分支，隐行出于跟骨结节上缘，下行沿足背进入足大趾处，渗入络脉，以濡养肌肉。因此冲脉的支络瘀结时，则足背的脉就不跳动，不跳动就会使气血厥逆，厥逆则会出现寒冷的症状。

黄帝说：怎样能够知道经气的逆顺呢？岐伯说：用语言开导患者，问清楚症状，用手切按足背的动脉，验证是否跳动，如果不是厥逆，必然有脉跳动。然后就可辨明经脉循行的逆顺关系了。黄帝说：这是一个难以解答的问题啊！圣人所做的针道，像日月那样光明，比毫厘还要细微，若不是先生告诉我，谁能讲明这样深奥的道理呢！

曰：循掘决冲奈何？岐伯曰：血浊气涩，疾泻之，则经可通也。

黄帝曰：脉行之逆顺奈何？岐伯曰：手之三阴，从脏走手；手之三阳，从手走头；足之三阳，从头走足；足之三阴，从足走腹。

黄帝曰：少阴之脉独下行何也？岐伯曰：不然。夫冲脉者，五脏六腑之海也，五脏六腑皆禀焉。其上者，出于颃颡，渗诸阳，灌诸精；其下者，注少阴之大络，出于气街，循阴股内廉，入腘中，伏行骭骨内，下至内踝之后属而别；其下者，并于少阴之经，渗三阴；其前者，伏行出跗属，下循跗，入大指间，渗诸络而温肌肉。故别络结则跗上不动，不动则厥，厥则寒矣。

黄帝曰：何以明之？岐伯曰：以言导之，切而验之，其非必动，然后乃可明逆顺之行也。黄帝曰：窘乎哉！圣人之为道也，明于日月，微于毫厘，其非夫子，孰能道之也。

血络论第三十九

血络，有两种含义，一是指位于机体浅表的细小动、静脉和毛细血管，二是指皮肤表面有瘀血阻滞的血络。本篇主要论述了奇邪在络和针刺瘀血的脉络时所出现的各种情况，并对产生这些情况的原因作了详细的分析，提示我们在应用针刺血络放血的时候一定要小心谨慎，要注意预防和及时处理可能出现的问题。

黄帝说：我希望听你讲讲奇邪引起，但不在经脉中的病变情况。岐伯说：这是一种在血络的病邪。

黄帝说：刺血络放血时，有的患者就昏倒了，这是什么原因？有刺血络放出的血如喷射似的，是什么原因？有的出血少、色黑而浓厚，是什么原因？有的出血清稀，一半像水液一样，是什么原因？有的出针以后局部肿起的，是什么原因？有的出血或多或少，而面色苍白的，是什么原因？有的出针后面色虽然不变，但心胸感觉烦闷，是什么原因？有的出血虽多，但没有什么不良反应，是什么原因？我希望听你谈谈以上各种原因。

岐伯说：脉气虽盛而血虚的患者，刺血络放血，就会使元气虚脱，元气虚脱就会昏仆倒地。若气血都旺盛，而脉中阴气较多的患者，他的血行滑利，在刺络

原文

黄帝曰：愿闻其奇邪而不在经者。岐伯曰：血络是也。

黄帝曰：刺血络而仆者，何也？血出而射者，何也？血出黑而浊者，何也？血出清而半为汁者，何也？发针而肿者，何也？血出若多若少而面色苍苍者，何也？发针而面色不变而烦悗者，何也？多出血而不动摇者，何也？愿闻其故。

岐伯曰：脉气盛而血虚者，刺之则脱气，脱气则仆。血气俱盛而阴气多者，其血滑，刺之则射；阳气蓄积，

时，就会使放出的血如喷射似的；阳气蓄积在血络里，滞留很久而没有外泄，则其放出的血，就会是色黑浓厚而不能喷射。当刚喝完水，水液渗到血络里，还没有和血混合，所以刺络出的血，就会有一部分是液汁；如果不是刚喝过水，那就是患者身体内有留滞的水液，日久就会成为水肿。阴气蓄积在阳分，其气渗入于络脉中，因此当刺络时，血还未出而气先行，以致针刺的局部就会发肿。阴阳之气，在刚刚相遇还没有完全调和的时候，这时针刺用泻法，则会使阴阳之气耗散，表里相互离决，以致面部脱色呈现苍白的现象。针刺时出血过多，虽然面色没有改变，而胸中烦闷，这是因为刺络而使经脉空虚了。如果属于阴脉空虚，就会因为阴脱而出现烦闷。阴邪阳邪相互混合而成为痹证，此时邪气在内充溢于经脉，在外渗注于络脉，这样阴分阳分都属于邪盛有余，刺络时出血虽多，经脉也不会虚的。

黄帝说：怎样去观察血络呢？岐伯说：瘀血的络脉是坚实胀满而发红的，上下没有固定的部位，小的像针一样，大的像筋一样，在这种情况下，针刺时用泻法这是很安全的，但不能脱离刺络的法则，如果违反了常规，就会出现上述那几种不良的情况。

黄帝说：进针以后，有时肌肉会紧紧地裹住针身，这是什么原因？岐伯说：这是由于肌肤的热气使针身发热。针身发热就会使肌肉和针裹在一起，所以针就坚涩难以转动。

久留而不泻者，其血黑以浊，故不能射。新饮而液渗于络，而未合和于血也，故血出而汁别焉；其不新饮者，身中有水，久则为肿。阴气积于阳，其气因于络，故刺之血未出而气先行，故肿。阴阳之气，其新相得而未和合，因而泻之，则阴阳俱脱，表里相离，故脱色而苍苍然。刺之血出多，色不变而烦悗者，刺络而虚经，虚经之属于阴者，阴脱，故烦悗。阴阳相得而合为痹者，此为内溢于经，外注于络，如是者，阴阳俱有余，虽多出血而弗能虚也。

黄帝曰：相之奈何？岐伯曰：血脉盛者，坚横以赤，上下无常处，小者如针，大者如筋，则而泻之万全也，故无失数矣，失数而反，各如其度。

黄帝曰：针入而肉著者，何也？岐伯曰：热气因于针，则针热，热则肉著于针，故坚焉。

阴阳清浊第四十

人体的精气由于来源不同，故有清浊之分：阴经中的精气多清，阳经中的精气多浊。本篇主要论述了人体清气、浊气的生成、性质与分布等内容，并据此指出相应部位发病时的针刺治疗方法也应有所区别。

黄帝说：我听说人体的十二经脉，可以与自然界的十二经水（清、渭、海、湖、汝、渑、淮、漯、江、河、济、漳）相应，十二经水的五色（青、黄、赤、白、黑）各有不同，清浊也不相同。而人体的血气都是一样的，如何与十二经水相应呢？岐伯说：人体的血气假如全都相同的话，那么天下的事物也就都可以一致了，哪还会有什么混乱的事发生呢？黄帝说：我问的是一个人的血气情况，而不是问天下众多人的事情呀！岐伯说：在一个人体内，也有血气紊乱的情况，天下众人之中，同样有变乱的人，它的道理都是一样的。

黄帝说：我希望听听人体内的清浊之气是怎么回事。岐伯说：人所接受的食物化生的精气为浊气，吸入的空气为清气。清气注入阴经，浊气注入阳经。由浊气化生的清气，上出于咽喉。由清气化生的浊气可以下行。如果清气与浊气升降失常，互相干扰，就叫做“乱气”。

黄帝说：所谓阴清而阳浊，浊气之中有清气，清气之中有浊气，清气、浊气

原文

黄帝曰：余闻十二经脉，以应十二经水者，其五色各异，清浊不同，人之血气若一，应之奈何？岐伯曰：人之血气，苟能若一，则天下为一矣，恶有乱者乎？黄帝曰：余问一人，非问天下之众。岐伯曰：夫一人者，亦有乱气，天下之众，亦有乱人，其合为一耳。

黄帝曰：愿闻人气之清浊。岐伯曰：受谷者浊，受气者清。清者注阴，浊者注阳。浊而清者，上出于咽。清而浊者，则下行。清浊相干，命曰乱气。

黄帝曰：夫阴清而阳浊，浊者有清，清者有浊，清浊别之奈何？岐伯

怎样来区别呢？岐伯说：气的大致区别是，清气上注于肺，浊气下走于胃。胃中化生的清气上出于口；肺中所含的浊气，下行注入于经脉，在内积聚于气海。

黄帝说：所有阳经都是浊气所在，哪一个阳经的浊气最多呢？岐伯说：手太阳小肠经所受的阴脉浊气最多，手太阴肺经所受的阳脉清气最多。清气上行，走于空窍，浊气下行，走于各条经脉。所有阴经都受纳清气，只有足太阴脾经接受阴经的浊气。

黄帝说：应该怎样调治呢？岐伯说：清气是滑利的，浊气是涩滞的。这是气的一般正常状态。因此，针刺阴经时要深刺而留针，针刺阳经时应浅刺且出针要快。如清浊之气互相干扰，应按阴阳常理进行调治。

曰：气之大别，清者上注于肺，浊者下走于胃。胃之清气，上出于口；肺之浊气，下注于经，内积于海。

黄帝曰：诸阳皆浊，何阳独甚乎？岐伯曰：手太阳独受阳之浊，手太阴独受阴之清，其清者上走空窍，其浊者下行诸经。诸阴皆清，足太阴独受其浊。

黄帝曰：治之奈何？岐伯曰：清者其气滑，浊者其气涩，此气之常也。故刺阴者，深而留之；刺阳者，浅而疾之；清浊相干，以数调之也。

相关知识链接／

时间针灸疗法 时间针灸疗法是在中医学“天人相应”的思想指导下，把自然环境变化规律与人体气血周流灌注规律相结合，按照一定的时间规律进行针灸治疗的一种传统针灸治疗学体系。由于受自然界环境变化的影响，人体气血运行按季节、节气、日期、时间规律也发生盛衰变化。时间针灸疗法就是依据自然界的变化规律，在固定的时相内通过针刺或者艾灸、按摩等方法刺激穴位、敏感点或者经脉，以期达到更好的疏通经脉、扶正祛邪的作用，提高疗效。时间针灸治疗学体系的主要内容有子午流注针法（纳甲法、纳子法和养子时刻注穴法）、灵龟八法、飞腾八法、四时针法及冬病夏治三伏贴等。

阴阳系日月第四十一

阴阳，是指自然界的阴阳和人体上下所分的阴阳，以及十二经脉的阴阳属性；日月，是指一年当中的月份和日期；系，有维系、联系的意思。本篇中按照天人相应的观点将人体的上部、下部、五脏、十二经脉等都与自然界的阴阳、日月、天干、地支等相联系，以说明人体同自然界的关系，并据此提出针刺方面的注意事项，所以称为“阴阳系日月”。

黄帝说：我听说天称做阳，地称做阴，日称做阳，月称做阴，这些阴阳是怎样与人体相应的呢？岐伯说：人体的腰以上属天，腰以下属地，所以说天属于阳，地属于阴。足的十二经脉可以与地支的十二个月相应，月是生于属阴的水的，所以在下的都称做阴。手的十指可以和天干的十日相应，日属阳主火，所以在上的都称做阳。

黄帝说：上面所说的十二月和十日，如何与经脉相应呢？岐伯说：所谓寅，是正月阳气初生的时候，正月建寅，主左足的少阳经。六月建未，主右足的少阳经。二月建卯，主左足的太阳经。五月建午，主右足的太阳经。三月建辰，主右足的阳明经。四月建巳，主右足的阳明经。因三、四两月夹在两阳的中间，而为两阳合明，所以叫做阳明。七月建申，自然界阴气渐生，主右足的少阴经；十二

原文

黄帝曰：余闻天为阳，地为阴，日为阳，月为阴，其合之于人奈何？岐伯曰：腰以上为天，腰以下为地，故天为阳，地为阴。足之十二经脉，以应十二月，月生于水，故在下者为阴。手之十指，以应十日，日主火，故在上者为阳。

黄帝曰：合之于脉奈何？岐伯曰：寅者，正月之生阳也，主左足之少阳；未者，六月，主右足之少阳；卯者，二月，主左足之太阳；午者，五月，主右足之太阳；辰者，三月，主左足之阳明；巳者四月，主右足之阳明，此两阳合于前，故曰

月建丑，主左足的少阴经；八月建酉，主右足的太阴经；十一月建子，主左足的太阳经；九月建戌，主右足的厥阴经；十月建亥，主左足的厥阴经；因九、十两个月夹在两阴的中间，为阴之尽，所以叫厥阴。

甲日主左手的少阳经，己日主右手的少阳经。乙日主左手的太阳经，戊日主右手的太阳经。丙日主左手的阳明经，丁日主右手的阳明经。丙丁都属火，丙丁日是两火合明，所以叫做阳明。庚日主右手的少阴经，癸日主左手的少阴经。辛主右手的太阴经，壬主左手的太阴经。

所以，足的阳经，是阴中的少阳；足的阴经，是阴中的太阴。手的阳经，是阳中的太阳；手的阴经，是阳中的少阴。故腰以上的属于阳，腰以下的属于阴。

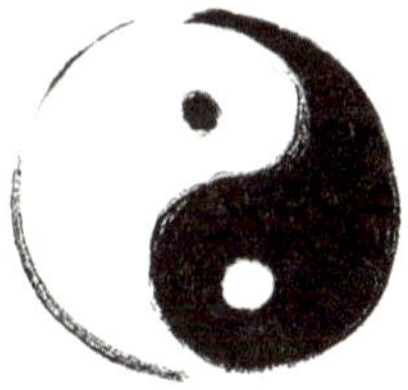

若从五脏方面来说，心是阳中的太阳，肺是阳中的少阴，肝是阴中的少阳，脾是阴中的至阴，肾是阴中的太阴。

黄帝说：在治疗方面如何应用呢？岐伯说：正月、二月、三月，人体的正气偏重在左侧，不宜针刺左足的三阳经；四月、五月、六月，人体的正气偏重在右侧，不宜针刺右足的三阳经；七月、八月、九月，人体的正气偏重于右侧，不宜针刺右足的三阴经；十月、十一月、十二月，人体的正气偏重于左侧，不宜针刺左足的三阴经。

相关知识链接

《庄子·刻意》记载：“吹呴呼吸，吐故纳新，熊经鸟伸，为兽而已矣；此导引之士，养形之人，彭祖寿考者之所好者也。”

阳明。申者，七月之生阴也，主右足之少阴；丑者，十二月，主左足之少阴；酉者，八月，主右足之太阴；子者，十一月，主左足之太阳；戌者，九月，主右足之厥阴；亥者，十月，主左足之厥阴。此两阴交尽，故曰厥阴。

甲主左手之少阳，己主右手之少阳，乙主左手之太阳，戊主右手之太阳，丙主左手之阳明，丁主右手之阳明。此两火并合，故为阳明。庚主右手之少阴，癸主左手之少阴，辛主右手之太阴，壬主左手之太阴。

故足之阳者，阴中之少阳也；足之阴者，阴中之太阴也。手之阳者，阳中之太阳也；手之阴者，阳中之少阴也。腰以上者为阳，腰以下者为阴。

其于五脏也，心为阳中之太阳，肺为阳中之少阴，肝为阴中之少阳，脾为阴中之至阴，肾为阴中之太阴。

黄帝曰：以治之奈何？岐伯曰：正月、二月、三月，人气在左，无刺左足之阳；四月、五月、六月，人气在右，无刺右足之阳；七月、八月、九月，人气在右，无刺右足之阴；十月、十一月、十二月，人气在左，无刺左足之阴。

黄帝说：从五行归类来说，以东方、甲乙、木，主春季，春季所属是青色，主肝脏。肝脏是属足厥阴经的。现在你用甲日作为左手的少阳经，与五行配天干的道理不合，这是怎么回事？岐伯说：这是天地的阴阳变化规律，不是按四时五行的次序排列的。而且阴阳是抽象的概念，是有名无形的。所以用阴阳来说明事物，可以由一到十，由百至千，推演到万，不能一概而论，也就是这个意思。

黄帝曰：五行以东方为甲乙木主春，春者苍色，主肝，肝者足厥阴也。今乃以甲为左手之少阳，不合于数，何也？岐伯曰：此天地之阴阳也，非四时五行之以次行也。且夫阴阳者，有名而无形，故数之可十，离之可百，散之可千，推之可万，此之谓也。

病传第四十二

病传，是指病邪在人体脏腑之间的传变。本篇讨论了邪气由外入内逐步侵袭到脏腑的过程，运用五行相克的次序和脏腑的表里关系，说明了五脏病候的传变情况和疾病的预后情况，以及针灸治疗宜忌。

黄帝说：我从先生这里学到了九针的知识，并且自己看了记载其他疗法的方书，有导引行气、按摩、灸、熨、针刺、火针、饮药等，各种疗法是否可以单独应用于治疗呢？还是将各种疗法全部综合使用呢？岐伯说：各种治疗方法，是适应于众人不同疾病的，对于一个人不是全部都合适使用的。

黄帝说：这就是所谓掌握了一个总的原则而不遗忘，就能解决各种复杂的事物。现在我已听到了阴阳的要点，虚实的道理，因调护不当而造成的疾病，以及治愈疾病的各种方法，想再听一下疾病变化的情况，以及病邪传变、正气绝败以致不可治疗这些方面的道理，可以听到吗？岐伯说：这个问题极为重要，这些道理，明显的就像“旦醒”，隐晦的就像“夜瞑”，所以，能掌握并按照去做，认真地体验，心领神会，就能达到全部理解的境地，在运用的过程中，也就会得到它的神妙。这些精妙的道理，应当写在竹帛上传于后世，而不可据为私有只传给自己的子孙。

原文

黄帝曰：余受九针于夫子，而私览于诸方，或有导引行气、乔摩、灸、熨、刺焫、饮药之一者，可独守耶？将尽行之乎？岐伯曰：诸方者，众人之方也，非一人之所尽行也。

黄帝曰：此乃所谓守一勿失，万物毕者也。今余已闻阴阳之要，虚实之理，倾移之过，可治之属，愿闻病之变化，淫传绝败而不可治者，可得闻乎？岐伯曰：要乎哉问！道，昭乎其如旦醒，窘乎其如夜瞑，能被而服之，神与俱成，毕将服之，神自得之，生神之理，可著于竹帛，不可传于子孙。

黄帝说：什么叫旦醒？岐伯说：明白了阴阳的规律，就好像原来的疑惑解决了，又像酒醉之后清醒过来一样。黄帝说：什么是夜瞑？岐伯说：外邪侵害人体，既没有声响，又没有形迹，只是毫毛淅淅而寒，腠理开泄，正气耗散，邪气弥散肌体，经血脉传流入脏腑，腹部疼痛，浸淫下焦，可以使人致死而不易救治。

黄帝说：邪气侵入脏腑后是怎样传变的呢？岐伯说：邪气侵入脏腑，如疾病开始发生在心，过一天就传到肺，三天传到肝，五天传到脾，再过三天不愈，就会死亡，冬天死于半夜，夏天死于中午。

如病开始发生在肺，过三天就传到肝，再过一天就传到脾，五天传到胃，如再过十天不愈，就会死亡，冬天死于日落时，夏天死于日出时。

如病开始发生在肝，过三天传到脾，过五天传到胃，再过三天传到肾，再过三天不愈，就会死亡，冬天死于日落时，夏天死于吃早餐时。

如病开始发生在脾，一天传到胃，两天传到肾，三天传到脊背和膀胱，再过十天不愈，就会死亡，冬天死于夜晚人们刚入睡时，夏天死在吃晚饭时。

如病开始发生在胃，五天传到肾，再过三天传到脊背和膀胱，再过五天上传到心，再过两天不愈，就会死亡，冬天死在半夜，夏天死在午后。

如病开始发生在肾，三天传到脊背和膀胱，再过三天上传到心，再过三天传到小肠，再过三天不愈，就会死亡，冬天死在天亮时，夏天死在黄昏时。

如病开始发生在膀胱，五天传到肾，再过一天传到小肠；再过一天传到心，

黄帝曰：何谓旦醒？岐伯曰：明于阴阳，如惑之解，如醉之醒。黄帝曰：何谓夜瞑？岐伯曰：喑乎其无声，漠乎其无形，折毛发理，正气横倾，淫邪泮衍，血脉传溜，大气入脏，腹痛下淫，可以致死，不可以致生。

黄帝曰：大气入脏奈何？岐伯曰：病先发于心，一日而之肺，三日而之肝，五日而之脾，三日不已，死，冬夜半，夏日中。

病先发于肺，三日而之肝，一日而之脾，五日而之胃，十日不已，死，冬日入，夏日出。

病先发于肝，三日而之脾，五日而之胃，三日而之肾，三日不已，死，冬日入，夏蚤食。

病先发于脾，一日而之胃，二日而之肾，三日而之膂膀胱，十日不已，死，冬人定，夏晏食。

病先发于胃，五日而之肾，三日而之膂膀胱，五日而上之心，二日不已，死，冬夜半，夏日昳。

病先发于肾，三日而之膂膀胱，三日而上之心，三日而之小肠，三日不已，死，冬大晨，夏晏晡。

病先发于膀胱，五日而之肾，一

再过两天不愈，就会死亡，冬天死在鸡叫的时候，夏天死在午后的未时。

各种疾病都依一定的次序相互传移，像这样的传变，都有一定预期的死亡时间，所以不可以用针刺治疗。如疾病的传次是间隔一脏或间隔两脏、三脏、四脏的，就可以用针刺治疗。

日而之小肠，一日而之心，二日不已，死，冬鸡鸣，夏下晡。

诸病以次相传，如是者，皆有死期，不可刺也。间一脏及二、三、四脏者，乃可刺也。

相关知识链接／

中医导引疗法　导引，是以缓慢的肢体动作配合呼吸吐纳，达到自我的心身平衡，从而实现防治疾病、养生保健、益寿延年目的的方法的统称。导引在我国有非常悠久的历史，如战国时期的《行气玉佩铭》，是我国现存最早的导引理论文物；1973年长沙马王堆汉墓出土的帛书《导引图》，是现存最早的一卷记载导引术的工笔彩色帛画，据考证为西汉早期的作品；《素问·异法方宜论篇》记载："中央者……其治以导引按跻，故导引按跻者，亦从中央出也"，可见我国古代先人很早时就已经应用导引术作为养生保健的方法。

导引术是我国古代非常重视、非常常用的一种治疗疾病的方法，可用于治疗很多疾病。如隋代巢元方所著的《诸病源候论》中记载了200余种导引方法，可用于治疗110多种病证；唐代医家孙思邈在《备急千金要方》中记载了"天竺国按摩法"和"老子按摩法"，虽题名为按摩，实际上是导引术。这两种导引术和唐代道士司马承祯的《服气精义论》中记载的导引术、魏晋时期陶弘景在《养性延命录》中记载的华佗五禽戏及其后出现的八段锦、易筋经、太极拳等，都在我国得到了长期和广泛的流传。这些健身锻炼的方法，对于活动肢体关节、调节气血周流、缓解精神紧张、促进疾病康复、保持身体健康等方面发挥着巨大的积极意义。

淫邪发梦第四十三

本篇主要阐述了邪气乘人体脏腑的虚弱而侵入脏腑，使魂魄不安而成梦的机制。列举了十二种实证和十五种虚证。本篇提出的“淫邪发梦”的观点对后世临床治疗有一定的指导意义。

黄帝说：我想听听关于邪气在体内弥散而引起的病变是怎样的？岐伯说：凡有害身心的邪气，从体外侵害到体内，其没有固定的部位，却流窜于内脏，也没有固定的处所，而与营卫之气一起流行，随魂魄一起飞扬，使人睡卧不安而多梦。若邪气侵扰于腑，则在外的阳气有余，在内的阴气则不足；若邪气侵扰于脏，则在内的阴气就有余，在外的阳气就不足。

黄帝说：脏腑阴阳的有余与不足，有什么表现呢？岐伯说：阴气盛的，就会梦到趟渡大水而感到恐惧；阳气盛的，就会梦到大火燃烧而感到灼热；阴阳都盛的，就会梦见互相残杀。上盛就会梦到向上飞腾，下盛就会梦到向下堕坠。过度饥饿时，就会梦到向人索取东西；过饱时则会梦到给别人东西。肝气盛的，就会梦到发怒；肺气盛的，就会梦到恐惧、哭泣、升腾飞扬；心气盛的，就会梦到喜笑、恐惧和畏怯；脾气盛的，就会梦到歌唱、愉乐或身体沉重难举；肾气盛的，

原文

黄帝曰：愿闻淫邪泮衍奈何？岐伯曰：正邪从外袭内，而未有定舍，反淫于脏，不得定处，与营卫俱行，而与魂魄飞扬，使人卧不得安而喜梦。气淫于腑，则有余于外，不足于内；气淫于脏，则有余于内，不足于外。

黄帝曰：有余不足，有形乎？岐伯曰：阴气盛，则梦涉大水而恐惧；阳气盛，则梦大火而燔焫；阴阳俱盛，则梦相杀。上盛则梦飞；下盛则梦堕。甚饥则梦取；甚饱则梦予。肝气盛，则梦怒；肺气盛，则梦恐惧、哭泣、飞扬；心气盛，则梦善笑、恐畏；脾气盛，则梦歌乐、身体重不举；肾气

就会梦到腰脊分离而不相连接。这十二种气盛所致的梦境，可辨别邪气所在病位，针刺时在相应部位应用泻法治疗，就能使疾病很快痊愈。

邪气侵犯到心，就会梦见山丘烟火弥漫。侵犯到肺，就会梦到飞扬起来，或看到金属铸造的奇怪的东西。侵犯到肝，就会梦见山林树木。侵犯到脾，就会梦见丘陵和大的湖泽，以及风雨中的破漏房屋。侵犯到肾，就会梦见面临深渊或投入水中。侵犯到膀胱，就会梦见到处游荡。侵犯到胃，就会梦见饮食。侵犯到大肠，就会梦见田野。侵犯到小肠，就会梦见众人聚集的交通要道。侵犯到胆，就会梦见与人争斗，打官司或剖腹自杀。侵犯到生殖器，就会梦见性交。侵犯到颈部，就会梦见斩首。侵犯到足胫，就会梦见行走而不能前进，以及居住在地窖、苑囿之中。侵犯大腿和上臂，就会梦见在行跪拜的礼节。侵犯到膀胱和直肠，就会梦见小便和大便。以上这十五种因正气虚而邪气侵入的疾病，可从梦境了解病邪的部位，针刺时在相应部位用补法治疗，就可使梦立刻停止、疾病很快痊愈。

盛，则梦腰脊两解不属。凡此十二盛者，至而泻之，立已。

厥气客于心，则梦见丘山烟火；客于肺，则梦飞扬，见金铁之奇物；客于肝，则梦见山林树木；客于脾，则梦见丘陵大泽，坏屋风雨；客于肾，则梦临渊，没居水中；客于膀胱，则梦游行；客于胃，则梦饮食；客于大肠，则梦田野；客于小肠，则梦聚邑冲衢；客于胆，则梦斗讼自刳；客于阴器，则梦接内；客于项，则梦斩首；客于胫，则梦行走而不能前，及居深地窌苑中；客于股肱，则梦礼节拜起；客于胞脏，则梦溲便。凡此十五不足者，至而补之，立已也。

顺气一日分为四时第四十四

顺，是顺从、依照的意思；气，是指人体的正气或阳气；一日分为四时，即把一日的阴阳变化按照春、夏、秋、冬四季的阴阳变化来分析。本篇主要讨论了人与春、夏、秋、冬四时相应，故疾病有“旦慧、昼安、夕加、夜甚”的变化；并阐述了“刺有五变，以主五俞”“以应五时”，以及“五变”与“五俞”之间的相应关系。

黄帝说：各种疾病在开始发生时，一定都由于燥、湿、寒、暑、风、雨，以及阴阳失调，喜怒失常，饮食起居不节等所致。邪气侵入体内，与正气相抟就会有脉症表现出来，邪入内脏，也都有一定的病名，这些我都已经知道了。疾病多数在早晨较轻且神志清爽，白昼安静，傍晚加重，夜间更甚，这是什么缘故呢？岐伯说：这是由于四时气候的不同而使它这样的。

黄帝说：我想听听关于四时之气的问题。岐伯说：春天阳气生发，夏天阳气旺盛，秋天阳气收敛，冬天阳气闭藏，这是四时气候的正常情况，人体阳气变化也是和它相应的。把一天分为四时来说，早晨像春天，中午像夏天，傍晚像秋天，半夜像冬天。早晨人体正气生发，邪气衰退，所以早晨神志清爽；中午人体正气旺盛，正气盛就能胜邪气，所以白昼安静；傍晚人体正气开始衰退，邪气开

原文

黄帝曰：夫百病之所始生者，必起于燥湿寒暑风雨、阴阳喜怒、饮食居处。气合而有形，得脏而有名，余知其然也。夫百病者，多以旦慧、昼安、夕加、夜甚，何也？岐伯曰：四时之气使然。

黄帝曰：愿闻四时之气。岐伯曰：春生、夏长、秋收、冬藏，是气之常也，人亦应之。以一日分为四时，朝则为春，日中为夏，日入为秋，夜半为冬。朝则人气始生，病气衰，故旦慧；日中人气长，长则胜邪，故安；

始生发，所以病势加重；半夜人体正气闭藏于内，只有邪气独居于体内，所以病势就更加严重。

黄帝说：但有时疾病与你以上的说法相反，这是为什么？岐伯说：这是与四时之气不相应，脏腑单独对疾病发生影响，这样的疾病，必定在患病脏腑被时日所克的时候就加重，若患病脏腑能克制时日的时候疾病就减轻。黄帝说：怎样治疗呢？岐伯说：能够顺应自然界时气的变化，就可以预测疾病的好坏。能顺应的就是好医生，相反的就是粗率的医生。

黄帝说：好。我听说刺法有五变，用以决定五个腧穴，想听听它的规律。岐伯说：人有五脏，五脏分别有相应的色、时、日、音、味的五味变化，每种变化都有井、荥、输、经、合五种腧穴，因此五五二十五个腧穴与一年中的五个时令相应。

黄帝说：希望听一下五变的内容。岐伯说：肝为阳脏，在五色中为青色，在时令中为春季，在五音中为角音，在五味中为酸味，在一日的天干中为甲乙。心为阳脏，在五色中为赤色，在时令中为夏季，在一日的天干中为丙丁，在五音中为徵音，在五味中为苦味。脾为阴脏，在五色中为黄色，在时令中为长夏，在一日的天干中为戊己，在五音中为宫音，在五味中为甘味。肺为阴脏，在五色中为白色，在五音中为商音，在时令中为秋季，在一日的天干中为庚辛，在五味中为辛味。肾为阴脏，在五色中为黑色，在时令中为冬季，在一日的天干中为壬癸，在五音中为羽音，在五味中为咸味。这些就是与五脏相应的五变。

夕则人气始衰，邪气始生，故加；夜半人气入脏，邪气独居于身，故甚也。

黄帝曰：其时有反者何也？岐伯曰：是不应四时之气，脏独主其病者，是必以脏气之所不胜时者甚，以其所胜时者起也。黄帝曰：治之奈何？岐伯曰：顺天之时，而病可与期。顺者为工，逆者为粗。

黄帝曰：善。余闻刺有五变，以主五俞，愿闻其数。岐伯曰：人有五脏，五脏有五变，五变有五俞，故五五二十五俞，以应五时。

黄帝曰：愿闻五变。岐伯曰：肝为牡脏，其色青，其时春，其音角，其味酸，其日甲乙；心为牡脏，其色赤，其时夏，其日丙丁，其音徵，其味苦；脾为牝脏，其色黄，其时长夏，其日戊己，其音宫，其味甘；肺为牝脏，其色白，其音商，其时秋，其日庚辛，其味辛；肾为牝脏，其色黑，其时冬，其日壬癸，其音羽，其味咸。是为五变。

黄帝说：由五变所主的五个腧穴是怎样的呢？岐伯说：五脏主冬季，冬季刺各经的井穴；五色主春季，春季刺各经的荥穴；五时主夏季，夏季刺各经的输穴；五音主长夏，长夏刺各经的经穴；五味主秋季，秋季刺各经的合穴。这就是所谓五变分主五腧。

黄帝说：六腑的原穴是怎样配合成六个腧穴的呢？岐伯说：只有原穴不与五时相配合，而以所属之经去配合，以应五时六个腧穴之数，所以共为六六三十六个腧穴。

黄帝说：什么叫五脏主冬，五时主夏，五音主长夏，五味主秋，五色主春呢？想听听其中的道理。岐伯说：病在五脏的应刺各经的井穴；病变显现于气色的，应刺各经的荥穴；病情时轻时重的，应刺各经的输穴；病变表现在声音方面的，应刺各经的经穴；经脉盛满而有瘀血的，病在胃腑，以及由于饮食不节而得病的，应刺各经的合穴，所以说味主合。这就是五变的针刺法则。

黄帝曰：以主五俞奈何？岐伯曰：脏主冬，冬刺井；色主春，春刺荥；时主夏，夏刺输；音主长夏，长夏刺经；味主秋，秋刺合。是谓五变以主五俞。

黄帝曰：诸原安合，以致六俞？岐伯曰：原独不应五时，以经合之，以应其数，故六六三十六俞。

黄帝曰：何谓脏主冬，时主夏，音主长夏，味主秋，色主春？愿闻其故。岐伯曰：病在脏者，取之井；病变于色者，取之荥；病时间时甚者，取之输；病变于音者，取之经；经满而血者，病在胃及以饮食不节得病者，取之于合，故命曰味主合。是谓五变也。

相关知识链接／

四时针法 四时针法是根据不同季节采用不同的针刺方法以防治疾病的一种针法，最早出现于《黄帝内经》，属于现代时间针灸学的范畴。由于人生活在自然环境中，人体会随着四时气候变化的影响而产生不同的疾病，那么根据因时制宜的原则选取适当的经脉、腧穴进行针刺，就会收到更为理想的效果。

《黄帝内经》中与四时针法相关的篇章共有8篇，包括《素问·诊要经终论篇》、《素问·水热穴论篇》《素问·四时刺逆从论篇》《灵枢·本输》《灵枢·终始》《灵枢·四时气》《灵枢·寒热病》《灵枢·顺气一时分四时》。但这些篇章关于四时针法的记述并不统一，甚至较为杂乱，给后世的研究和应用带来了极大的困难。本篇中提出的四时五输穴刺法，即“冬刺井”“春刺荥”“夏刺输”“长夏刺经”“秋刺合”，在临床有一定应用，实用价值较大。

外揣第四十五

揣，是揣摩、推测的意思。本篇阐述了人体阴阳内外之间的密切联系及相互影响，探讨了有关“司外揣内”的诊查疾病的方法，使医者可以通过反映于外的五音五色等的客观临床改变，来推测并诊断出人体内脏疾病，所以此篇称为“外揣”。

黄帝说：我听了关于九针的九篇论述，亲自领略了它的理论，很能体会其中的意义。知道这九针从一针开始到九针结束，道理深刻，但是还没有掌握其中的要领。九针的理论，可以说内容精细，小到不能再小；包罗的广博，大到不能再大；深度深到不能再深；高到不能再高了，道理玄妙无穷，应用的范围广泛。我知道这是由于它符合自然规律，符合人事和四时变化的，但是我想把这些多如毫毛的论述，归纳成一个系统的理论，这可以吗？岐伯说：你问得真高明呀！不但是九针的道理应该归纳成系统的理论，就是治理国家，也应该这样。黄帝说：我想听的是用针的道理，不是国事呀。岐伯说：关于治理国事，也是必须有原则和法度，如没有原则和法度，怎么能使小、大、浅、深的复杂内容统一到一起呢？

黄帝说：我希望详尽地听一下有关的问题。岐伯说：这可用日和月、水和镜、鼓和声响来比喻。日和月照明物体，马上就会出现影子；水和镜子可以反映

原文

黄帝曰：余闻九针九篇，余亲受其调，颇得其意。夫九针者，始于一而终于九，然未得其要道也。夫九针者，小之则无内，大之则无外，深不可为下，高不可为盖，恍惚无穷，流溢无极，余知其合于天道、人事、四时之变也，然余愿杂之毫毛，浑束为一，可乎？岐伯曰：明乎哉问也！非独针道焉，夫治国亦然。黄帝曰：余愿闻针道，非国事也。岐伯曰：夫治国者，夫惟道焉。非道，何可小大深浅杂合为一乎？

黄帝曰：愿卒闻之。岐伯曰：日与月焉，水与镜焉，鼓与响焉。夫日月之明，不失其影；水镜之察，不失其形；鼓响之应，不后其声。动摇则

出物体的形态，击鼓时会立刻发出响声，这声音和击鼓的动作几乎同时发生。明白了这些，就能完全掌握用针的理论和法则。

黄帝说：这个问题说起来真是困难呀！尽管问题复杂，可这深刻而明显的道理是无法遮蔽的。说它不可遮蔽是因为其没有脱离阴阳这个基本规律。把临床的各种现象综合起来观察，用切诊来验证它，从望诊来获得病象，这就像清水、明镜反映物体形象一样真切。如人的声音不响亮，色泽晦暗，五脏动摇，这样就是内外相互影响，就像用鼓槌击鼓，响声应随打击而发出，也像影子和形体相似一样。所以说，所谓“远”，是从外在形体变化而可以测知内脏的疾病；所谓“近”，是从内脏的疾病可以推测外在的证候。这就是阴阳变化的“极点”，自然界所包含的道理亦尽在其中，请让我把它藏在灵兰之室，不敢把它散失。

应和，尽得其情。

黄帝曰：窘乎哉！昭昭之明不可蔽。其不可蔽，不失阴阳也。合而察之，切而验之，见而得之，若清水明镜之不失其形也。五音不彰，五色不明，五脏波荡，若是则内外相袭，若鼓之应桴，响之应声，影之似形。故远者司外揣内，近者司内揣外，是谓阴阳之极，天地之盖，请藏之灵兰之室，弗敢使泄也。

相关知识链接/

“司外揣内”浅释 “司外揣内”是通过观察事物外在的表象，以揣测和分析其内在变化的一种认识事物的方法。中医学将这种方法引用来诊察疾病，即通过搜集机体生命活动外在的表面征象，以推断机体内在的病理变化，用来指导诊断和治疗。“司外揣内”是从局部到整体、从现象到本质、从外形到内脏的辨证论治方法，是中医学的重要特征之一。例如，通过望、闻、问、切四诊来观察和了解患者的神气、面色、形体、姿态、舌象、脉象、症状、大小便等外部征象的变化，可以了解人体脏腑、气血阴阳等整体情况，作为分析疾病的依据，从而指导治疗。

五变第四十六

五变，是指五种变化。本篇以不同材质的树木为例，结合风厥漉汗、消瘅、寒热、痹证和肠中积聚五种病变的病因病机，阐述了人体的自身体质在发病过程中起主导作用的观点。

黄帝问少俞说：我听说各种疾病在开始的时候，必定由风、雨、寒、暑而引起，邪气沿着毫毛而侵入腠理，有的由表复出，有的停留在体内，或形成风肿而出汗，或发为消瘅，或发为寒热，或留而为痹，或形成积聚，因时令反常而浸淫泛溢于人体的病邪，引起不可胜数的病证，希望听听这其中的道理。至于同时得病，有的生这种病，有的生那种病，我认为自然气候对人的影响不同，否则为什么病变有种种区别呢？少俞说：自然界发生的邪气，并不偏私于哪一种人，它是公平正直的，触犯它就会得病，避开它就没有危险，所以不是邪气来伤人，而是人们自己去触犯了它而发病的。

黄帝曰：同一时候遇到邪气，又同时患病，可是所生的病却各不相同，希望听一下其中的缘故。少俞说：问的很好。让我拿匠人来比喻这件事吧。匠人磨斧子、磨刀刃，砍削树木。木材的阴阳面有坚硬与脆薄的区别，坚实处刀斧就不易砍入，脆薄处则容易伤折，在盘根交错处砍下去，不但砍不下，反而刀

原文

黄帝问于少俞曰：余闻百疾之始期也，必生于风雨寒暑，循毫毛而入腠理，或复还，或留止，或为风肿汗出，或为消瘅，或为寒热，或为留痹，或为积聚，奇邪淫溢，不可胜数，愿闻其故。夫同时得病，或病此，或病彼，意者天之为人生风乎，何其异也？少俞曰：夫天之生风者，非以私百姓也，其行公平正直，犯者得之，避者得无殆，非求人而人自犯之。

黄帝曰：一时遇风，同时得病，其病各异，愿闻其故。少俞曰：善乎哉问！请论以比匠人。匠人磨斧斤砺刀，削斫材木。木之阴阳，尚有坚脆，坚者不入，脆者皮弛，至其交节，而缺斤斧焉。夫一木之中，坚脆不同，坚者则刚，脆者易伤，况其材木之不同，皮之厚薄，汁之多少，而各异耶。

斧会造成缺口。同一种木材的不同部位会有坚硬与松脆的区别，坚硬的地方就刚强，松脆的地方就容易被砍伤，况且木材种类不同，外皮厚薄，含汁多少，也是各不相同的。像那早开花、先生叶的，遇到春霜或大风，就会花落而叶萎；假使长期的烈日干旱，就会使质脆皮薄的木质枝条含汁减少而树叶枯萎；假使长期天阴下雨，就会使木材中皮薄而含汁多的，树皮溃烂渗水；假如突然起了暴风，就会使性质刚脆的树木枝折断受伤；假使秋天下霜而又遇疾风，就会使刚脆的树木，树根摇动，树叶零落。以上这五种不同的情况，分别都有不同的伤损，何况是人呢？

黄帝说：将人和树木相比，是怎样的呢？少俞回答说：树木所受的损伤，都是损伤树枝，凡树枝刚脆而坚实的，就不会受伤了。人体经常有病，也是因为它的骨节皮肤腠理不坚固，它们往往是病邪留止的地方，所以就常常患病。

黄帝说：有些人容易患风气厥逆而漉漉汗出的疾病，应从什么方面观察它呢？少俞回答说：肌肉不坚实，腠理疏松，就容易经常被风邪侵袭而致病。黄帝说：怎样观察肌肉的不坚实呢？少俞回答说：凡肩、肘、髀、膝等处的肌肉不坚实，而又没有肤纹的，或有肤纹而比较粗疏，肤纹粗疏皮肤就不致密，腠理也就疏松。这仅是说大致如此吧。

黄帝说：有些人容易患消瘅病，应该怎样观察呢？少俞回答说：五脏都柔弱的人，就容易得消瘅病。黄帝说：怎样能知道五脏是柔弱的呢？少俞回答说：五脏柔弱的人必定刚强，刚强则多怒，故五脏柔弱的人就容易受到损伤。黄帝说：怎样观察柔弱与刚强的特征呢？少俞回答说：这种人皮肤薄，目光坚定，眼珠深凹，睁目竖眉，直视露光，这种人心性刚强，刚强则多怒，发怒就会气冲上逆，

夫木之蚤花先生叶者，遇春霜烈风，则花落而叶萎；久曝大旱，则脆木薄皮者，枝条汁少而叶萎；久阴淫雨，则薄皮多汁者，皮溃而漉；卒风暴起，则刚脆之木，枝折杌伤；秋霜疾风，则刚脆之木，根摇而叶落。凡此五者，各有所伤，况于人乎！

黄帝曰：以人应木奈何？少俞答曰：木之所伤也，皆伤其枝，枝之刚脆而坚，未成伤也。人之有常病也，亦因其骨节皮肤腠理之不坚固者，邪之所舍也，故常为病也。

黄帝曰：人之善病风厥漉汗者，何以候之？少俞答曰：肉不坚，腠理疏，则善病风。黄帝曰：何以候肉之不坚也？少俞答曰：腘肉不坚而无分理者，肉不坚；肤粗而皮不致者，腠理疏。此言其浑然者。

黄帝曰：人之善病消瘅者，何以候之？少俞答曰：五脏皆柔弱者，善病消瘅。黄帝曰：何以知五脏之柔弱也？少俞答曰：夫柔弱者，必有刚强，刚强多怒，柔者易伤也。黄帝曰：何以候柔弱之与刚强？少俞答曰：此人薄皮肤而目坚固以深者，长衡直扬，其心刚，刚则多怒，怒则气上逆，胸

气积于胸中，血气交阻，留滞不畅，充盈于肌肉皮肤之间，血脉运行失常，转而成为郁热，邪热消灼肌肤，因此成为消瘅。这就是那种性情粗暴刚强而肌肉脆弱的人。

黄帝说：怎样观察有些人容易患寒热病呢？少俞回答说：骨骼小，肌肉脆弱的人，就容易患寒热病。黄帝说：怎样去观察骨骼的大小、肌肉的坚脆、气色的不同呢？少俞回答说：颧骨是全身骨骼之本，颧骨大的骨骼也大，颧骨小的骨骼也小。皮肤薄而肌肉不能隆起的，它的臂膊柔弱，下巴颜色晦暗，与前额气色不一致，就像蒙有一层污垢，这就是观察的方法。同时，臂部肌肉薄弱，其骨髓必不充实，所以容易患寒热病。

黄帝说：怎样观察有些人容易患痹病呢？少俞回答说：皮肤的纹理粗糙，而肌肉又不坚实的人，就容易患痹病。黄帝说：痹病的发生，或高或下，有一定的病所吗？少俞回答说：要知道它的高下，必须观察各个部位的情况。

黄帝说：有些人容易患肠中积聚病，应该怎样观察呢？少俞回答说：皮肤薄弱缺乏润泽，肌肉不坚实而缺乏湿润，这样就是肠胃受了伤害，肠胃功能失常，邪气留滞，形成积聚。肠胃之间由于寒温失调，轻微的邪气也会蓄积停留，形成严重的积聚病。

黄帝说：关于病形我已经知道了，还想听听疾病与时令的关系。少俞回答说：首先要确定一年的气候概况，然后再掌握各个时令的气候。凡气候有利时，疾病好转；气候不利时，疾病加重，有时虽某一时令气候变化不剧烈，但因当年气候对人体不适合，也可引起发病。这就是由形体素质不同而发生各种疾病，也是五变的纲要。

中蓄积，血气逆留，𩩲皮充肌，血脉不行，转而为热，热则消肌肤，故为消瘅。此言其人暴刚而肌肉弱者也。

黄帝曰：人之善病寒热者，何以候之？少俞答曰：小骨弱肉者，善病寒热。黄帝曰：何以候骨之小大，肉之坚脆，色之不一也？少俞答曰：颧骨者，骨之本也。颧大则骨大，颧小则骨小。皮肤薄而其肉无䐃，其臂懦懦然，其地色殆然，不与其天同色，污然独异，此其候也。然臂薄者，其髓不满，故善病寒热也。

黄帝曰：何以候人之善病痹者？少俞答曰：粗理而肉不坚者，善病痹。黄帝曰：痹之高下有处乎？少俞答曰：欲知其高下者，各视其部。

黄帝曰：人之善病肠中积聚者，何以候之？少俞答曰：皮肤薄而不泽，肉不坚而淖泽，如此则肠胃恶，恶则邪气留止，积聚乃作，肠胃之间，寒温不次，邪气稍至，蓄积留止，大聚乃起。

黄帝曰：余闻病形，已知之矣，愿闻其时。少俞答曰：先立其年，以知其时。时高则起，时下则殆。虽不陷下，当年有冲通，其病必起。是谓因形而生病，五变之纪也。

本脏第四十七

本脏，是以脏腑为根本的意思。本篇阐述了人的精、神、血、气、魂、魄藏于五脏，水谷津液传化于六腑，并讲述了五脏的大小、高下、坚脆、端正、偏倾等“二十五变”，以及五脏六腑与皮、脉、肉、爪、骨等相应的情况，强调了人体脏腑功能正常的重要性。最后指出“视其外应，以知其内脏，则知所病矣”，与前面的“司外揣内”、体质学说等相呼应。

黄帝问岐伯说：人体的血、气、精、神是奉养生命以维持正常生理功能的。经脉是气血运行的通道，运转阴阳，濡润筋骨，滑利关节。卫气是温养肌肉，充实皮肤，滋润腠理，管理开合的。人的意志，是驾驭精神，收聚魂魄，调节人体适应寒温的能力和情志变化的。因此，血脉调和，经脉就运行顺畅，营养全身内外，筋骨强健，关节滑利。卫气调和，肌肉就滑润而富有弹力，皮肤柔润，腠理致密。意志调和，精神就专注，魂魄不散，没有懊悔愤怒等过度的情绪波动，可使五脏不受邪气的侵袭。如能适应寒温气候的变化，就能使六腑运化谷物的功能正常，不易发生风证、痹证，并且使经脉通利，四肢关节活动正常。这就是人体调节的平常情况。五脏是贮藏精神气血魂魄的。六腑是运化水谷，输布津液于全

原文

黄帝问于岐伯曰：人之血气精神者，所以奉生而周于性命者也；经脉者，所以行血气而营阴阳，濡筋骨，利关节者也；卫气者，所以温分肉，充皮肤，肥腠理，司开阖者也；志意者，所以御精神，收魂魄，适寒温，和喜怒者也。是故血和则经脉流行，营复阴阳，筋骨劲强，关节清利矣；卫气和则分肉解利，皮肤调柔，腠理致密矣；志意和则精神专直，魂魄不散，悔怒不起，五脏不受邪矣；寒温和则六腑化谷，风痹不作，经脉通利，肢节得安矣。此人之常平也；五脏者，所以藏精神血气魂魄者也；六腑者，

身的。这是人人都禀受于天的，不论愚笨或聪明，好人或坏人，都没有两样。但有的人能享尽天年，不被外邪所伤，身无疾病，至高龄百岁而身体不衰竭，虽遇风雨、暴寒、大暑等邪气，也不能伤害他；而有的人虽然足不出户，居室严密，又没遇到忧伤、惊恐等情志刺激，但还是免不了要生病，这是为什么？我想听听其中的道理。

岐伯回答说：这是一个比较难解答的问题呀！五脏的功能是与自然界相适应的，是符合阴阳变化规律的，它与四时变化相关联，与五个季节变化相适应。人的五脏，固然有大小、高低、坚脆、端正与偏斜的不同；六腑也有大小、长短、厚薄、曲直、缓急的区别。这二十五种情况各不相同，或好或坏，或吉或凶，请让我说明它的差别吧。

心脏小的，则心气安定，外邪不能伤害，但易伤于内忧；心脏大的，不易因内忧而受伤，却易伤于外邪。心脏位置高的，则会上迫肺脏，烦闷，好忘事，很难用语言开导；心脏位置低的，则所藏脏气不固密，易为寒邪所伤，又容易被语言恐吓。心脏坚实的，则所藏神气安定，守卫固密；心脏脆弱的，则易患消瘅病和内热证。心脏端正的，则脏气和谐，外邪难以伤害；心脏偏斜的，则神志不定，操守不坚，遇事没有主见。

肺脏小的，就很少有饮邪留滞，不得喘息病；肺脏大的，就多有饮邪停留，易患胸痹、喉痹及气逆病。肺脏位置高的，易气机上逆，喘息抬肩及咳嗽；肺脏位置低的，则因居处接近贲门，胃脘上迫于肺，易至胁下作痛。肺脏坚固的，就不会患咳嗽气逆的病；肺脏脆弱的，则容易患消瘅病。肺脏端正的，则肺气和

所以化水谷而行津液者也。此人之所以具受于天也，愚智贤不肖，无以相倚也。然有其独尽天寿，而无邪僻之病，百年不衰，虽犯风雨卒寒大暑，犹弗能害也。有其不离屏蔽室内，无怵惕之恐，然犹不免于病，何也？愿闻其故。

岐伯对曰：窘乎哉问也！五脏者，所以参天地，副阴阳，而连四时，化五节者也。五脏者，固有小大、高下、坚脆、端正、偏倾者；六腑亦有小大、长短、厚薄、结直、缓急。凡此二十五者各不同，或善或恶，或吉或凶，请言其方。

心小则安，邪弗能伤，易伤以忧；心大则忧不能伤，易伤于邪。心高则满于肺中，悗而善忘，难开以言；心下则藏外，易伤于寒，易恐以言。心坚则脏安守固；心脆则善病消瘅热中。心端正则和利难伤；心偏倾则操持不一，无守司也。

肺小则少饮，不病喘喝；肺大则多饮，善病胸痹、喉痹、逆气。肺高则上气，肩息咳；肺下则居贲迫肺，善胁下痛。肺坚则不病咳上气；肺脆则苦病消瘅易伤。肺端正则和利难伤；

利，不易被邪气所伤；肺脏偏倾，则会胸部偏痛。

肝脏小的，则脏气安定，不会发生胁下病痛；肝脏大的，则压迫胃脘，上迫咽喉，造成胸膈苦闷，两胁作痛。肝脏位置高的，则向上支撑贲门，并紧贴着胁部而使其发生闷胀，成为“息贲病”；肝脏位置偏低的，则逼迫胃脘，使胁下空虚，这就容易招致邪气的侵袭。肝脏坚实则脏气安定不易受伤害；肝脏脆弱则容易患消瘅病。肝脏端正则脏气安和通利，不易受伤害；肝脏位置偏斜则胁下偏痛。

脾脏小的，则脏气安定，不易被邪气伤害；脾脏大的，则使胁下空软处充塞作痛，不能快步行走。脾脏位置偏高的，则胁下空软处牵连着季胁疼痛；脾脏位置偏低的，就向下加于大肠之上，会常被邪气所伤。脾脏坚实的，则脏气安和，外邪不易侵犯；脾脏脆弱的，则脏气失运而易患消瘅病。脾脏位置端正则脏气安和通利，不易受伤害；脾脏位置偏斜易发生胀满。

肾脏小的，则脏气安定，不易被外邪所伤；肾脏大的，则易患腰痛病，不能前后俯仰，且易为邪气所伤。肾脏位置偏高的，就会经常脊背疼痛，不能俯仰；肾脏位置偏低的，就会发生腰骶部疼痛，也不能俯仰，同时发生狐疝病。肾脏坚实的，就不会发生腰背疼痛；肾脏脆弱的，则易患消瘅病，且易被邪气所伤。肾脏位置端正则肾气和利，不易被外邪所伤；肾脏位置偏斜就易发生腰骶部疼痛。以上所说的二十五种病变，是人体经常发生的病证。

黄帝说：怎样才能知道五脏的大小、坚脆等情况呢？岐伯说：皮肤色红、纹理致密的，心脏小；纹理粗疏的，心脏大。胸骨剑突不明显的，心脏位置偏高；

肺偏倾则胸偏痛也。

肝小则脏安，无胁下之病；肝大则逼胃迫咽，迫咽则苦膈中，且胁下痛。肝高则上支贲，且胁悗，为息贲；肝下则逼胃，胁下空，胁下空则易受邪。肝坚则脏安难伤；肝脆则善病消瘅易伤。肝端正则和利难伤；肝偏倾则胁下痛也。

脾小则脏安，难伤于邪也；脾大则苦凑䏚而痛，不能疾行。脾高则䏚引季胁而痛；脾下则下加于大肠，下加于大肠则脏苦受邪。脾坚则脏安难伤；脾脆则善病消瘅易伤。脾端正则和利难伤；脾偏倾则善满善胀也。

肾小则脏安难伤；肾大则善病腰痛，不可以俯仰，易伤以邪。肾高则苦背膂痛，不可以俯仰；肾下则腰尻痛，不可以俯仰，为狐疝。肾坚则不病腰背痛；肾脆则善病消瘅易伤。肾端正则和利难伤；肾偏倾则苦腰尻痛也。凡此二十五变者，人之所苦常病也。

黄帝曰：何以知其然也？岐伯曰：赤色小理者，心小；粗理者，心大。无髑骬者，心高；髑骬小短举者，

胸骨剑突短小而高突如鸡胸的，心脏位置偏低。胸骨剑突长的，心脏坚实；胸骨剑突薄弱而小的，心脏脆弱。胸骨剑突直向下方没有突起的，心脏端正；胸骨剑突歪斜的，心脏偏倾不正。

皮肤色白、纹理致密的，肺脏小；纹理粗疏的，肺脏大。两肩高大、胸部向外突出、咽喉内陷的，肺脏位置偏高；两腋之间窄紧、胁部开张的，肺脏位置偏低。肩部匀称、背部肌肉厚实的，肺脏坚实；肩背部瘦弱的，肺脏脆弱。胸背肌肉厚实的，肺脏端正；胁部歪斜且疏密不匀的，肺脏位置偏斜。

皮肤色青、纹理致密的，肝脏小；纹理粗的，肝脏大。胸部宽阔，肋骨隆起的，肝脏位置偏高；肋骨低合内收的，肝脏位置偏低。胸胁匀称健壮的，肝脏坚实；肋骨较弱者，肝脏脆弱。胸腹部发育良好、比例匀称的，肝脏位置端正；肋骨偏斜突起的，肝脏位置偏斜。

皮肤色黄、纹理致密的，脾脏小；纹理粗疏的，脾脏大。口唇翘起的，脾脏位置偏高；口唇低垂弛缓的，脾脏位置偏低。口唇坚实的，脾脏坚实；口唇大而松弛不坚的，脾脏脆弱。口唇上下端正匀称的，脾脏位置端正；口唇不正，一侧偏高的，脾脏位置歪斜。

皮肤色黑、纹理致密的，肾脏小；纹理粗疏的，肾脏大。耳的位置偏高的，肾脏位置偏高；耳向后方陷下的，肾脏位置偏低。耳坚实的，肾脏坚实；耳瘦薄不坚实的，肾脏脆弱。耳发育完好，前方位置贴近牙床的，肾脏位置端正；两耳偏斜，一侧偏高者，肾脏位置偏斜。上述有关变化，如注意调摄，就能保持安好；若受到损害，就会发生各种疾病。

心下。髃骬长者，心坚；髃骬弱小以薄者，心脆；髃骬直下不举者，心端正；髃骬倚一方者，心偏倾也。

白色小理者，肺小；粗理者，肺大。巨肩反膺陷喉者，肺高；合腋张胁者，肺下。好肩背厚者，肺坚；肩背薄者，肺脆。背膺厚者，肺端正；胁偏疏者，肺偏倾也。

青色小理者，肝小；粗理者，肝大。广胸反骹者，肝高；合胁兔骹者，肝下。胸胁好者，肝坚；胁骨弱者，肝脆。膺腹好相得者，肝端正；胁骨偏举者，肝偏倾也。

黄色小理者，脾小；粗理者，脾大。揭唇者，脾高；唇下纵者，脾下。唇坚者，脾坚；唇大而不坚者，脾脆。唇上下好者，脾端正；唇偏举者，脾偏倾也。

黑色小理者，肾小；粗理者，肾大。耳高者，肾高；耳后陷者，肾下。耳坚者，肾坚；耳薄不坚者，肾脆。耳好前居牙车者，肾端正；耳偏高者，肾偏倾也。凡此诸变者，持则安，减则病也。

黄帝说：讲得好。但这些不是我所要问的问题，我想听听有的人总不生病，可以享尽天年，虽然有忧恐、惊惕等巨大的情感刺激及严寒酷热等外邪侵袭，仍不能伤害他；而另一种人，整天深居密室屏帐之内，又没有惊恐等情感刺激，可还是免不了生病，这是什么道理？希望知道其中的缘故。岐伯说：人的五脏六腑是内外邪气潜伏寄居的地方，请让我讲讲这个问题。五脏都小的，较少生病，但却经常要劳心焦虑，多愁善忧；五脏都大的，做事从容和缓，很难使他忧愁。五脏位置都偏高的，举止好高骛远；五脏位置都偏低的，意志薄弱，甘居人下。五脏都坚实的，内外邪气不能侵害，所以不生疾病；五脏都脆弱的，易受病邪侵袭，所以病不离身。五脏位置都端正的，脏气调和，性情和顺而得人亲近；五脏位置都偏斜的，思想不正，常常偷盗，无做人的原则，这种人说话也是反复无常的。

黄帝说：我想听听六腑与身体各组织相应的情况。岐伯答道：肺与大肠相合，大肠外应于皮肤；心与小肠相合，小肠外应于脉；肝与胆相合，胆外应于筋；脾与胃相合，胃外应于肉；肾与膀胱、三焦相合，三焦、膀胱外应腠理毫毛。

黄帝说：相应关系是怎样的呢？岐伯说：肺与皮肤相应。皮厚的，大肠就厚；皮薄的，大肠就薄；皮肤弛缓，腹部膨大的，大肠弛缓而且长；皮肤紧的，大肠紧而短；皮肤滑润的，大肠就滑利通畅；皮肤与肉不相依附的，大肠就结涩。

帝曰：善！然非余之所问也，愿闻人之有不可病者，至尽天寿，虽有深忧大恐，怵惕之志，犹不能减也，甚寒大热，不能伤也；其有不离屏蔽室内，又无怵惕之恐，然不免于病者，何也？愿闻其故。岐伯曰：五脏六腑，邪之舍也，请言其故。五脏皆小者，少病，苦燋心，大愁忧；五脏皆大者，缓于事，难使以忧。五脏皆高者，好高举措；五脏皆下者，好出人下。五脏皆坚者，无病；五脏皆脆者，不离于病。五脏皆端正者，和利得人心；五脏皆偏倾者，邪心而善盗，不可以为人平，反复言语也。

黄帝曰：愿闻六腑之应。岐伯答曰：肺合大肠，大肠者，皮其应；心合小肠，小肠者，脉其应；肝合胆，胆者，筋其应；脾合胃，胃者，肉其应；肾合三焦、膀胱，三焦、膀胱者，腠理毫毛其应。

黄帝曰：应之奈何？岐伯曰：肺应皮。皮厚者，大肠厚；皮薄者，大肠薄；皮缓，腹裹大者，大肠缓而长；皮急者，大肠急而短；皮滑者，大肠直；皮肉不相离者，大肠结。

心与脉相应。皮肤厚的，脉也厚，脉厚的小肠就厚；皮薄的，脉也薄，脉薄的小肠就薄；皮肤弛缓的，脉也弛缓，脉缓的小肠就粗大而长；皮肤薄而脉搏细小的，小肠也小而短；各条阳经的脉络萦绕屈曲的，小肠就结涩。

脾与肉相应。肉䐃坚实而大的，胃体厚；肉䐃细小而薄的，胃体薄；肉䐃小而且薄的，胃就不坚实；肉䐃与身体不相称的，胃就会下垂，胃的位置偏下则胃的下口被拘束，食物不能顺利通过；肉䐃不坚实的，胃气弛缓；肉䐃无小颗粒的，胃气紧敛；肉䐃有很多小颗粒累累相连的，胃气郁结，胃气郁结的，胃的上口被拘束，饮食不能顺利下行。

肝与爪相应。爪甲厚而色黄的，胆厚；爪甲薄而色红的，胆薄；爪甲坚实而色青的，胆气紧敛；爪甲濡软而色赤的，胆气弛缓；爪甲平直色白的而无纹的，胆气舒畅和顺；爪甲畸形色黑而多纹的，胆气郁结不畅。

肾与骨相应。纹理致密皮肤厚的，三焦、膀胱厚；纹理粗疏皮肤薄的，三焦、膀胱薄；腠理疏松的，三焦、膀胱之气弛缓；皮肤紧而无毫毛的，三焦、膀胱之气紧促；毫毛美好而粗的，三焦、膀胱之气通畅；毫毛稀疏的，三焦、膀胱之气郁结。

黄帝说：脏腑的厚薄、好坏都有一定的形状，希望听听它们所发生的病变是怎样的。岐伯答道：观察它们各自外应的组织器官，就可以知道内在脏腑的变化，也就知道它所发生的病变了。

心应脉。皮厚者脉厚，脉厚者小肠厚；皮薄者脉薄，脉薄者小肠薄；皮缓者脉缓，脉缓者小肠大而长；皮薄而脉冲小者，小肠小而短；诸阳经脉皆多纡屈者，小肠结。

脾应肉。肉䐃坚大者，胃厚；肉䐃么者，胃薄；肉䐃小而么者，胃不坚；肉䐃不称身者，胃下，胃下者，下管约不利；肉䐃不坚者，胃缓；肉䐃无小果累者，胃急；肉䐃多小果累者，胃结，胃结者，上管约不利也。

肝应爪。爪厚色黄者，胆厚；爪薄色红者，胆薄；爪坚色青者，胆急；爪濡色赤者，胆缓；爪直色白无纹者，胆直；爪恶色黑多纹者，胆结也。

肾应骨。密理厚皮者，三焦、膀胱厚；粗理薄皮者，三焦、膀胱薄；疏腠理者，三焦、膀胱缓；皮急而无毫毛者，三焦、膀胱急；毫毛美而粗者，三焦、膀胱直；稀毫毛者，三焦、膀胱结也。

黄帝曰：厚薄美恶皆有形，愿闻其所病。岐伯答曰：视其外应，以知其内脏，则知所病矣。

禁服第四十八

本篇阐述了针刺必须掌握经脉的循行规律及其与卫气的关系，并指出通过人迎、寸口脉象的变化，可以测知人体经脉和脏腑的病变。最后提出要根据疾病的虚实寒热性质而确定相应的补泻治疗原则和灸、刺、饮药等治疗方法。

雷公问黄帝说：我得到你的传授，知道了九针的六十篇论述，从早到晚都在勤奋地学习，年代较近的，连贯竹简的皮条断了；年代久远的，竹简上有了污垢，我还是不断地阅读而没有舍弃，但仍不能完全了解其中的意义。如《灵枢·外揣》里说的“浑束为一”，不知是指什么讲的。既然九针的道理大到没有比它更博大，小到没有比它更精细，大小到了无极的顶点，甚至至高无上，至深无下，怎样才能把它归纳为一个总的纲领呢？况且人的才学智慧，有深有浅，有的智慧过人、思虑周密，有的才能狭隘肤浅，不能领会它的博大深奥，又不能像我一样努力学习，我恐怕这样下去，这学术就会在后世流散失传，子孙也就难于学到了，请问怎样能将它精简总结呢？黄帝说：你问得很好！这是先师再三告诫，要慎于传授，否则有罪，要经过割臂歃血的盟誓，才能传授，你要想得到真传，为什么不至诚地斋戒呢？雷公再次叩拜后站起来说：我愿意照你说的去做。于是

原文

雷公问于黄帝曰：细子得受业，通于《九针》六十篇，旦暮勤服之，近者编绝，久者简垢，然尚讽诵弗置，未尽解于意矣。《外揣》言浑束为一，未知所谓也。夫大则无外，小则无内，大小无极，高下无度，束之奈何？士之才力，或有厚薄，智虑褊浅，不能博大深奥，自强于学未若细子，细子恐其散于后世，绝于子孙，敢问约之奈何？黄帝曰：善乎哉问也！此先师之所禁，坐私传之也，割臂歃血之盟也。子若欲得之，何不斋乎？雷公再

他斋戒独宿了三天，再来请求说：在今天的正午，我希望进行传授的盟誓。黄帝就和他一起进入斋室，割臂歃血，进行盟誓。黄帝亲自祝告说：今天正午，歃血传授针术方法，有敢违背今天的誓言者，必定遭受祸殃。雷公再次叩拜后说：我愿接受盟誓。黄帝就用左手握住雷公的手，右手将书授给他，并且说：慎重啊慎重，我现在就给你讲解。

凡要掌握针灸治病的道理，首先要熟悉经脉，要知道经脉运行的走向，并知道它的长短、大小。病在内的则刺五脏所属的经脉，病在外的则刺六腑所属的经脉。要审察卫气，百病由此而生；调治虚实，由于虚实而引起的病变就会停止发展，用刺络法泻其血络，使瘀血尽去，病情就会好转。雷公说：这些都是我已知道的，但还不知道怎样归纳总结。黄帝说：归纳总结，就像把一个袋口扎住一样，口袋满了，如果不扎袋口，则所装的东西就会撒出来；学到许多诊治方法如果不归纳总结，就不能出神入化运用自如。雷公说：甘愿做下等的人，还没有达到学识渊博的程度，就要归纳总结。黄帝说：这样的人只能做普通医生，而不能做天下人的师表。

雷公说：想听听做普通医生所应具备的技能。黄帝说：寸口脉主内在的五脏病变，人迎脉主外在的六腑病变，两者互相应和，往来运行，好像牵引绳时用力大小均匀。春夏两季人迎脉稍大，秋冬两季寸口脉稍大，像这样的就是正常人的表现。

人迎脉大于寸口脉一倍的，病在足少阳经，大一倍而躁动的，病在手少阳经；人迎脉大两倍的，病在足太阳经，大两倍而躁动的，病在手太阳经；人迎脉大三倍的，病在足阳明经，大三倍而躁动的，病在手阳明经。人迎脉盛，就是热

拜而起曰：请闻命。于是也，乃斋宿三日而请曰：敢问今日正阳，细子愿以受盟。黄帝乃与俱入斋室，割臂歃血。黄帝亲祝曰：今日正阳，歃血传方，有敢背此言者，必受其殃。雷公再拜曰：细子受之。黄帝乃左握其手，右授之书，曰：慎之慎之！吾为子言也。

凡刺之理，经脉为始，营其所行，知其度量，内刺五脏，外刺六腑，审察卫气，为百病母；调其虚实，虚实乃止，泻其血络，血尽不殆矣。雷公曰：此皆细子之所以通，未知其所约也。黄帝曰：夫约方者，犹约囊也，囊满而弗约则输泄，方成弗约则神弗与俱。雷公曰：愿为下材者，勿满而约之。黄帝曰：未满而知约之以为工，不可以为天下师。

雷公曰：愿闻为工。黄帝曰：寸口主中，人迎主外，两者相应，俱往俱来，若引绳大小齐等。春夏人迎微大，秋冬寸口微大，如是者，名曰平人。

人迎大一倍于寸口，病在足少阳，一倍而躁，在手少阳；人迎二倍，病在足太阳，二倍而躁，病在手太阳；人迎三倍，病在足阳明，三倍而躁，病在手阳明。盛则为热，虚则为寒，

象，脉虚就是寒象，脉紧会出现痛痹，代脉就会出现忽轻忽重的病证。脉盛的用泻法，脉虚的用补法，脉紧而疼痛的，就刺分肉之间的穴位，脉代的刺血络，并配合服药，脉虚陷的用灸法，脉不盛不虚的，用平常方法治疗，叫做“经刺”。人迎脉大四倍，大而且数的，叫做溢阳，溢阳是阴格阳于外的现象，属不治的死症。必须详细研究疾病的全过程，辨明寒热，以判断脏腑的病变。

寸口脉大于人迎脉一倍的，病在足厥阴经，大一倍而躁动的，病在手厥阴经；寸口脉大两倍的，病在足少阴经，大两倍而躁动的，病在手少阴经；寸口大三倍的，病在足太阴经，大三倍而躁动的，病在手太阴经。脉盛则胀满，寒滞中焦，进食不消化；脉虚则出现内热，大便中有糜烂未消化物，少气，小便色变；脉紧则出现痛痹；脉代则有忽痛忽止之病证。脉盛的用泻法，脉虚的用补法，脉紧的先针刺而后用灸法，脉代的刺血络而后调治，脉虚陷的用灸法治疗。脉虚陷的，是因脉中的血行凝结，并有瘀血附于脉中，是因寒气入血，血因寒滞，故宜用灸法治疗。脉不盛不虚的，用平常方法治疗。寸口脉大四倍的，叫做内关，内关的脉象大而且数，是不治的死症。必须详细审察致病的本末及寒热之不同，从而判断其脏腑的病变。

能通晓经脉和腧穴，才能传授针灸治病的大法。针灸的大法上说：脉盛的单用泻法，脉虚的只用补法，脉紧的可用灸法、刺法，并且可服药，脉虚陷的可单用灸法，脉不盛不虚的，用平常方法治疗。所谓“经治”，就是服药配合用灸法、刺法。脉急的用导引法，脉大而弱的，需要安静，不要过劳及勉强用力。

紧则为痛痹，代则乍甚乍间。盛则泻之，虚则补之，紧痛则取之分肉，代则取血络且饮药，陷下则灸之，不盛不虚，以经取之，名曰经刺。人迎四倍者，且大且数，名曰溢阳，溢阳为外格，死不治。必审按其本末，察其寒热，以验其脏腑之病。

寸口大于人迎一倍，病在足厥阴，一倍而躁，在手心主；寸口二倍，病在足少阴，二倍而躁，在手少阴；寸口三倍，病在足太阴，三倍而躁，在手太阴。盛则胀满、寒中、食不化，虚则热中、出糜、少气、溺色变，紧则痛痹；代则乍痛乍止。盛则泻之，虚则补之，紧则先刺而后灸之，代则取血络而后调之，陷下则徒灸之。陷下者，脉血结于中，中有著血，血寒，故宜灸之。不盛不虚，以经取之。寸口四倍者，名曰内关，内关者，且大且数，死不治。必审察其本末之寒温，以验其脏腑之病。

通其营俞，乃可传于大数。大数曰：盛则徒泻之，虚则徒补之，紧则灸刺且饮药，陷下则徒灸之，不盛不虚，以经取之。所谓经治者，饮药，亦用灸刺。脉急则引，脉大以弱，则欲安静，用力无劳也。

五色第四十九

五色，即青、赤、黄、白、黑五种颜色。本篇以五色分属五脏，并阐述了五脏六腑肢节在面部反应区的分布位置，通过对面部五色变化的观察来判断疾病的部位、性质，推断疾病的转归、预后等。本篇是关于中医色诊的重要篇章，对后世中医临床有很大的指导意义。

雷公问黄帝说：观察面部的五色，仅取决于明堂吗？我不清楚其中的意思。黄帝说：明堂，就是鼻。阙，是指两眉之间。天庭，就是额部。蕃，就是两颊外侧。蔽，就是耳门。这些部位之间要方大，远离十步之外，一望可见，像这样的人必定长寿享年百岁。

雷公说：五官的气色怎样辨别呢？黄帝说：鼻骨要高起，平直而端正，五脏反映的部位依次排列在鼻中央，六腑反应部位夹在其两侧。在上的阙中和天庭，主头面，在两目之间的下极，主心之王宫。当胸中五脏安和，则出现正常的五色，见不到病色，鼻部润泽而清明。五官的病色又有什么不能辨别呢？雷公说：还有难以这样辨别的，可以讲给我听听吗？黄帝说：五脏病色，各有一定的部位。如果在某一部位上的气色有深陷入骨的征象，这是必然要发病的现象。如在部位上有彼此相生的征象，病虽严重，也没有死亡的危险。雷公说：五色所主的

原文

雷公问于黄帝曰：五色独决于明堂乎？小子未知其所谓也。黄帝曰：明堂者，鼻也。阙者，眉间也。庭者，颜也。蕃者，颊侧也。蔽者，耳门也。其间欲方大，去之十步，皆见于外，如是者，寿必中百岁。

雷公曰：五官之辨奈何？黄帝曰：明堂骨高以起，平以直，五脏次于中央，六腑挟其两侧，首面上于阙庭，王宫在于下极。五脏安于胸中，真色以致，病色不见，明堂润泽以清，五官恶得无辨乎？雷公曰：其不辨者，可得闻乎？黄帝曰：五色之见也，各出其色部。部骨陷者，必不免于病矣。其色部乘袭者，虽病甚，不死矣。雷公曰：官五色奈何？黄帝曰：青黑为

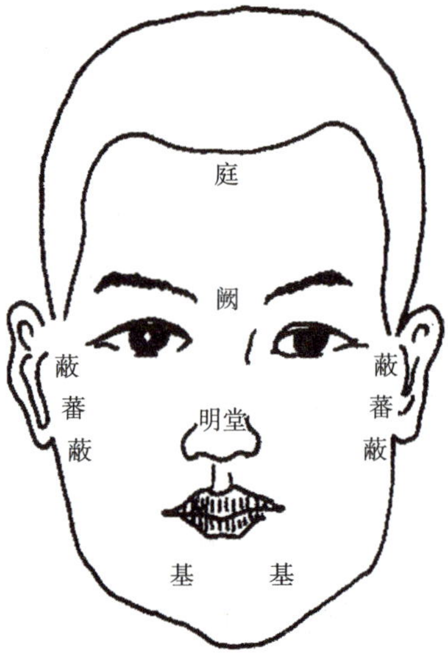

明堂蕃蔽图

病证是什么呢？黄帝说：青和黑主痛，黄和赤主热，白色主寒，这就是五色所主的一般证候。

雷公说：病势的加重和减退，应如何辨别呢？黄帝说：疾病有在内在外的区别。切按患者的寸口脉，滑小紧而沉的，病势会日趋严重，病在内；人迎脉大紧而浮的，病情也会加重，病位在外。若寸口脉浮滑的，病逐日在发展；若人迎脉沉而滑的，病逐日在减轻。寸口脉滑而沉的，病逐日加重，病位在内；人迎脉滑盛而浮的，病势日益进展，病位在表。脉的浮沉及人迎与寸口脉大小相等者，病就难以痊瘉了。病在五脏，脉沉而大的，病就容易好，脉小的则为逆象；病在六腑，脉浮而大的，病就容易好。人迎脉盛而坚的，是伤于寒邪；寸口脉盛而坚的，是伤于饮食不节。

雷公问：怎样从色泽的表现来判断疾病的轻重呢？黄帝说：面色明润的病轻，晦滞的病重；色上行的，是病势日趋严重；色下行如乌云消散，为疾病将愈的现象。五色各有脏腑所属的部位，有外部，有内部。病色从外部走向内部的，是病邪从表入里；病色从内部走向外部的，是病邪从里出表。病变生于内部的，先治其脏，后治其腑，如先后颠倒，病情就会加重。病变生于外部的，应先治其表，后治其里，如反之则会加重病情。脉滑大或代或长的，病从外而入，眼睛出现妄见，神

痛，黄赤为热，白为寒，是谓五官。

雷公曰：病之益甚，与其方衰如何？黄帝曰：外内皆在焉。切其脉口，滑小紧以沉者，病益甚，在中；人迎气大紧以浮者，其病益甚，在外。其脉口浮滑者，病日进；人迎沉而滑者，病日损。其脉口滑以沉者，病日进，在内；其人迎脉滑盛以浮者，其病日进，在外。脉之浮沉及人迎与寸口气小大等者，病难已。病之在脏，沉而大者，易已，小为逆；病在腑，浮而大者，其病易已。人迎盛坚者，伤于寒；气口盛坚者，伤于食。

雷公曰：以色言病之间甚奈何？黄帝曰：其色粗以明者为间，沉夭者为甚；其色上行者，病益甚；其色下行如云彻散者，病方已。五色各有脏部，有外部，有内部也。色从外部走内部者，其病从外走内；其色从内走外者，其病从内走外。病生于内者，先治其阴，后治其阳，反者益甚。其病生于外者，先治其阳，后治其阴，反者益甚。其脉滑

志反常，这是因阳邪与阳气合并的病象，可以随机应变，灵活治疗，病就会好的。

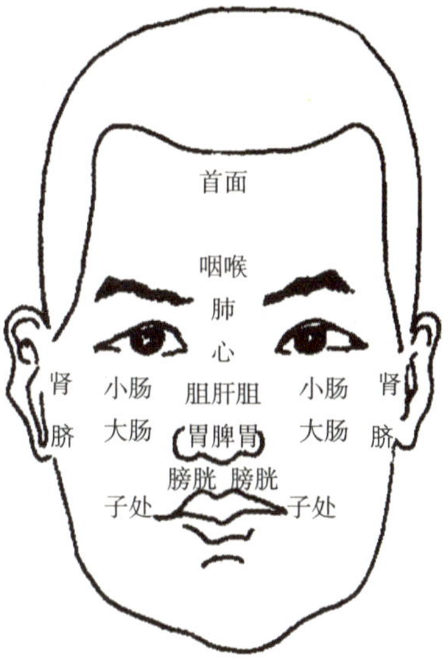

面部色诊分布图

雷公说：我听说风邪是百病的起因；厥逆病变，多由寒湿引起，怎样从面色上加以辨别呢？黄帝说：在通常情况下，观察两眉之间的气色变化，色现浮薄而光泽的，是风病；色沉滞晦暗的，是痹病，如晦暗之色出现在地阁部位（下巴处），是厥逆病。这是一般的方法，只要根据不同的面色就可判断不同的疾病。

雷公说：有的人没有病象而突然死亡，怎样预测呢？黄帝说：大邪之气侵入到脏腑里面，故虽没有病象而会突然死亡。雷公说：病稍愈而突然死亡的，怎样预测呢？黄帝说：赤色出现在两颧上，如拇指般大小，病虽稍微好转，还是会突然死亡的。黑色出现在天庭部位，如拇指般大小，虽无病象，也会突然死亡。雷公再拜说；你讲得太好了！患者的死亡时间，能预先知道吗？黄帝说：观察面部气色的变化，就可以判断死亡的大致时间。

雷公说：好啊！我想全面地听你讲讲。黄帝说：天庭主头面；眉心之上主咽喉；眉心主肺；两目之间主心，两目之间直下部位主肝；肝左边主胆，下面的鼻准主脾；鼻准两旁稍上主胃；面中央主大肠；挟大肠的两颊部主肾；肾所属颊部

大以代而长者，病从外来，目有所见，志有所恶，此阳气之并也，可变而已。

雷公曰：小子闻风者，百病之始也；厥逆者，寒湿之起也。别之奈何？黄帝曰：常候阙中，薄泽为风，冲浊为痹，在地为厥。此其常也，各以其色言其病。

雷公曰：人不病卒死，何以知之？黄帝曰：大气入于脏腑者，不病而卒死矣。雷公曰：病小愈而卒死者，何以知之？黄帝曰：赤色出两颧，大如拇指者，病虽小愈，必卒死。黑色出于庭，大如拇指，必不病而卒死。雷公再拜曰：善哉！其死有期乎？黄帝曰：察色以言其时。

雷公曰：善乎！愿卒闻之。黄帝曰：庭者，首面也；阙上者，咽喉也；阙中者，肺也；下极者，心也；直下者，肝也；肝左者，胆也；下者，脾也；方上者，胃也；中央者，大肠也；

下方主脐；在鼻准上方两侧主小肠；鼻准以下的人中穴处主膀胱和子宫；颧骨处主肩；颧骨后方主臂，臂下部主手；内眼角以上主胸与乳房；颊的外部以上主背；沿颊车以下主股；两牙床中央主膝，膝以下的部位主胫；胫部以下处主足；口角大纹处主大腿内侧；颊下曲骨部位主膝盖髌骨。这是五脏六腑肢体分布在面部的位置，各有其位。在治疗时，阴衰阳盛的补阴和阳，阳衰阴盛的助阳和阴，只要明确部位和五色的关系，就会万无一失。能辨别左右，就能知道阴阳运动的规律；男女阴阳的位置是不同的，所以说必须了解阴阳，观察面色的润泽和晦滞，从而诊断疾病，才能称为好的医生。

面色沉滞晦暗的，主内脏病变；面色浮露鲜明，主在表在腑的病变。黄赤色是风证，青黑色的痛证，白色为寒证，色黄而如油膏样润泽的是痈脓已成，赤色深的是血肿疼痛，痛甚的发生痉挛，寒邪甚的皮肤麻木不仁。五色各表现在颜面的一定部位，观察气色的浮沉，以察知病邪的深浅；观察面色的润泽与晦暗，可以判断疾病的预后吉凶；观察病色的消散与聚结，就可以知道病程的长短；观察病色的上下部位，就可以知道病变的所在；医生聚精会神地观察病情，了解病变以往的情况和目前的发展变化。所以对于气色情况的变化，如果不做精微细致的观察，就不能了解病情的好坏，只有认真研究，才能知道新病旧病的关系及其发展变化的规律。面色应有光亮却不显露，而见沉滞晦暗的，病情重；面色虽不明亮也不润泽，但不晦暗的，病就不会很重。色散而不聚在固定的地方，其病势也将消散，仅有气痛，未成为积聚的病。

肾的邪气侵犯心脏，是因为心先有病，肾的黑色就出现在心所属的部位上，

挟大肠者，肾也；当肾者，脐也；面王以上者，小肠也；面王以下者，膀胱、子处也；颧者，肩也；颧后者，臂也；臂下者，手也；目内眦上者，膺乳也；挟绳而上者，背也；循牙车以下者，股也；中央者，膝也；膝以下者，胫也；当胫以下者，足也；巨分者，股里也；巨屈者，膝髌也。此五脏六腑肢节之部也，各有部分。用阴和阳，用阳和阴，当明部分，乃举万当。能别左右，是谓大道；男女异位，故曰阴阳；审察泽夭，谓之良工。

沉浊为内，浮泽为外。黄赤为风，青黑为痛，白为寒，黄而膏润为脓，赤甚者为血，痛甚为挛，寒甚为皮不仁。五色各见其部，察其浮沉，以知浅深；察其泽夭，以观成败；察其散抟，以知远近；视色上下，以知病处；积神于心，以知往今。故相气不微，不知是非，属意勿去，乃知新故。色明不粗，沉夭为甚，不明不泽，其病不甚。其色散，驹驹然未有聚，其病散而气痛，聚未成也。

肾乘心，心先病，肾为应，色皆

凡病色的出现都是如此。男子的病色出现在鼻准上下的，主小腹疼痛，下引睾丸作痛。若病色出现在人中沟上，主阴茎作痛；在人中上半部的，主茎根痛；在人中下半部的，主茎头作痛，这属于狐疝、㿉、阴病之类的疾病。女子病色出现在鼻准上下，主膀胱和子宫的病，病色散的主痛，病色集结的主积聚，积聚或方或圆，或左或右，都和它的病色形态相似。若病色一直行下到唇部，则为带浊病，面色润如膏状的，那是暴食或吃了不洁的食物。病色现于左侧的病在左，现于右侧的病在右。面色有邪气，或聚或散而不端正的，在面色所指的部位上，就可知道病变所在。所说的色，就是青黑赤白黄，都应该端正盈满地表现在所应出现的部位上。赤色出现在鼻准的部位，且大如榆荚的，是女子经闭的征象。如病色在上端尖锐的，表示头面部正气空虚，病邪有向上发展的趋势。病色在下端尖锐的，病邪有向下发展的趋势，尖端在左在右都可依据此法辨认。以五色与五脏相应的关系来说，青为肝气，赤为心色，白为肺色，黄为脾色，黑为肾色。肝合于筋，心合于脉，肺合于皮，脾合于肉，肾合于骨。

如是。男子色在于面王，为小腹痛，下为卵痛，其圜直为茎痛，高为本，下为首；狐疝㿉阴之属也。女子在于面王，为膀胱、子处之病，散为痛，抟为聚，方员左右，各如其色形。其随而下至唇为淫，有润如膏状，为暴食不洁。左为左，右为右，其色有邪，聚散而不端，面色所指者也。色者，青黑赤白黄，皆端满有别乡。别乡赤者，其色亦大如榆荚，在面王为不月。其色上锐，首空上向，下锐下向，在左右如法。以五色命脏，青为肝，赤为心，白为肺，黄为脾，黑为肾。肝合筋，心合脉，肺合皮，脾合肉，肾合骨也。

论勇第五十

本篇阐述了从皮肤和肌肉的色泽、厚薄、坚脆来观察人体对四时之风的抵抗能力，并从勇士与怯士、忍痛与不忍痛讨论中，探讨了人体内外各部组织的强弱，最后介绍了酒悖。

黄帝问少俞说：有几个人在一起并行，或站立，他们的年龄是相同的，所穿的衣服厚薄也是一样的，一旦突然遇到暴风骤雨，有的生病，有的并不生病，或都生病或都不生病，这是什么原因呢？少俞说：你为什么急于提出这个问题呢？黄帝说：愿听你详尽地谈一下。

少俞说：春季当令的青风，夏季当令的阳风，秋季当令的凉风，冬季当令的寒风。这四季的风可使不同的形体，患不同的疾病。

黄帝说：感受四季不同的风，哪一种人最易生病呢？少俞说：色黄皮薄而肌肉柔弱的人，经不住春季的虚风；色白皮薄而肌肉柔弱的人，经不住夏天的虚风；色青皮薄而肌肉柔弱的人，经不住秋季的虚风；色红皮薄而肌肉柔弱的人，经不住冬季的虚风。

黄帝说：皮肤色黑的人，四季都不生病吗？少俞说：黑色皮肤厚而肌肉坚实，所以不会被四季虚风所伤；若皮薄肌肉不坚实的人，肤色经常变化不定的

原文

黄帝问于少俞曰：有人于此，并行并立，其年之长少等也，衣之厚薄均也，卒然遇烈风暴雨，或病或不病，或皆病，或皆不病，其故何也？少俞曰：帝问何急？黄帝曰：愿尽闻之。

少俞曰：春温风，夏阳风，秋凉风，冬寒风。凡此四时之风者，其所病各不同形。

黄帝曰：四时之风，病人如何？少俞曰：黄色薄皮弱肉者，不胜春之虚风。白色薄皮弱肉者，不胜夏之虚风。青色薄皮弱肉者，不胜秋之虚风。赤色薄皮弱肉者，不胜冬之虚风也。

黄帝曰：黑色不病乎？少俞曰：黑色而皮厚肉坚固，不伤于四时之风。其皮薄而肉不坚，色不一者，长夏至

人，到了长夏，遇到虚风，也会生病。而皮厚肌肉坚实的人，到了长夏，遇到虚风，仍不会生病。可是皮厚肌肉坚实的人，如重复感受寒邪侵袭，体表及体内都受到了损伤，就难以避免生病了。黄帝说：讲得好。

黄帝说：人能否忍受疼痛，并不能单从勇敢和怯弱两方面来区分的。勇士有不能忍痛的，但见困难勇往直前，而遇到疼痛，则畏缩不前；然而有的怯士却能忍受疼痛，听到有困难时，恐惧不安，遇到疼痛，却反而不动声色。勇士中也有能忍受疼痛而在困难面前，无所畏惧，遇疼痛也不动声色的人；而有些怯士不能忍痛，见到困难，遇到疼痛，就会头晕目眩，恐惧地不能说话，神气散乱，惊恐不安，面色有变，像是一时死去，又一时复生。我看到过这种人，不知为什么会是这样呢？愿听听你的见解。

少俞说：忍痛和不能忍痛，主要决定于皮肤的厚薄、肌肉的坚实与脆弱，以及弛缓和紧张来区分的，当然不能单用勇敢与怯弱区分的。

黄帝说：愿听你谈谈勇敢与怯弱的形成原因。少俞说：眼窝深，视物坚定，三焦纹理是横的，心脏端直，肝脏大而坚实，胆汁充足，胆囊饱满有向四周扩张的样子，发怒时气势雄壮胸廓伸张，肝气上举，胆气横溢，眼睛睁得很大，目光四射，毛鬓竖立，面色苍青，这就是决定勇士性格的基本原因。

黄帝说：愿听你讲讲怯士，及其怯弱的原因。少俞说：怯士，其眼大无神，阴阳不协调，三焦的纹理直而不横，鸠尾骨短小，肝系弛缓，胆内胆汁缺少，其形纵长，肠胃挺直，两胁下空虚。虽然在发怒时，其气也不能扩张充满胸中，肝

而有虚风者病矣。其皮厚而肌肉坚者，长夏至而有虚风不病矣。其皮厚而肌肉坚者，必重感于寒，外内皆然，乃病。黄帝曰：善。

黄帝曰：夫人之忍痛与不忍痛者，非勇怯之分也。夫勇士之不忍痛者，见难则前，见痛则止；夫怯士之忍痛者，闻难则恐，遇痛不动。夫勇士之忍痛者，见难不恐，遇痛不动；夫怯士之不忍痛者，见难与痛，目转面盼，恐不能言，失气惊悸，颜色变化，乍死乍生。余见其然也，不知其何由？愿闻其故。

少俞曰：夫忍痛与不忍痛者，皮肤之薄厚、肌肉之坚脆缓急之分也，非勇怯之谓也。

黄帝曰：愿闻勇怯之所由然。少俞曰：勇士者，目深以固，长衡直扬，三焦理横，其心端直，其肝大以坚，其胆满以傍，怒则气盛而胸张，肝举而胆横，眦裂而目扬，毛起而面苍，此勇士之由然者也。

黄帝曰：愿闻怯士之所由然。少俞曰：怯士者，目大而不减，阴阳相失，其焦理纵，䯏骬短而小，肝系缓，其胆不满而纵，肠胃挺，胁下空，虽方大怒，气不能满其胸，肝肺虽举，

肺虽因愤怒而上举，但随气衰而下降，怒气不久也消失，这就是怯士所以性格怯弱的基本原因。

黄帝说：怯士饮酒后，动怒而不避忌，如勇士一样，这是哪一脏的功能能使他这样呢？少俞说：酒是水谷的精华，是谷物腐熟后酿造而成的液汁，其气慓悍，饮入胃后，使胃胀满，气上逆，充满胸中，肝气浮动，胆气横溢，当酒力旺盛（酒醉）时，勇壮有如勇士，但酒力过后，又觉得后悔莫及。酒醉时与勇士一样勇敢直前，不知避忌，这就是酒悖。

气衰复下，故不能久怒，此怯士之所由然者也。

黄帝曰：怯士之得酒，怒不避勇士者，何脏使然？少俞曰：酒者，水谷之精，熟谷之液也，其气慓悍，其入于胃中则胃胀，气上逆满于胸中，肝浮胆横。当是之时，固比于勇士，气衰则悔。与勇士同类，不知避之，名曰酒悖也。

相关知识链接／

从“酒悖”来看酒的慓悍之性 《黄帝内经》中多次谈到饮酒的问题，认为酒的性质非常“慓悍”。酒悖的“悖”是违反常态的意思，酒悖是指饮酒以后的人处于亢奋而做出各种不同于常态的行为状态。这些记载说明酒的作用非常刚烈，对于人体的气机有非常大的影响，甚至可以影响人的精神情志。

本篇认为酒能够导致人体气机逆乱，具体包括三个方面：一是扰乱脾胃气机，胃气以下降为顺，酒能够使胃气不降，甚至引起胃气上逆，所以饮酒后容易出现胃胀。过量饮酒会引起恶心、嗳气，甚至呕吐等症状。二是使“气上逆满于胸中”，胸中为宗气汇聚之所，宗气灌注于心肺，具有出喉咙而司呼吸、灌心脉而行气血的作用，因此饮酒后会影响宗气的运行从而导致气血运行加速，出现脉数、周身发热、汗出、面红等表现；并且由于心藏神，过量饮酒会影响心神，而出现精神亢奋或者神志不清的症状。三是“肝浮胆横”，影响肝胆的气机，由于肝藏魂、胆主决断，加上心神也受了影响，所以饮酒后会出现情绪容易激动、判断力容易失控、容易与人发生冲突、容易走极端或者嗜睡等表现。我国酒文化底蕴深厚，人们喜欢在酒桌上办事，也与胆主决断，饮酒后气机逆乱影响肝胆气机容易做出决断有关。

背腧第五十一

背腧，指五脏在背部所对应的背俞穴。本篇主要阐述了五脏所主背部腧穴的位置和取穴方法，以及艾灸的补泻方法和注意事项。

黄帝问岐伯说：愿听听背部五脏腧穴。岐伯说：背部正中线两旁大杼穴位于杼骨之端，肺俞位于第三椎下两旁，心俞位于第五椎下两旁，膈俞位于第七椎下两旁，肝俞位于第九椎下两旁，脾俞位于第十一椎下两旁，肾俞位于第十四椎下两旁，以上两旁对应各俞穴相距同身寸三寸之远（如每边腧穴与正中线相距即同身寸一寸五分），如想探测穴位，可按压该处，则痛缓解，此即腧穴部位所在。用灸法为宜，不可用针刺，气盛则用泻法，气虚则用补法。用灸法施补法时，不可吹灭艾火，须等待自灭；以灸法施泻法时，要吹旺艾火，使艾火迅速燃烧，使艾火很快熄灭。

原文

黄帝问于岐伯曰：愿闻五脏之俞出于背者。岐伯曰：胸中大俞在杼骨之端，肺俞在三椎之傍，心俞在五椎之傍，膈俞在七椎之傍，肝俞在九椎之傍，脾俞在十一椎之傍，肾俞在十四椎之傍，皆挟脊相去三寸所，则欲得而验之，按其处，应在中而痛解，乃其俞也。灸之则可，刺之则不可，气盛则泻之，虚则补之。以火补者，毋吹其火，须自灭也；以火泻者，疾吹其火，传其艾，须其火灭也。

相关知识链接／

背俞穴 背俞穴是五脏六腑之气输注于腰背部的腧穴，本篇记载的“背腧”是特指五脏的背俞穴，后世《脉经》《针灸甲乙经》等补入了六腑的背俞穴，逐渐形成了完整的背俞穴理论体系。

背俞穴全部分布于背部足太阳膀胱经第一侧线上，即后正中线（督脉）旁开1.5寸处，与相应脏腑位置的高低基本一致，主要用于治疗相应的脏腑的病证，以及与相应脏腑相关的肢体、五官疾病。

肺俞：在背部，当第三胸椎棘突下，旁开1.5寸；

厥阴俞：在背部，当第四胸椎棘突下，旁开1.5寸；

心俞：在背部，当第五胸椎棘突下，旁开1.5寸；

肝俞：在背部，当第九胸椎棘突下，旁开1.5寸；

胆俞：在背部，当第十胸椎棘突下，旁开1.5寸；

脾俞：在背部，当第十一胸椎棘突下，旁开1.5寸；

胃俞：在背部，当第十二胸椎棘突下，旁开1.5寸；

三焦俞：在腰部，当第一腰椎棘突下，旁开1.5寸；

肾俞：在腰部，当第二腰椎棘突下，旁开1.5寸；

大肠俞：在腰部，当第四腰椎棘突下，旁开 1.5寸；

小肠俞：在骶部，当骶正中嵴旁开1.5寸，平第一骶后孔；

膀胱俞：在骶部，当骶正中嵴旁开1.5寸，平第二骶后孔。

卫气第五十二

本篇主要论述了营气和卫气的生成和在体内的循行，十二经标本的位置、病变情况和治疗原则，以及人身四个气街的部位、主治病证和取穴针刺的方法。

黄帝说：五脏的功能是贮藏精神魂魄，六腑的功能主要是接受贮存饮食、输送营养和排泄糟粕。饮食精微化生之气，内养五脏，外络四肢关节。浮气，浮于脉外，不循经脉而运行，叫做卫气；其精气循行脉内者叫做营气。阴阳相随，外内贯通，如环无端。气血在体内循行经过多处停集之处，仍无休止的流动，谁能说得清楚呢？然而对于阴阳之分别，都有标本虚实及分离的处所。能掌握十二经脉学说，就能推断疾病发生的原因；能够推测疾病之虚实，就能了解疾病部位的高低位置；若了解六腑的往来“气街”，就能判断和解除病邪结聚的门径；若能了解虚证和实证在经脉上的软硬情况，便可知道是运用补法还是泻法；若能了解手足六经的标本，使可无所不知，应付自如了。

岐伯说：你的论述真是博学多闻，是圣帝之论，请让我（臣）详尽地谈一下。足太阳的本部在足跟外侧以上五寸中（五寸是由外踝下的地平面起算的，相当于外踝上三寸筋骨间的跗阳穴），其标部在左右两络的命门（命门指目内眦的

原文

黄帝曰：五脏者，所以藏精神魂魄者也。六腑者，所以受水谷而行化物者也。其气内入于五脏，而外络肢节。其浮气之不循经者为卫气，其精气之行于经者为营气。阴阳相随，外内相贯，如环之无端。亭亭淳淳乎，孰能穷之？然其分别阴阳，皆有标本虚实所离之处。能别阴阳十二经者，知病之所生；知候虚实之所在者，能得病之高下；知六腑之气街者，能知解结契绍于门户；能知虚实之坚软者，知补泻之所在；能知六经之标本者，可以无惑于天下。

岐伯曰：博哉，圣帝之论，臣请尽意悉言之。足太阳之本，在跟以上五寸中，标在两络命门。命门者，目

睛明穴）。命门，就是眼睛。足少阳的本部在窍阴穴之间，其标部在窗笼之前。窗笼，就是耳朵（窗笼指听宫穴）。足少阴的本部在内踝下上三寸中，标部在背俞与舌下两脉（前者俞指肾俞穴，后者指舌下两脉的廉泉穴）。足厥阴之本部在行间穴上五寸，标部在背俞（指肝俞穴）。足阳明之本部在厉兑穴，标部在人迎穴、颊下挟于咽上腭骨的上窍。足太阴之本部在中封穴，足内踝前向上四寸之中（三阴交穴），标部在背俞（脾俞穴）以及舌根部。

手太阳的本部在手外踝之后（腕后兑骨之上部的养老穴），其标部在睛明穴之上一寸处。手少阳的本部在小指次指之间上二寸（液门穴），标部在耳后上角至目外眦，眉毛梢外端（丝竹空穴）。手阳明的本部在肘外辅骨，肘骨之中的曲池穴，上至别阳，标部在颜下，结合耳钳直上额角入发际的头维穴。手太阴的本部位于寸口之中（太渊穴），其标部腋下三寸，臂臑内廉，动脉中（天府穴）。手少阴的本部在掌后锐骨之端（神门穴），标部在背俞（心俞穴）。手厥阴心包的本部位于掌后两筋之间的内关穴，标部在腋下三寸（天池穴）。

测定其病变（指十二经标本上下病变），下部虚证则会发生厥逆，下部邪热壅盛，则发热；上部虚证，则使人眩晕，上部邪火炽热，则产生热痛。对实证应当用泻法，以绝邪实的根源，对虚证应引导气行，使正气恢复而病愈。

谈谈气所通行和聚集的路径（气街），胸部气行及聚集有路，腹部亦有气的集聚通行之路，头部气行及集聚有路，足胫部也有气所聚集的道路。气在头部，当取脑部穴位；气在胸部应取胸前两旁的膺部穴位，在后则取背部穴位；气在腹部，要取背部穴位与冲脉循行通路以及挟于脐左右动脉（肓俞、天枢穴）；气在

也。足少阳之本，在窍阴之间，标在窗笼之前，窗笼者，耳也。足少阴之本，在内踝下上三寸中，标在背俞与舌下两脉也。足厥阴之本，在行间上五寸所，标在背俞也。足阳明之本，在厉兑，标在人迎，颊挟颃颡也。足太阴之本，在中封前上四寸之中，标在背俞与舌本也。

手太阳之本，在外踝之后，标在命门之上一寸也。手少阳之本，在小指次指间上二寸，标在耳后上角下外眦也。手阳明之本，在肘骨中上至别阳，标在颜下合钳上也。手太阴之本，在寸口之中，标在腋内动脉也。手少阴之本，在锐骨之端，标在背俞也。手心主之本，在掌后两筋之间二寸中，标在腋下三寸也。

凡候此者，下虚则厥，下盛则热，上虚则眩，上盛则热痛。故实者绝而止之，虚者引而起之。

请言气街：胸气有街，腹气有街，头气有街，胫气有街。故气在头者，止之于脑；气在胸者，止之膺与背俞；气在腹者，止之背俞与冲脉于脐左右

足胫部，当取治于腹股沟上部动脉内侧的气冲穴和跟腱上端的承山穴，以及足踝上下之处。取用这些穴位，应采用毫针针刺。必先在该穴位按压较久时间，然后进行针刺。所医治的疾病，有头痛、眩晕，昏倒、腹痛、胃脘胀满，并有病程不久的积聚。如痛势有转移的，易于治疗；而积聚不痛者，则难于治疗。

之动脉者；气在胫者，止之于气街与承山踝上以下。取此者用毫针，必先按而在久，应于手，乃刺而予之。所治者，头痛眩仆，腹痛中满暴胀，及有新积。痛可移者，易已也；积不痛，难已也。

相关知识链接/

1. 十二经的标与本 “标”的原意是指树梢，其位在上，与人体头面胸背的位置相应；“本”的原意是指树根，其位在下，与人体四肢下端相应。十二经脉各有自己的“标”与“本”，但是《黄帝内经》没有完全明确地指出十二经标本所在的穴位。后世医家根据本篇的记载，总结出十二经标本所在穴位：足太阳之本为跗阳穴，标为睛明穴；足少阳的本为足窍阴穴，标为听宫穴；足少阴的本为交信、复溜穴，标为肾俞、廉泉穴；足阳明的本为厉兑穴，标为人迎穴；足厥阴的本为中封穴，标为肝俞穴；足太阴的本为三阴交，标为脾俞、廉泉穴；手太阳的本为养老穴，标为攒竹穴；手少阳的本为中渚穴，标为丝竹空穴；手阳明的本为曲池穴，标为迎香穴；手太阴的本为太渊穴，标为中府穴；手少阴的本为神门穴，标为心俞穴；手厥阴的本为内关穴，标为天池穴。

2. 气街 “气街”有两种含义，一是指气冲穴，二是指经气聚集、纵横通行的共同通路。人体共有四个气街，即本篇记载的“胸气有街，腹气有街，头气有街，胫气有街。故气在头者，止之于脑。气在胸者，止之膺与背俞。气在腹者，止之背腧与冲脉于脐左右之动脉者。气在胫者，止之于气街与承山踝上以下”。可见四气街的部位在头、胸、腹、胫，输注于体表的部位主要有背俞穴、百会穴、天枢穴、中府穴、气冲穴、承山穴及踝部穴位。

论痛第五十三

本篇主要论述了不同体质的人，因其筋骨、肌肉、皮肤、腠理、肠胃等各不相同，所以对于针刺、艾灸和药物的耐受力也不同，从而告诫临床医生在治疗疾病时，要根据患者的不同体质，因人制宜地采用合适的治疗方法。

黄帝问少俞说：筋骨的强弱，肌肉的坚实脆弱，皮肤的厚薄，腠理的疏密，各有不同，他们对针刺和艾灸所感到的疼痛，有何不同吗？肠胃的厚薄坚脆不同，它们对毒性药物的耐受有何不同吗？愿你详尽的讲给我听。少俞说：骨骼强硬、筋软、肌肉松弛、皮肤厚实的人，能够耐痛，它们对针刺及艾灸的痛感，也同样能够忍耐。

黄帝说：怎样知道有些人能耐受艾灸灼痛呢？少俞回答说：皮肤色黑，骨骼强劲的人，能耐受艾灸的灼痛。黄帝说：怎样知道有些人不能耐受针刺的疼痛呢？少俞说：肉坚而皮肤薄的人，多不能耐受针刺疼痛，对于接受艾灸时，也是同样怕艾灸之灼痛。

黄帝说：人患病或同时得病受伤，但有的容易治愈，有的难以见效，是何缘故？少俞说：同时患病，患者身发热者，容易治愈；而身感发寒者，就难以治愈。

原文

黄帝问于少俞曰：筋骨之强弱，肌肉之坚脆，皮肤之厚薄，腠理之疏密，各不同，其于针石火焫之痛何如？肠胃之厚薄、坚脆亦不等，其于毒药何如？愿尽闻之。少俞曰：人之骨强、筋弱、肉缓、皮肤厚者耐痛，其于针石之痛，火焫亦然。

黄帝曰：其耐火焫者，何以知之？少俞答曰：加以黑色而美骨者，耐火焫。黄帝曰：其不耐针石之痛者，何以知之？少俞曰：坚肉薄皮者，不耐针石之痛，于火焫亦然。

黄帝曰：人之病，或同时而伤，或易已，或难已，其故何如？少俞曰：同

黄帝说：有些人能够耐受毒性药物，而怎样能知道某些人能够耐受药物刺激呢？少俞说：胃气强、皮肤黑、骨骼粗壮、体胖的人对毒性药物有很强的耐受力。反之，体瘦胃气弱的人，就都不能耐受毒性药物的刺激。

时而伤，其身多热者易已，多寒者难已。

黄帝曰：人之胜毒，何以知之？

少俞曰：胃厚、色黑、大骨及肥者，皆胜毒；故其瘦而薄胃者，皆不胜毒也。

天年第五十四

天，即自然；年，即年龄，这里指人的寿命；天年，是指人的自然寿命。本篇讨论了脏腑的强弱、血气的盛衰，以及肌肉、皮肤、营卫、呼吸等正常功能与寿命的关系，阐述了从出生到百岁过程中脏腑、气血、肌肤、情志等方面的变化，从而揭示了人的生、长、壮、老、已的自然生命过程。

黄帝问岐伯说：我愿知道人在母体孕育时期，为什么以气作为基础，怎样建立起卫外的功能，失去什么就会死亡，得到什么才能生存呢？岐伯说：以生母的血为基础，以生父的元阳之气为外卫，失掉神气（指父精母血结合而产生的神气）就会死亡，有神气才能生存。

黄帝说：什么是神？岐伯说：血气已经调和，营卫运行通利，五脏已经形成，神气已经藏在心中，魂魄已经具备，这样便形成整个人体。

黄帝说：人的寿命各有不同，有的寿命短，有的寿命长，或有的猝死，有的久病不愈，愿听听其中的缘故？岐伯说：五脏坚实，血脉调和，肌肉之间气行滑顺通利，皮肤纹理细密，营卫调和而运行正常，呼吸平稳顺畅，气行畅通无阻，六腑正常消化饮食，津液敷布良好，各能正常地进行生理活动，便能长寿。

黄帝说：长寿的人活百岁而终，这是什么缘故呢？岐伯说：人中沟长，地阁

原文

黄帝问于岐伯曰：愿闻人之始生，何气筑为基，何立而为楯，何失而死，何得而生？岐伯曰：以母为基，以父为楯，失神者死，得神者生也。

黄帝曰：何者为神？岐伯曰：血气已和，荣卫已通，五脏已成，神气舍心，魂魄毕具，乃成为人。

黄帝曰：人之寿夭各不同，或夭寿，或卒死，或病久，愿闻其道。岐伯曰：五脏坚固，血脉和调，肌肉解利，皮肤致密，营卫之行，不失其常，呼吸微徐，气以度行，六腑化谷，津液布扬，各如其常，故能长久。

黄帝曰：人之寿百岁而死，何以致之？岐伯曰：使道隧以长，基墙高以方，

方圆，营卫调和，面部上、中、下三停，高起而不凹陷，骨骼健壮高大，肌肉丰满，这样的人便可活百岁而寿终。

黄帝说：人体神气的盛衰，从生至死的情况，可以讲给我听吗？岐伯说：人到十岁五脏健全，气血已通畅，气生自下而上，所以好走（爱活动）。

到二十岁，气血开始壮盛，肌肉成长旺盛，所以好跑步。

到三十岁，五脏已经健强，肌肉坚实有力，血脉盛满，所以步行稳健。

到四十岁，五脏六腑以及十二经脉，发育到了顶点，从此以后皮肤腠理开始疏松，面容华色逐渐减损，头发又渐花白，喜静和好坐。

到五十岁，肝气开始衰退，肝叶薄弱，胆汁分泌开始逐渐减少，视力开始减退。

到六十岁，心气开始衰退，心情苦闷、忧虑、悲伤，血气运行弛缓怠惰，所以爱好躺卧休息。

到七十岁，脾气虚弱，皮肤枯皱失去光泽。

到八十岁，肺气衰退，肺失藏魄功能，故常说错话。

到九十岁，肾气衰退枯竭，四脏（指肝、心、脾、肺）和周身经脉空虚。

到百岁，五脏气皆虚，神气即将离去，只留下骨骼空架而寿终。

黄帝说：有些人活不到应活到的年龄而死亡，是何缘故呢？岐伯说：这种人五脏皆不坚实，人中不长，鼻孔外翻，呼吸喘促急迫而易发暴病；其人阁卑低，面颊肌肉瘦薄，脉中血少，肌肉不坚，又感风寒，血气虚衰不足，经脉不通畅，外邪易于入侵而与真气相抟，扰乱人体，故中年便会早逝。

通调营卫，三部三里起，骨高肉满，百岁乃得终。

黄帝曰：其气之盛衰，以至其死，可得闻乎？岐伯曰：人生十岁，五脏始定，血气已通，其气在下，故好走。

二十岁，血气始盛，肌肉方长，故好趋。

三十岁，五脏大定，肌肉坚固，血脉盛满，故好步。

四十岁，五脏六腑、十二经脉皆大盛以平定，腠理始疏，荣华颓落，发颇斑白，平盛不摇，故好坐。

五十岁，肝气始衰，肝叶始薄，胆汁始减，目始不明。

六十岁，心气始衰，苦忧悲，血气懈惰，故好卧。

七十岁，脾气虚，皮肤枯。

八十岁，肺气衰，魄离，故言善误。

九十岁，肾气焦，四脏经脉空虚。

百岁，五脏皆虚，神气皆去，形骸独居而终矣。

黄帝曰：其不能终寿而死者，何如？岐伯曰：其五脏皆不坚，使道不长，空外以张，喘息暴疾；又卑基墙，薄脉少血，其肉不实，数中风寒，血气虚，脉不通，真邪相攻，乱而相引，故中寿而尽也。

逆顺第五十五

本篇根据气行有逆顺、脉象有盛衰的情况，提出针灸治病有可刺、未可刺、已不可刺三种情况，并进行了详细的阐释，提示对于疾病应早期诊断、早期治疗，并提出了上工治未病的思路，对于临床有较大的指导意义。

黄帝问伯高说：我听说气行有顺逆之分，脉象有盛衰之别，针刺也有大法可循，可以告诉我吗？伯高说：人体气行的逆顺与自然界阴阳四时五行的演变规律息息相关，脉搏的有力或无力，可推断人体气血的虚实和邪气有余及正气不足的情况。针刺的大法必须掌握病机，明确可以针刺的疾病，或尚不可针刺的，或已刺不可针刺的程度。

黄帝说：怎样测候哪些病不宜针刺呢？伯高说：兵法上说，战斗中遇到了气焰嚣张的敌人，不可迎击其锐势；对堂堂整齐的阵容，亦不可出击。针刺大法上说：在高热炽盛时不可用针法，大汗不止时不可用针法，脉象混乱以及病证与脉象相反时均不可用针刺法。

黄帝说：怎样测候哪些疾病可以用针刺呢？伯高说：高明的医生，针刺治疗尚未有明显证候的患者，其次是针刺邪气尚未亢盛的患者，再其次是针刺治疗病

原文

黄帝问于伯高曰：余闻气有逆顺，脉有盛衰，刺有大约，可得闻乎？伯高曰：气之逆顺者，所以应天地阴阳四时五行也；脉之盛衰者，所以候血气之虚实有余不足。刺之大约者，必明知病之可刺，与其未可刺，与其已不可刺也。

黄帝曰：候之奈何？伯高曰：《兵法》曰：无迎逢逢之气，无击堂堂之阵。《刺法》曰：无刺熇熇之热，无刺漉漉之汗，无刺浑浑之脉，无刺病与脉相逆者。

黄帝曰：候其可刺奈何？伯高曰：上工，刺其未生者也，其次刺其未盛

邪已渐衰退的患者。不高明的医生，针刺那些病邪正在侵袭，病势正猛烈的患者，并针其脉症相逆的患者。因此可以说：邪气极盛的时候，不可攻邪，以防损伤正气，所以针刺邪气已衰退的患者，必然疗效显著。这就是说高明的医生在未病之前先行防治（预防的意义），并不是等疾病呈现明显证候时再去治疗。这就是上工治未病的道理。

者也，其次刺其已衰者也。下工，刺其方袭者也，与其形之盛者也，与其病之与脉相逆者也。故曰：方其盛也，勿敢毁伤，刺其已衰，事必大昌。故曰：上工治未病，不治已病，此之谓也。

相关知识链接/

上工治未病 本篇在篇末提出“故曰：上工治未病，不治已病，此之谓也”的观点，从而引申出了“治未病”的思想，与《素问·四气调神大论篇》中的：“是故圣人不治已病治未病，不治已乱治未乱，此之谓也”相呼应。其中“上工”“圣人”可以理解为高明的医生，也可以理解为学习医术的高深阶段。“治未病”是指采取预防或治疗手段，防止疾病发生、发展的方法，其内容包括未病先防、欲病先治、既病防变等多方面的内容。其中“未病先防”就是预防疾病的发生；“欲病先治”是对疾病的早发现、早诊断、早治疗，如《素问·刺热篇》：“肾热病者，颐先赤，病虽未发，见赤色者刺之，名曰治未病”；“既病防变”就是防止疾病发展和恶化。

五味第五十六

本篇主要阐明了五味所归属的五脏，分别论述了五谷、五果、五畜、五菜的五种性味，以及五味、五色与五脏疾病的关系和饮食宜忌，是有关中医食疗的重要篇章。

黄帝说：愿听您讲讲饮食物中的五味，进入人体后，是怎样分归于五脏呢？伯高说：胃，是五脏六腑中饮食营养汇聚的场所，一切饮食都先进入胃，而五脏六腑都禀受胃消化的饮食精微。

食物中五味皆由于不同性味各所归属的五脏。味酸的先归入肝；味苦的先归入心；味甘的先归入脾；味辛的先归入肺；味咸的先归入肾。饮食物生化为津液运行体内，营卫协调通利，其代谢后的糟粕按次排出体外。

黄帝说：营和卫的运行情况，是怎样的呢？伯高说：饮食入胃，其所化生的精液，先由胃出于中下两焦，以营养五脏，分别由两条途径输布于全身，这两种途径就是营卫运行的道路。其大气抟聚不散，积于胸中的，称为气海，出于肺，循咽喉，所以呼则气出，吸则气入。

大自然的空气与食物的精微相合并，其糟粕、津液、宗气分为三隧，常出三入一，所以半天不进食则会感到气衰，一天不进食则会感到气少了。

原文

黄帝曰：愿闻谷气有五味，其入五脏，分别奈何？伯高曰：胃者，五脏六腑之海也，水谷皆入于胃，五脏六腑皆禀气于胃。

五味各走其所喜。谷味酸，先走肝；谷味苦，先走心；谷味甘，先走脾；谷味辛，先走肺；谷味咸，先走肾。谷气津液已行，营卫大通，乃化糟粕，以次传下。

黄帝曰：营卫之行奈何？伯高曰：谷始入于胃，其精微者，先出于胃之两焦，以溉五脏，别出两行，营卫之道。其大气之抟而不行者，积于胸中，命曰气海，出于肺，循喉咽，故呼则出，吸则入。

天地之精气，其大数常出三入一，故谷不入，半日则气衰，一日则气少矣。

黄帝说：饮食物的五味，我想听一听。伯高说：请容我详尽谈谈。五谷之中粳米味甘，芝麻味酸，大豆味咸，麦味苦，黄米味辛。五果：枣味甘，李味酸，栗味咸，杏味苦，桃味辛。五畜：牛味甘，犬味酸，猪味咸，羊叶苦，鸡味辛。五菜：葵菜味甘，韭菜味酸，藿（豆叶）味咸，野蒜（薤白）味苦，葱味辛。

五色：黄色（属脾病）宜食甘味，青色（属肝病）宜食酸味，黑色（属肾病）宜食咸味，赤色（属心病）宜食苦味，白色（属肺病）宜食辛味。像这些五脏疾患反映的五色，各有所适宜的五味。

如患脾病者，宜食粳米饭、牛肉、大枣、葵菜；患心病者，宜食麦、羊肉、杏子、薤白；患肾病者，宜食黄豆芽、猪、栗子、豆叶；患肝病者宜食芝麻、狗肉、李子、韭菜；患肺病者，宜食黄黍（黄米）、鸡肉、桃子、葱。

五禁：肝病禁食辛味，心病禁食咸味，脾病禁食酸味，肾病禁食甘味，肺病禁食苦味。

肝病色青，宜食甘味，如粳米饭、牛肉、大枣、葵菜等，以上皆属于甘味。心病赤色，宜食酸味，如狗肉、芝麻、李子、韭菜等，以上皆属于酸味。脾病黄色，宜食咸味，如大豆、猪肉、栗子、藿等，以上皆属于咸味。肺病白色，宜食苦味，如麦、羊肉、杏子、野蒜等，以上皆属于苦味。肾病黑色，宜食辛味，如黄米、鸡肉、桃子、葱等，以上皆属于辛味。

黄帝曰：谷之五味，可得闻乎？伯高曰：请尽言之。五谷：秔米甘，麻酸，大豆咸，麦苦，黄黍辛。五果：枣甘，李酸，栗咸，杏苦，桃辛。五畜：牛甘，犬酸，猪咸，羊苦，鸡辛。五菜：葵甘，韭酸，藿咸，薤苦，葱辛。

五色：黄色宜甘，青色宜酸，黑色宜咸，赤色宜苦，白色宜辛。凡此五者，各有所宜。

脾病者宜食秔米饭、牛肉、枣、葵。心病者宜食麦、羊肉、杏、薤。肾病者宜食大豆黄卷、猪肉、栗、藿。肝病者宜食麻、犬肉、李、韭。肺病者宜食黄黍、鸡肉、桃、葱。

五禁：肝病禁辛，心病禁咸，脾病禁酸，肾病禁甘，肺病禁苦。

肝色青，宜食甘，秔米饭、牛肉、枣、葵皆甘。心色赤，宜食酸，犬肉、麻、李、韭皆酸。脾色黄，宜食咸，大豆、豕肉、栗、藿皆咸。肺色白，宜食苦，麦、羊肉、杏、薤皆苦。肾色黑，宜食辛，黄黍、鸡肉、桃、葱皆辛。

相关知识链接/

食疗养生　食疗是中医学的一个重要组成部分，也是中医的特色之一，它将我们平时所食用的五谷、五果、五畜、五菜等按照四气、五味和功效进行搭配、烹调后，不仅能够发挥食物的药用价值，又能够巧妙地用色香味俱全的美食代替“苦口”的良药，达到防病治病、养生保健、延年益寿的功效。

食疗在我国有很悠久的历史，我国现存最早的中药学著作《神农本草经》中就记载了大枣、山药、莲藕、芡实、蜂蜜、百合、葡萄、龙眼、核桃仁等许多药食两用的药物。唐代医家孙思邈的《备急千金要方》中专门介绍了食治方法，他主张“夫为医者，当须先洞晓病源，知其所犯，以食治之，食疗不愈，然后命药”，体现了他重视食疗治病的思想；孙思邈的弟子孟诜编成了我国第一部食疗学专著——《食疗本草》，书中详细记载了241种食物的性味、功效和禁忌等；唐代医博士昝殷编著的《食疗心鉴》、南唐陈士良的《食性本草》，都是专门论述食疗的专著。元代忽思慧所编著的《饮膳正要》是我国最早的营养学专著，在中医食疗和营养学的研究上有重要价值。明清时期，食疗得到了更大的发展，出现了很多著作，如《食性本草》《食鉴本草》《饮食须知》《随息居饮食谱》等，都是食疗学专著。近代名医张锡纯非常重视饮食调养，他在《医学衷中参西录》中说“病人服之，不但疗病，并可充饥，不但充饥，更可适口，用之对症，病自渐愈，即不对症，亦无他患”，他的很多方剂如一味薯蓣饮、珠玉二宝粥、水晶桃、薯蓣粥、薯蓣鸡子黄粥等，皆是用于治病的食疗方剂。今天，人们越来越崇尚天然健康的养生治病方法，食疗学得到了空前的发展，除了用于养生治病以外，在美容、减肥、亚健康调理、病后调养、产后调理等方面，均得到了很大的应用和发展。

水胀第五十七

水胀，是指体内水液运行障碍，导致腹部胀满、眼睑及下肢浮肿为特点的一种病证。本篇论述了水胀以及与水胀有类似症状的肤胀、鼓胀、肠覃、石瘕等病的病因病机、症状、鉴别诊断等，最后提出了肤胀和鼓胀的针刺治疗方法。

黄帝问岐伯说：水胀与肤胀、鼓胀、肠覃、石瘕、石水是怎样区别呢？岐伯说：水胀始于眼窝之下，微肿浮现，好像刚刚醒来的样子，颈动脉部位可见搏动，时发咳嗽，大腿内侧感到寒冷，足胫部水肿，腹部逐渐胀大，说明已形成水胀病。用手按其腹部，放手后随即胀起，好像里面裹藏着液体的样子，这就是水胀病的证候。

黄帝说：肤胀病，怎样测候呢？岐伯说：肤胀者，是由于寒气留滞于皮肤之内，叩诊如鼓音而不实，腹部胀大，全身水肿，皮厚，按其腹，则被按处凹陷不能随手胀起，腹部皮肤颜色并无异常，这就是肤胀的证候。鼓胀的证候是如何呢？岐伯说：腹及全身皆见肿胀，其肿大程度与肤胀是相等的，但皮肤色青黄，腹部青筋（腹部静脉曲张）显露，这就是鼓胀的证候。

肠覃证候是怎样的呢？岐伯说：寒气滞留于肠外，与卫气相抟，营卫之气不

原文

黄帝问于岐伯曰：水与肤胀、鼓胀、肠覃、石瘕、石水，何以别之？岐伯答曰：水始起也，目窠上微肿，如新卧起之状，其颈脉动，时咳，阴股间寒，足胫肿，腹乃大，其水已成矣。以手按其腹，随手而起，如裹水之状，此其候也。

黄帝曰：肤胀何以候之？岐伯曰：肤胀者，寒气客于皮肤之间，鼟鼟然不坚，腹大，身尽肿，皮厚，按其腹，窅而不起，腹色不变，此其候也。鼓胀何如？岐伯曰：腹胀身皆大，大与肤胀等也，色苍黄，腹筋起，此其候也。

肠覃何如？岐伯曰：寒气客于肠外，与卫气相搏，气不得荣，因有所

得运行，因气行受到牵阻从而使癖积留在里面，致使邪恶之病气随之而起，由此而生息肉（恶肉，恶性肿瘤病变）。当病初起始时，像鸡蛋一样大，不久便增大到病成时，可大至如腹中怀孕一样，久不愈者，可经过几年，用手按其腹部，有坚实感，而推之病变可以移动，月经可按期来潮，这就是肠覃的证候。石瘕的证候是怎样的呢？岐伯说：石瘕生长在子宫中，因寒气侵入子宫口，使子宫口闭塞，气行受到阻滞而不通畅，恶血当泻而不泻，使瘀血滞留于内，逐日加大，形状如怀孕一样，月经未能按时来潮。这种病都生于妇女，可用逐瘀导下的方法治疗。

黄帝说：肤胀、鼓胀的病，能用针刺方法来治疗吗？岐伯说：首先用针刺泻其瘀血的络脉，然后调理经脉，以刺出其血络上的恶血为主。

系，癖而内著，恶气乃起，瘜肉乃生。其始生也，大如鸡卵，稍以益大，至其成如怀子之状，久者离岁，按之则坚，推之则移，月事以时下，此其候也。石瘕何如？岐伯曰：石瘕生于胞中，寒气客于子门，子门闭塞，气不得通，恶血当泻不泻，衃以留止，日以益大，状如怀子，月事不以时下。皆生于女子，可导而下。

黄帝曰：肤胀、鼓胀可刺邪？岐伯曰：先泻其胀之血络，后调其经，刺去其血络也。

贼风第五十八

贼风，是指四时不正之气，它可侵袭人体而引起疾病。本篇主要讨论了外邪侵袭人体而发病的原因，认为疾病的发生是内因与外因共同作用的结果，而不是鬼神在作祟。

黄帝说：你曾说贼风（四时不正之气）伤害人体，使人生病，但现在有人并没有离开过遮蔽得很严密的地方，也没有离开过居住的房屋，却突然生起病来，并未受贼风所侵入，这是什么原因呢？岐伯说：这都是由于被湿气所伤，湿邪蕴藏在血脉之中及分肉之间，长久滞留没有排出；或有跌仆或自高处下坠等外伤，致瘀血留滞而不能消散；或喜怒不节情绪激动，饮食不调，对寒热不能很好地调摄，使腠理闭塞而不通；或腠理开而遇风寒，引起气血凝聚，新邪与宿邪相并，则会引起寒痹；若因热而汗出时，而遇风邪侵袭，即使没有遇见贼风邪气，也必然发生疾病。

黄帝说：刚才你所讲的这些知识，都是患者自己能知道的，但有的人既没有邪气侵害的外因，又没有恐惧惊惕的情志刺激，却突然发病，是什么缘故呢？难道有鬼神在作祟吗？岐伯说：这也是由于有宿邪留于体内而未发，由于情志有所厌恶（情志不舒畅）或所羡慕的事不能遂意，以致血气逆乱，正气与邪气相搏

原文

黄帝曰：夫子言贼风邪气之伤人也，令人病焉，今有其不离屏蔽，不出室穴之中，卒然病者，非不离贼风邪气，其故何也？岐伯曰：此皆尝有所伤于湿气，藏于血脉之中，分肉之间，久留而不去；若有所堕坠，恶血在内而不去。卒然喜怒不节，饮食不适，寒温不时，腠理闭而不通。其开而遇风寒，则血气凝结，与故邪相袭，则为寒痹。其有热则汗出，汗出则受风，虽不遇贼风邪气，必有因加而发焉。

黄帝曰：今夫子之所言者，皆病人之所自知也，其毋所遇邪气，又毋

结，而发病。由于情志不舒的内在变化，在形体上的迹象极其微弱，看不见，也听不见，所以好像有鬼神在其中作祟一样。

黄帝说：有些病可用精神移易方法治愈（心理精神疗法），这是什么缘故？岐伯说：古代巫医，因为知道一些病可用精神移易的方法治愈，但必须首先了解其疾病发生原因，然后给予精神移易的方法使病痊愈。

怵惕之志，卒然而病者，其故何也？唯有因鬼神之事乎？岐伯曰：此亦有故邪留而未发，因而志有所恶，及有所慕，血气内乱，两气相搏。其所从来者微，视之不见，听而不闻，故似鬼神。

黄帝说：其祝而已者，其故何也？岐伯曰：先巫者，因知百病之胜，先知其病之所从生者，可祝而已也。

相关知识链接／

祝由疗法 “祝由”一词首见于《素问·移精变气论篇》：“黄帝问曰：余闻古之治病，惟其移精变气，可祝由而已……毒药不能治其内，针石不能治其外，故可移精祝由而已”，在本篇中亦有提及：“先巫者，因知百病之胜，先知其病之所从生者，可祝而已矣”。其中“祝”是咒的意思，“由”指得病的原因、原由。“祝由”，即借助符咒禁禳来治疗疾病的一种方法，包括禁法、咒法、祝法、符法等，是中医学中的一种重要的心理疗法。

祝由是人类在“毒药未兴，针石未起”的远古时代所借助的一种祛除病邪的方法，在古代较为盛行。隋唐时期，流行于民间的祝由术逐渐得到官方的承认，朝廷在太医院设立了祝禁科，并有专门的祝禁博士。元、明代“祝由”被正式列入太医院十三科之内，被称为“祝由十三科”或“祝由科”。清军入关以后，太医院废止了祝由科，祝由术主要在民间流传，但由于结合了较多的巫术，到了近现代则被人们视为一种封建迷信的糟粕而受到唾弃。然而，从心理医学的角度来讲，祝由术有其一定的积极意义。

卫气失常第五十九

本篇论述了卫气运行失常留滞于胸腹中所引起的各种病变和针刺治疗的方法，并介绍了皮、肉、气、血、筋、骨病的诊断和治疗方法，最后提出了人体体质的脂型、膏型和肉型三型分类法。

黄帝说：卫气循行失常留于腹中，气行被牵制不畅通，郁结和蕴聚没有固定部位，从而使人发生胸胁及胃中胀满、喘息、气逆作喘，怎样治疗呢？伯高说：气积于胸中，应取用上半身的穴位；气积于腹中，应取用下半身的穴位；胸腹皆胀满，医者应取用上半身及下半身穴位加刺附近的穴位。

黄帝说：针刺应采取哪些穴位呢？伯高说：气积于胸胁者，应泻人迎、天突、喉中（人迎、天突、廉泉三穴）；气积于腹者，应用泻足三里及气街（即气冲穴）；上下皆有胀痛者，胸部及腹部穴位皆可取用，并可加用季胁下一寸的章门穴。气积的重症，医者可用鸡足法取穴（针刺到一定深度，将针提起到分肉之间，向左右两侧各斜刺一针，成鸡足一样的“个”字形，故称鸡足刺）。诊视后患者脉弦急，甚至脉绝欲脱，腹部紧张者，不可用刺法。黄帝说：讲得对。

黄帝问伯高说：你怎样判断是皮、肉、气、血、筋、骨病呢？伯高说：病色出现在两眉之间，皮薄无光泽的，是病在皮的表现；口唇色青、黄、赤、白、黑

原文

黄帝曰：卫气之留于腹中，稸积不行，苑蕴不得常所，使人支胁，胃中满，喘呼逆息者，何以去之？伯高曰：其气积于胸中者，上取之；积于腹中者，下取之；上下皆满者，傍取之。

黄帝曰：取之奈何？伯高对曰：积于上者，泻人迎、天突、喉中；积于下者，泻三里与气街；上下皆满者，上下取之，与季胁之下一寸。重者，鸡足取之。诊视其脉大而弦急，及绝不至者，及腹皮急甚者，不可刺也。黄帝曰：善。

黄帝问于伯高曰：何以知皮、肉、气、血、筋、骨之病也？伯高曰：色起两眉薄泽者，病在皮；唇色青、黄、赤、白、黑者，病在肌肉；营气濡然

者，是病在脉内的表现；营气散于外，体表湿润多汗者，是病在血气的表现；眼睛呈现青、黄、赤、白、黑者，是病在筋的表现；耳朵焦枯干燥，满积尘垢者，是病在骨的表现。

黄帝说：病变表现在形体哪一部分呢？怎样针刺取穴呢？伯高说：各种疾病千变万化，难以计数，然而皮病有它的部位，肉病有它的支柱的，血气有传输之处，筋脉有结节部位骨有所附属之处。

黄帝说：愿听听其中的缘故。伯高说：皮病应当取四肢表浅穴位；肉病应当取肌肉的支柱，这些支柱处于臂腨和足胫各阳经分肉之间，以及足少阴肾经循行的肌肉丰厚之处；血气传输之处，该处经气输向络脉，若气血留滞，会使经络壅盛，而见有郁结隆起现象；病在筋部无阴阳左右之分，只根据证候的所在部位去治疗；病在骨者，应取于关节之处、骨关节的空隙中，这些空隙接受髓液以补充脑髓。

黄帝说：针刺时怎样取穴呢？伯高说：疾病的变化不一，病有浮沉，刺有深浅，治疗方法不胜其数，病轻者采取浅刺，病重者应深刺，病轻者用针要少，病重者用针宜多，要灵活掌握，根据病情适当调治，这就是高明医生的治疗原则。

黄帝问伯高说：人体有胖瘦，身形有大小，体质有寒温，年龄有老壮少小，怎样区别呢？伯高说：人的年龄到了五十岁以上称为老年，二十岁以上称为壮年，十八岁以上称为少年，六岁以上称为小孩（儿童）。

黄帝说：怎样度量胖瘦呢？伯高说：肥胖人，有脂的、膏的、肉的三种不同类型。黄帝说：这三种类型胖人怎样区别呢？伯高说：腘肉（小腿肚）高起的肌肉

者，病在血气；目色青、黄、赤、白、黑者，病在筋；耳焦枯，受尘垢，病在骨。

黄帝曰：病形何如？取之奈何？伯高曰：夫百病变化，不可胜数，然皮有部，肉有柱，血气有输，筋有结，骨有属。

黄帝曰：愿闻其故。伯高曰：皮之部，输于四末。肉之柱，在臂胫诸阳分肉之间，与足少阴分间。血气之输，输于诸络，气血留居，则盛而起。筋部无阴无阳，无左无右，候病所在。骨之属者，骨空之所以受液，而益脑髓者也。

黄帝曰：取之奈何？伯高曰：夫病变化，浮沉深浅不可胜穷，各在其处。病间者浅之，甚者深之，间者少之，甚者众之，随变而调气，故曰上工。

黄帝问于伯高曰：人之肥瘦、大小、寒温，有老壮少小，别之奈何？伯高对曰：人年五十已上为老，二十已上为壮，十八已上为少，六岁已上为小。

黄帝曰：何以度知其肥瘦？伯高曰：人有脂、有膏、有肉。黄帝曰：别此奈何？伯高曰：腘肉坚，皮满者，脂；腘肉

坚实，皮肤丰满者为脂；䐃肉不坚实，皮肤松缓者为膏；皮肉紧紧相连者为肉。

黄帝说：身体的寒温怎样划分其特征呢？伯高说：属膏型者，其肉柔软润泽，纹理粗疏的体质多寒，纹理细腻的体质多热；属脂型者，其肌肉坚实，纹理细腻的体质多热，纹理粗疏的体质多寒。

黄帝说：身体胖瘦大小是怎样的呢？伯高说：膏型的人，阳气多，而皮肤宽纵弛缓，因此腹大而下垂。肉型的人，身体上下容积大。脂型的人形体比膏型和肉型人小。

黄帝说：这三种体形的气血多少，是什么情况呢？伯高说：膏型的人多气身热，热能耐寒；肉型人多血，形体充盛，体质平和；脂型人，血清，气滑而少，故形体不是很壮大。这些情况有别于一般人。

黄帝说：一般人是怎样呢？伯高说：一般人的皮肉脂膏均匀，不可能增加到肥大程度；血与气分量相当不偏倚，所以体形不小不大，全身（皮肉筋骨）各自相称，因此就把他们称为一般人。

黄帝说：讲得对。那么怎样治疗呢？伯高说：首先区分其形体属哪个类型的人，血的多少，气的清浊，而后进行调理，治疗按照常规循经取穴，不致有失。所以膏型人，腹大下垂腹壁肌肉丰满；肉型人，身体上下容积很大；脂型人，虽多脂肪，但不会像膏肉两型人那样肥胖。

不坚，皮缓者，膏；皮肉不相离者，肉。

黄帝曰：身之寒温何如？伯高曰：膏者其肉淖，而粗理者身寒，细理者身热。脂者其肉坚，细理者热，粗理者寒。

黄帝曰：其肥瘦大小奈何？伯高曰：膏者多气，而皮纵缓，故能纵腹垂腴；肉者身体容大；脂者其身收小。

黄帝曰：三者之气血多少何如？伯高曰：膏者多气，多气者热，热者耐寒；肉者多血，则充形，充形则平；脂者其血清，气滑少，故不能大。此别于众人者也。

黄帝曰：众人奈何？伯高曰：众人皮肉脂膏不能相加也，血与气不能相多，故其形不小不大，各自称其身，命曰众人。

黄帝曰：善。治之奈何？伯高曰：必先别其三形，血之多少，气之清浊，而后调之，治无失常经。是故膏人者纵腹垂腴，肉人者上下容大，脂人者虽脂不能大。

玉版第六十

玉版，即玉石制成的版，因本篇所阐述的内容非常重要，所以刻于玉版以示重视，故篇名“玉版”。本篇以痈疽为例，说明疾病都是从小到大、逐渐发展而成的，所以对于疾病要做到早预防、早诊断、早治疗。并具体讨论了痈疽五逆和内证五逆，强调了针刺不当的严重后果，提醒医生在临床诊治疾病时一定要小心谨慎、认真负责。

黄帝说：我认为小针是一种细小的东西，先生你却说它上能合于天，下能合于地，中能合于人，我认为这是过分夸大小针的作用了，希望听你讲一讲其中的道理。岐伯说：有什么东西能够比针还大呢？能够大于针的，只有五种兵器。这五种兵器，是备作伐生杀人用的，不是治病治人的工具。而且人的生命，在天地之间最为贵重，怎么不可以与天地相参呢？所以治疗人民的疾病，也只有小针最有用了。由此看来，小针与五种兵器相比，哪个作用大，哪个作用小，不是很清楚了吗？

黄帝说：疾病在开始发生的时候，有因为喜怒无常，或饮食不调，造成体内阴气亏虚，阳气亢盛，这致使营气壅滞不通，于是就患了痈疽这种病。阴不足会使营气运行不畅，阳有余则会使热邪壅盛。阴阳两气不通，营卫之热与外邪所化

原文

黄帝曰：余以小针为细物也，夫子乃言上合之于天，下合之于地，中合之于人，余以为过针之意矣，愿闻其故。岐伯曰：何物大于针者乎？夫大于针者，唯五兵者焉。五兵者，死之备也，非生之具。且夫人者，天地之镇也，其不可不参乎？夫治民者，亦唯针焉。夫针之与五兵，其孰小乎？

黄帝曰：病之生时，有喜怒不测，饮食不节，阴气不足，阳气有余，营气不行，乃发为痈疽。阴阳不通，两

之热相搏结，熏蒸肌肤而化为脓，这样的病用小针治疗能取效吗？岐伯说：高明的医生能够对疾病及早治疗，不会让这种病发展到化脓的地步，这是因为他们懂得外邪不可久留在体内，必须及时消除的缘故。这就好比敌对两军交战，阵容相对，战旗相望，兵刃相接，刀光闪闪，排列于荒郊野外的战场上，此并非一日所能策划的。能让兵士服从命令，有令必行，有禁必止，士兵就不会有伤于刀剑等兵器的灾难，这也并非是一日所教化训练的结果，更不是顷刻之间就能办得到的。等到身体已患痈疽这种病，脓血已经聚积时，才开始用小针去治疗，不也是与早期治疗的医学理论相距太远了吗？自痈疽的发生到脓血的形成，既不是从天上降下来的，也不是从地里长出来的，而是轻浅的病邪不断积累，逐渐发展而形成的。所以高明的医生从疾病尚未完全形成就开始治疗，防微杜渐，不让疾病发生；而愚拙不明的医生等到疾病已经形成，才想起去治疗，这就会遭受疾病已成的痛苦。

黄帝说：如果痈疽这种病已经形成，因未能早期诊断而延误治疗，脓血已经形成，也不能给人看见，这又怎么办呢？岐伯说：痈疽这种病一旦化脓，治疗已经十分困难，十死一生，所以高明的医生能够及早治疗，不让脓血形成，并明确地制定了有效的治疗方法，把它著写在竹帛上，编成专书，使贤能的人继承下来并一代一代地传下去，没有终结的时候，也是为了让后人不再遭受这种疾病的痛苦。

黄帝说：脓血已经形成就会遭受威胁吗？不可以用小针治疗吗？岐伯说：用小针去治疗小处，其功效也小；用大针去治疗大处，又多受到伤害，所以对那些已形成脓血的患者，只有采用砭石、铍针、锋针等治疗，及时排出脓血，才能取效。

热相搏，乃化为脓，小针能取之乎？岐伯曰：圣人不能使化者，为之邪不可留也。故两军相当，旗帜相望，白刃陈于中野者，此非一日之谋也。能使其民令行禁止，士卒无白刃之难者，非一日之教也，须臾之得也。夫至使身被痈疽之病，脓血之聚者，不亦离道远乎。夫痈疽之生，脓血之成也，不从天下，不从地出，积微之所生也。故圣人自治于未有形也，愚者遭其已成也。

黄帝曰：其已形，不予遭，脓已成，不予见，为之奈何？岐伯曰：脓已成，十死一生，故圣人弗使已成，而明为良方，著之竹帛，使能者踵而传之后世，无有终时者，为其不予遭也。

黄帝曰：其已有脓血而后遭乎？不导之以小针治乎？岐伯曰：以小治小者其功小，以大治大者多害，故其已成脓血者，其唯砭石铍锋之所取也。

黄帝说：以针误治而受到伤害的患者，就不能治好了吗？岐伯说：关键由病证的逆顺而决定。黄帝说：希望听你讲一讲什么是逆证，什么是顺证。岐伯说：我认为已经化脓的患者因治疗不当，出现白眼发青、黑眼变小的症状，是为一逆；服药而呕，损伤胃气，是为二逆；腹部疼痛，口渴甚重，是为三逆；肩项部强直不舒，活动不利，是为四逆；声音嘶哑，面无血气，是为五逆。除这五种逆证之外，均为顺证了。

黄帝说：各种疾病都有逆顺，可以听你谈一谈吗？岐伯说：腹部胀满，身体发热，脉大，这是一逆；腹内肠鸣，胀满，四肢清冷，泄泻，脉大，这是二逆；衄血不止，脉大，这是三逆；咳嗽兼有尿血，形体明显消瘦，脉小而强劲有力，这是四逆；咳嗽，形体明显消瘦，身体发热，脉小且疾急的，这是五逆。若出现像这样上述五种逆证的人，不超过十五天就会死亡。此外还有五逆的急症，如患者腹大胀满，四肢清冷，形体明显消瘦，泄泻甚重的，是为一逆；腹部胀满，大便下血，脉大，时有间歇的，是为二逆；咳嗽，尿血，形瘦肉脱，脉坚搏指的，是为三逆；呕血，胸部胀满牵及背部，脉小而急疾者，是为四逆；咳嗽，呕吐，腹胀，且伴有大便泄泻清稀，完谷不化，脉微欲绝的，是为五逆。若见上述这五种急症，不到一天就会死去。医生不能明察这五种危急的病证，而盲目针刺，这就叫做逆治。

黄帝说：先生曾说针的作用甚大，它可以与天地相配，上合于自然界天文的规律，下合于地理的法则，内则分别与五脏相关联，外则依次与六腑相贯通，人体二十八经脉交会流注周身，都有一定的循行规律；至于说针能伤人，不能起死

黄帝曰：多害者其不可全乎？岐伯曰：其在逆顺焉。黄帝曰：愿闻逆顺。岐伯曰：以为伤者，其白眼青，黑眼小，是一逆也；内药而呕者，是二逆也；腹痛渴甚，是三逆也；肩项中不便，是四逆也；音嘶色脱，是五逆也。除此五者为顺矣。

黄帝曰：诸病皆有逆顺，可得闻乎？岐伯曰：腹胀，身热，脉大，是一逆也；腹鸣而满，四肢清，泄，其脉大，是二逆也；衄而不止，脉大，是三逆也；咳且溲血，脱形，其脉小劲，是四逆也；咳，脱形，身热，脉小以疾，是谓五逆也。如是者，不过十五日而死矣。其腹大胀，四末清，脱形，泄甚，是一逆也；腹胀便血，其脉大，时绝，是二逆也；咳，溲血，形肉脱，脉搏，是三逆也；呕血，胸满引背，脉小而疾，是四逆也；咳呕腹胀，且飧泄，其脉绝，是五逆也。如是者，不及一时而死矣。工不察此者而刺之，是谓逆治。

黄帝曰：夫子之言针甚骏，以配天地，上数天文，下度地纪，内别五脏，外次六腑，经脉二十八会，尽有周纪，能杀生人，不能起死者，子能

回生，你反对这种说法吗？岐伯说：用针不当，就会把活人治死，也不能让死人复活。黄帝说：听到这些，我认为因用针不当而把活人治死是不仁道的，但我还是希望能听你讲一讲其中的道理，不要让他再妄行针刺于人。岐伯说：这是明摆着的道理，也是必然会出现的结果，这就像刀剑可以伤人，饮酒可让人醉倒一样，即使不去审察，也可以知道其中的道理。黄帝说：我愿听你详尽地谈一谈。岐伯说：人所禀受的精气，来源于水谷。水谷所注入的地方，就是胃。所以说胃是受纳水谷的地方，称为水谷气血之海。海水地气蒸腾上升为云，云气布散于天空中。胃腐熟水谷所化生的气血，随经脉运行周身的道路，叫做经隧。经隧就是贯通五脏六腑的大脉络，如果在此处迎着气血之来而用泻法针刺，则会误治伤人致死。黄帝说：手足的经脉禁刺穴位有一定的规律和范围吗？岐伯说：手阳明经的五里穴，为经隧的要害之处，若用迎而夺之的泻法针刺，就会使脏腑之气败绝，行至中途而止，一脏之气，往往是五至而止，若误刺五次，则此脏的真气尽泄于外，五脏各有五至，所以如果误泻五五二十五次，则五脏输注的脏气就会全都竭绝而亡，这就叫做夺其天命、劫其真气。这并不是针本身能绝人命、短人寿，而是医生不知禁刺的结果。黄帝说：我愿听你详尽地谈一谈。岐伯说：误刺得浅，伤害来得慢，患者回到家中即亡；误刺较深的，可当时死在医生的堂上。黄帝说：你讲的这些准则很好，道理也很明确，请把这些都著录在玉版上，作为最贵重的宝物，传于后世，当做禁刺的戒律，让万民不敢违反它。

反之乎？岐伯曰：能杀生人，不能起死者也。黄帝曰：余闻之则为不仁，然愿闻其道，弗行于人。岐伯曰：是明道也，其必然也，其如刀剑之可以杀人，如饮酒使人醉也，虽勿诊，犹可知矣。黄帝曰：愿卒闻之。岐伯曰：人之所受气者，谷也。谷之所注者，胃也。胃者，水谷气血之海也。海之所行云气者，天下也。胃之所出气血者，经隧也。经隧者，五脏六腑之大络也，迎而夺之而已矣。黄帝曰：上下有数乎？岐伯曰：迎之五里，中道而止，五至而已，五往而脏之气尽矣，故五五二十五而竭其输矣，此所谓夺其天气者也，非能绝其命而倾其寿者也。黄帝曰：愿卒闻之。岐伯曰：窥门而刺之者，死于家中；入门而刺之者，死于堂上。黄帝曰：善乎方，明哉道，请著之玉版，以为重宝，传之后世，以为刺禁，令民勿敢犯也。

五禁第六十一

五禁，指五种针刺的禁忌。本篇主要阐述针刺的注意事项，包括五禁、五夺、五过、五逆、九宜等内容，强调针刺时应知其宜忌。本篇所述内容以五禁为首，故篇名“五禁”，篇中虽提及“九宜”，但并未详细阐述，疑有脱文。

黄帝问岐伯说：我听说针刺治疗有五禁的说法。什么叫五禁呢？岐伯说：五禁就是凡逢到禁日或禁时，对某些部位不要针刺。黄帝问：我听说针刺治疗有五夺的说法。岐伯说：五夺是指不要用泻法治疗那些气血已衰的患者。黄帝说：我听说针刺治疗还有五过的说法。岐伯说：五过就是指针刺治疗时用补法、泻法不要超过限度。黄帝说：我听说针刺治疗有五逆的说法。岐伯说：病证与脉象相反就叫做五逆。黄帝说：我还听说针刺有九宜的说法。岐伯说：能够明确用九针的治疗疾病针法的理论，这就叫做九宜。

黄帝问：什么叫五禁？我想听你讲一讲什么时候不可针刺。岐伯说：（天干与人体部位相对应，都有一定的规律）甲乙日对应人体头部，逢至甲乙日，不要针刺头部的穴位，也不要用治疗耳目头面疾病的方法针刺耳内。丙丁日对应人体的肩喉部，故逢至丙丁日，不要针刺肩部、喉部及廉泉穴。戊己日对应人体的四

原文

黄帝问于岐伯曰：余闻刺有五禁，何谓五禁？岐伯曰：禁其不可刺也。黄帝曰：余闻刺有五夺。岐伯曰：无泻其不可夺者也。黄帝曰：余闻刺有五过。岐伯曰：补泻无过其度。黄帝曰：余闻刺有五逆。岐伯曰：病与脉相逆，命曰五逆。黄帝曰：余闻刺有九宜。岐伯曰：明知九针之论，是谓九宜。

黄帝曰：何谓五禁？愿闻其不可刺之时。岐伯曰：甲乙日自乘，无刺头，无发蒙于耳内。丙丁日自乘，无

肢，故逢至戊己日，不要针刺腹部及用“去爪”针法泻水。庚辛日对应于人体的股膝部，所以逢至庚辛日，不可刺股膝部的穴位。壬癸日对应于人体的足胫部，逢至壬癸日，不可针刺足胫部的穴位。这就叫做五禁。黄帝问：什么叫五夺呢？岐伯说：五夺就是指五种大虚的病证。形体肌肉消瘦已极，是为一夺；大失血之后，是为二夺；大汗出之后，是为三夺；大泄之后，是为四夺；新产流血过多及大量出血之后，是为五夺。这些大虚的病证都不可以用泻法。黄帝问：什么叫五逆？岐伯答：患热性病，脉应洪大，反见沉静，在出汗之后，脉应沉静，反见躁动，这就是脉症相反的情况，叫做一逆；患泄下的病，脉象洪大，叫做二逆；肢体麻木，固定不移，久病至高起的肌肉溃破，身体发热，一侧脉难以摸到，叫做三逆；久病因邪气浸淫或耗伤过度而导致肌肉消瘦，身体发热，肤色苍白，枯晦无泽，及大便下血为紫黑色瘀血块，病势甚重的病证，叫做四逆；久发寒热，形体消瘦，脉见坚硬搏指，叫做五逆。

振埃于肩喉廉泉。戊己日自乘四季，无刺腹去爪泻水。庚辛日自乘，无刺关节于股膝。壬癸日自乘，无刺足胫。是谓五禁。黄帝曰：何谓五夺？岐伯曰：形肉已夺，是一夺也；大夺血之后，是二夺也；大汗出之后，是三夺也；大泄之后，是四夺也；新产及大血之后，是五夺也。此皆不可泻。黄帝曰：何谓五逆？岐伯曰：热病脉静，汗已出，脉盛躁，是一逆也；病泄，脉洪大，是二逆也；著痹不移，䐃肉破，身热，脉偏绝，是三逆也；淫而夺形，身热，色夭然白，及后下血衃，血衃笃重，是谓四逆也；寒热夺形，脉坚搏，是谓五逆也。

动输第六十二

本篇论述了十二经脉之中手太阴、足阳明、足少阴三经之输分别在太渊、人迎、太溪穴处搏动不休的机制，以及它们与全身气血输注的关系，最后讲解了营卫运行中“络绝径通”的道理。

黄帝说：在人体手足十二经脉中，只有手太阴经、足少阴经和足阳明经的动脉搏动不休，为什么呢？岐伯说：这是因为足阳明胃经与脉搏跳动关系密切。胃是五脏六腑之海，它所化生的清气上行注入肺中，形成肺气，肺气从手太阴经开始运行，接着循经脉流注周身，随呼吸运动而往来不止，所以正常人呼气一次，脉搏跳动两次，吸气一次，脉搏再跳动两次，呼吸不停，脉搏的跳动也不会停止。黄帝说：手太阴肺经的脉气经过寸口部位时，表现为盛衰不等，脉进时气盛，从何而来呢？脉退时气衰，又伏藏到哪里去了呢？脉气由哪条途径来去往还，真不知它的终极之处。岐伯说：脉气离开脏腑，外达于经，就像突然从弓弩上发出的箭一样急速，也像水流从高处冲向堤岸一样不可阻遏，等到脉气从寸口部上行至鱼际处，会由盛变衰，余气以衰散之势向上逆行，所以它的气势就微弱了。

黄帝说：足阳明胃经之脉什么原因使它搏动呢？岐伯说：胃气上注于肺脏，而其中上冲于头部的慓悍之气，顺着咽喉部，上行至孔窍后，循着眼系，入内络于

原文

黄帝曰：经脉十二，而手太阴、足少阴、阳明独动不休，何也？岐伯曰：足阳明胃脉也。胃为五脏六腑之海，其清气上注于肺，肺气从太阴而行之，其行也，以息往来，故人一呼脉再动，一吸脉亦再动，呼吸不已，故动而不止。黄帝曰：气之过于寸口也，上十焉息？下八焉伏？何道从还？不知其极。岐伯曰：气之离脏也，卒然如弓弩之发，如水之下岸，上于鱼以反衰，其余气衰散以逆上，故其行微。

黄帝曰：足之阳明何因而动？岐伯曰：胃气上注于肺，其悍气上冲头

脑，浮出额部，下会于足少阳胆经的客主人（上关）穴，顺颊车穴，合于足阳明胃经，沿胃经下行至人迎穴，这就是胃气别行而又合于阳明经，使足阳明胃经之脉搏动不止的原因。由于手太阴寸口脉与足阳明人迎脉阴阳上下之脉气相互贯通，它们的搏动也是一致的。所以患阳病时，阳脉（人迎脉）若反见小者就是逆证，患阴病时阴脉（寸口脉）反见大者也是逆证。因此脉气的阴阳是平衡的，静则俱静，动则俱动，像绳索牵引一样协调一致，无论哪一方偏盛或偏衰，都会发生疾病。

黄帝说：足少阴肾经之脉为什么搏动不止呢？岐伯说：冲脉，是十二经脉的血海，它和足少阴肾经的大络，同起于肾下，出于足阳明经的气冲穴，顺着阴股部内侧下行，斜入膝部腘窝中，再循着胫骨的内侧，与足少阴肾经相并，向下入足内踝的后面，进入足下，其另分出一条支脉，斜入足内踝，出于跟骨上缘与足背之上，进入足大趾之间，渗注于诸络脉，用以温养足胫部。这就是足少阴肾经之脉搏动不止的原因。

黄帝说：营气与卫气的运行，是上下相互贯通的，像环一样没有端头，如果现在突然遇到不正之气，或遭到严寒的侵袭，致使外邪客于四肢，手足懈怠无力，那么手足经脉的阴阳贯通之路、脉气相互输注会合之处，都会运行失常，这时营卫之气又怎么能往来运行呢？岐伯说：人体四肢阴阳经脉相互会合的地方，就是营卫之气的大络脉，头、胸、腹、胫四部的气街，也是营卫之气通行的径路。所以，四肢的大络脉阻绝，像气街这样的径路就会贯通，当四肢的外邪被祛除后，营卫之气就会恢复正常，又像圆环一样相互输注了。黄帝说：讲得好。这就是所说的营卫之气像环一样循行无端，来往不息，不知道它的限度，终而复始，这也是人体在遇到外邪时，营卫之气仍能正常循行的原因。

者，循咽，上走空窍，循眼系，入络脑，出顑，下客主人，循牙车，合阳明，并下人迎，此胃气别走于阳明者也。故阴阳上下，其动也若一。故阳病而阳脉小者为逆，阴病而阴脉大者为逆。故阴阳俱静俱动若引绳，相倾者病。

黄帝曰：足少阴何因而动？岐伯曰：冲脉者，十二经之海也，与少阴之大络起于肾下，出于气街，循阴股内廉，邪入腘中，循胫骨内廉，并少阴之经，下入内踝之后，入足下；其别者，邪入踝，出属跗上，入大指之间，注诸络，以温足胫。此脉之常动者也。

黄帝曰：营卫之行也，上下相贯，如环之无端，今有其卒然遇邪气，及逢大寒，手足懈惰，其脉阴阳之道，相输之会，行相失也，气何由还？岐伯曰：夫四末阴阳之会者，此气之大络也。四街者，气之径路也。故络绝则径通，四末解则气从合，相输如环。黄帝曰：善。此所谓如环无端，莫知其纪，终而复始，此之谓也。

五味论第六十三

本篇主要论述五味与人体脏腑经络的关系，以及五味偏嗜、太过会出现的病理变化和引起的各种病证。

黄帝问少俞说：食物的五味进入口中之后，各有它所归属的脏器，也各有它所导致的病证。例如，酸味善走筋，食酸味之品过多，就会让人小便不利；咸味善走血，食咸味过多，就会让人口渴；辛味善走气，食辛味过多，就会让人觉得心中空虚；苦味善走骨，食苦味过多，就会让人呕吐；甘味善走肉，过食甘味之品，则会让人心中烦闷。我已知道这些病证，但不知其所以然，希望听你讲一讲它的原因。

少俞回答说：酸味进入胃中，它的气味涩滞且又有收敛的作用，因此上行至上、中两焦后，不能正常运化出入，运行不畅便可留滞在胃中，如果胃中和温，就会向下输注到膀胱，膀胱之壁薄且柔软，遇到酸味则会收缩很紧，约束而使尿道不通，尿液排出不畅，所以可见小便不利的症状。阴器，是人身诸筋终聚之处，酸入肝而肝主筋，故此酸味入而走筋。

黄帝说：咸味善走血，食咸味过多，就会让人口渴，这是为什么呢？少俞说：咸味进入胃中，它的气味上走中焦，再由中焦输注到血脉，随血气在血脉

原文

黄帝问于少俞曰：五味入于口也，各有所走，各有所病。酸走筋，多食之，令人癃；咸走血，多食之，令人渴；辛走气，多食之，令人洞心；苦走骨，多食之，令人变呕；甘走肉，多食之，令人悗心。余知其然也，不知其何由，愿闻其故。

少俞答曰：酸入于胃，其气涩以收，上之两焦，弗能出入也，不出即留于胃中，胃中和温，则下注膀胱，膀胱之胞薄以濡，得酸则缩绻，约而不通，水道不行，故癃。阴者，积筋之所终也，故酸入而走筋矣。

黄帝曰：咸走血，多食之，令人渴，何也？少俞曰：咸入于胃，其气上走中焦，注于脉，则血气走之，血

中运行，血气与咸味之气相合则凝涩，凝则血燥，须胃中津液渗注滋润，津液不断渗注于血脉则胃中水液枯竭，水液枯竭则咽部干焦。所以舌根部干燥而易口渴。血脉，是中焦之精微气血输注周身的通道，故此咸味入胃从水化而走注血脉。

黄帝说：辛味善走气，食辛味过多，就会让人觉得心中空虚，这是为什么呢？少俞说：辛味入于胃中，它的气味走向上焦，上焦有受纳而布散水谷精气的功能，有营养全身诸阳气的作用，所以若姜韭的辛味之气熏蒸于上焦，营卫之气不时受到辛味的刺激，使辛气久而留滞于心下，故此让人觉得心中空虚。辛味走散，可与营卫之气一同运行，所以辛味入胃发散腠理而多汗，并与汗液一起排出。

黄帝说：苦味善走骨，食苦味过多，会让人呕吐，这是为什么呢？少俞说：苦味入于胃中，食入的五谷之气，都不能克制苦味，苦味之气进入下脘，则使上、中、下三焦气机升降的通道全都闭塞而不通，所以胃气上逆而呕吐。人的牙齿，是骨的末端（齿为骨之余），所以苦味入而走骨，走骨必走齿，若苦味入胃又从口齿中吐出，便可知苦味已走于骨。

黄帝说：甘味善走肌肉，食甘味过多，就会让人心中烦闷，这是为什么？少俞回答说：甘味进入胃中，它的气味弱小，不能上达于上焦，而与进食的谷物一同留在胃中，产生柔和滋润的作用，胃气柔和则弛缓，胃气弛缓则使肠虫蠕动，虫动则让人心中烦闷不安。甘属脾，脾主肌肉，甘味之气外通于肌肉，所以甘味善走肌肉。

与咸相得则凝，凝则胃中汁注之，注之则胃中竭，竭则咽路焦。故舌本干而善渴。血脉者，中焦之道也，故咸入而走血矣。

黄帝曰：辛走气，多食之，令人洞心，何也？少俞曰：辛入于胃，其气走于上焦，上焦者，受气而营诸阳者也，姜韭之气熏之，营卫之气不时受之，久留心下，故洞心。辛与气俱行，故辛入而与汗俱出。

黄帝曰：苦走骨，多食之，令人变呕，何也？少俞曰：苦入于胃，五谷之气，皆不能胜苦，苦入下脘，三焦之道皆闭而不通，故变呕。齿者，骨之所终也，故苦入而走骨，故入而复出，知其走骨也。

黄帝曰：甘走肉，多食之，令人悗心，何也？少俞曰：甘入于胃，其气弱小，不能上至于上焦，而与谷留于胃中，甘者令人柔润者也，胃柔则缓，缓则虫动，虫动则令人悗心。其气外通于肉，故甘走肉。

阴阳二十五人第六十四

本篇运用阴阳五行学说的理论，归纳总结出木、火、土、金、水五种不同的体质类型，每一类型又根据五音的阴阳属性及左右上下等各分出五类，合为二十五种人。并分别阐述了不同类型的个体在生理、病理和治疗上的特异性。此外，还论述了手足三阳经脉循行于人体上部和下部时的气血盛衰情况不同出现的不同表现，最后提出根据二十五种人的不同情况而采用不同的针刺方法。

黄帝说：我曾问过阴阳之人形态特征各是什么？伯高说：天地之间，上下四方之内，自然界的一切事物都离不开五行，人也是这样。故此有五五二十五种人的说法，而阴阳之人不包括在内。因为阴阳之人的五种形态特征与一般人不同，这些我已经知道了。希望听你讲一讲二十五种人的形态特征及气血偏盛偏衰与形成的规律，用以区别不同的证候类型，还有怎样从外在的表现，而了解其内在的气血变化呢？

岐伯说：你问得真详细啊！这是先师不外传的秘密，虽然有伯高这样高明的人，也不能彻底了解。黄帝离开座位，后退几步而恭敬地说：我听说得到可以传授学识的人而不传授，这叫做失而又失，若得到真传而随便泄露，上天也会厌恶

原文

黄帝曰：余问阴阳之人，何如？伯高曰：天地之间，六合之内，不离于五，人亦应之。故五五二十五人之形，而阴阳之人不与焉。其态又不合于众者五，余已知之矣。愿闻二十五人之形，血气之所生，别而以候，从外知内，何如？岐伯曰：悉乎哉问也！此先师之秘也，虽伯高犹不能明之也。黄帝避席遵循而却曰：余闻之，得其人弗教，是谓重失，得而泄之，

这种不良作风，我希望能够得到真传而彻底了解它，并把它藏在金柜里，不敢轻易张扬出去。岐伯说：首先应该明确金、木、水、火、土五种形态，再按白、青、黑、赤、黄等区别五色的不同，找出五种人形态的差异，这样就可以全部了解二十五种人的形态特征了。黄帝说：希望能听你详尽地讲一讲。

岐伯说：这要谨慎而慎重，请让我讲给你听。木形的人，属于木音中的上角，好像东方地区的民族，他们的皮肤是苍色的，头小，脸面偏长，肩背宽大，身直，手脚偏小，有才智，好用心机而体力不强，做事多忧劳，就时令而言，这种类型的人可耐受春夏季而不能耐受秋冬季，秋冬季容易感受外邪而生病，类属于足厥阴肝经，其人从容而安重。相当于大角的人，类比于左侧足少阳胆经，属足少阳经的上部，其人谦让而与世无争。相当于左角的人，类比于右侧足少阳胆经，属足少阳经的下部，其人随和而温顺。相当于钛角的人，类比于右侧足少阳胆经，属足少阳经的上部，其人勇于进取。相当于判角的人，类比于左侧足少阳经，属足少阳经的下部，其人行为方正而端直不阿。

火形的人，属于火音中的上徵，好像南方地区的民族，他们的皮肤是赤色的，脊背部的肌肉丰满而宽广，面形尖瘦，头小，肩、背、髀、腹等部位发育良好。手脚偏小，步履稳重，心气急，走路时好摇肩背，肩背部肌肉丰满，为人有气魄，轻视钱财，缺少信用，多忧虑，遇事清楚明白，容颜好，性情急躁，不能长寿而多暴死，就时令而言，这种类型的人可耐受春夏季而不能耐受秋冬季，秋冬季容易感受外邪而生病，类属于手少阴心经，其人真诚而朴实。相当于质徵的人，类比于左侧手太阳小肠经，属手太阳经的上部，其人见识短浅而轻浮。相当

天将厌之。余愿得而明之，金柜藏之，不敢扬之。岐伯曰：先立五形金木水火土，别其五色，异其五形之人，而二十五人具矣。黄帝曰：愿卒闻之。

岐伯曰：慎之慎之，臣请言之。木形之人，比于上角，似于苍帝。其为人苍色，小头，长面，大肩背，直身，小手足，有才，好劳心，少力，多忧，劳于事。能春夏不能秋冬，秋冬感而病生，足厥阴佗佗然。大角之人，比于左足少阳，少阳之上遗遗然。左角之人，比于右足少阳，少阳之下随随然。钛角之人，比于右足少阳，少阳之上推推然。判角之人，比于左足少阳，少阳之下栝栝然。

火形之人，比于上徵，似于赤帝。其为人赤色，广䏖，锐面，小头，好肩背髀腹，小手足，行安地，疾行摇肩，背肉满，有气，轻财，少信，多虑，见事明，好颜，急心，不寿暴死。能春夏不能秋冬，秋冬感而病生，手少阴核核然。质徵之人，比于左手太

于少徵的人，类比于右侧手太阳小肠经，属手太阳经的下部，其人乐观而容易多疑。相当于右徵的人，类比于右侧手太阳小肠经，属手太阳经的上部，其人性格活跃而爽快。相当于质判的人，类比于左侧手太阳小肠经，属于太阳经的下部，其人悠然而自得。

土形的人，属于土音中的上宫，好像中央地区的民族，他们的皮肤是黄色的，面部圆而头大，肩背健美，腹部宽大，股胫部健美而壮实，手脚偏小，肌肉多，身体上下匀称，走路时步履稳重，抬足不高，行动轻快，心性安静，乐于助人，不喜欢权势，善于靠近人。就时令而言，这种类型的人能够耐受秋冬季而不能耐受春夏季，春夏季容易感受外邪而生病，类属于足太阴脾经，其人诚恳而忠厚。相当于大宫的人，类比于左侧足阳明胃经，属足阳明经的上部，其人和顺而温柔。相当于加宫的人，类比于左侧足阳明胃经，属足阳明经的下部，其人庄重而和悦。相当于少宫的人，类比于右侧足阳明胃经，属足阳明经的上部，其人圆滑而作风灵活。相当于左宫的人，类比于右侧足阳明胃经，属足阳明经的下部，其人善良而用心专一。

金形的人，属于金音中的上商，好像西方的民族，他们的皮肤是白色的，面方，头小，肩背小，腹小，手脚小，足跟坚厚，就像另有小骨长于足踵外部一样，全身骨轻，行动敏捷，禀性廉洁，心性虽急但遇事沉着冷静，办事精明爽利，善于作官吏。就时令而言，这种类型的人能够耐受秋冬季而不能耐受春夏季，春夏季容易感受外邪而生病，类属于手太阴肺经，其人做事果断。相当于钛商的人，类比于左侧手阳明大肠经，属手阳明经的上部，其人廉洁而奉公守法。

阳，太阳之上肌肌然。少徵之人，比于右手太阳，太阳之下慆慆然。右徵之人，比于右手太阳，太阳之上鲛鲛然。质判之人，比于左手太阳，太阳之下支支颐颐然。

土形之人，比于上宫，似于上古黄帝。其为人黄色，圆面，大头，美肩背，大腹，美股胫，小手足，多肉，上下相称，行安地，举足浮，安心，好利人，不喜权势，善附人也。能秋冬不能春夏，春夏感而病生，足太阴敦敦然。大宫之人，比于左足阳明，阳明之上婉婉然。加宫之人，比于左足阳明，阳明之下坎坎然。少宫之人比于右足阳明，阳明之上枢枢然。左宫之人，比于右足阳明，阳明之下兀兀然。

金形之人，比于上商，似于白帝。其为人白色，方面，小头，小肩背，小腹，小手足，如骨发踵外，骨轻，身清廉，急心，静悍，善为吏。能秋冬不能春夏，春夏感而病生，手太阴敦敦然。钛商之人，比于左手阳明，阳明之上廉廉然。右商之人，比

相当于右商的人，类比于左侧手阳明大肠经，属手阳明经的下部，其人潇洒而动作舒缓。相当于左商的人，类比于右侧手阳明大肠经，属手阳明经的上部，其人善于明察事理。相当于少商的人，类比于右侧手阳明大肠经，属手阳明经的下部，其人严肃而庄重。

水形的人，属于水音中的上羽，好像北方的民族，他们的皮肤是黑色的，面部不平而多皱纹，头大，面颊清瘦，肩小，腹大，手足好动，行动时身体摇摆，下尻骨部较长，脊背部也很长，遇事无所畏惧，善于欺骗人，常有杀戮致死。就时令而言，这种人能够耐受秋冬季而不能耐受春夏季，春夏季容易感受外邪而生病，类属于足少阴肾经，其人卑下而不廉洁。相当于大羽的人，类比于右侧足太阳膀胱经，属足太阳经的上部，其人洋洋而自得。相当于小羽的人，类比于左侧足太阳膀胱经，属足太阳经的下部，其人善于周旋而不直爽。相当于众羽的人，类比于右侧足太阳膀胱经，属足太阳膀胱经的下部，其人廉洁而喜静。相当于桎羽的人，类比于左侧足太阳膀胱经，属足太阳膀胱经的下部，其人安然而若无其事。综上所述（因此）木、火、土、金、水这五种类型的人，又可分为二十五种不同类属，由于他们的禀赋不同、思想各异，所以人与人之间就难免产生相互欺诈的现象。

黄帝说：如果出现人的形态特征与皮肤颜色不相对应的情况，会怎么样呢？岐伯说：根据五行相克的规律，当出现形态特征的五行归属克制皮肤颜色，或者皮肤颜色的五行归属克制形态特征的情况时，恰好遇到被克制的大忌之年，感受病邪就会生病，失治就会有性命之忧；假若形色相对应，就会气质调和，健康快

于左手阳明，阳明之下脱脱然。左商之人，比于右手阳明，阳明之上监监然。少商之人，比于右手阳明，阳明之下严严然。

水形之人，比于上羽，似于黑帝。其为人黑色，面不平，大头，廉颐，小肩，大腹，动手足，发行摇身，下尻长，背延延然，不敬畏，善欺绐人，戮死。能秋冬不能春夏，春夏感而病生，足少阴汗汗然。大羽之人，比于右足太阳，太阳之上颊颊然。少羽之人，比于左足太阳，太阳之下纡纡然。众之为人，比于右足太阳，太阳之下洁洁然。桎之为人，比于左足太阳，太阳之上安安然。是故五形之人二十五变者，众之所以相欺者是也。

黄帝曰：得其形，不得其色，何如？岐伯曰：形胜色，色胜形者，至其胜时年加，感则病行，失则忧矣。形色相得者，富贵大乐。黄帝曰：其

乐。黄帝说：当人的形态特征与皮肤颜色相克制的时候，若遇到大忌之年，可以事先知道吗？岐伯说：凡是遇到年忌的人，大忌之年的规律递加九岁。从七岁开始，以后是十六岁、二十五岁、三十四岁、四十三岁、五十二岁、六十一岁，这些年龄都是人的大忌之年，不可以不注意自身保养，否则感受病邪就会生病，失治则有性命之忧，每当到这些年龄的时候，也不要做坏事，这就叫做年忌。

黄帝说：你所说的经脉在人体的上部和下部循行，怎样才能根据气血盛衰的征候，去了解形体状态与气血的多少呢？岐伯说：循行于人体上部的足阳明胃经，若血与气都充足，两颊的胡须就会俊美而长；血虚气盛胡须就会长得短；气虚血盛胡须就会长得稀少；血与气都虚就会不长胡须，口角两边皱纹也多。循行于人体下部的足阳明胃经，血与气都盛则下部的毫毛俊美而长，甚至胸部也生长；若血盛气虚，则下部的毫毛就会短少，只长到脐部，走路时喜欢抬高足部，足趾部的肌肉也少，足部常感发凉；若血虚气盛，就会容易出现冻疮；血与气都虚少时，就会不长毫毛，即使长了毫毛，也会稀少枯槁憔悴，还容易见到足软无力、厥冷、痹痛等病证。

循行于人体上部的足少阳胆经，若气与血都盛，连鬓的胡须就会长得俊美而长；血盛气虚时连鬓的胡须就会长得俊美而短；气虚血盛时，胡须就会长得稀少；血与气都虚时，就会不长胡须，若再外感于寒湿之邪，就会容易发生痹证，骨节疼痛，爪甲干枯等。循行于人体下部的足少阳胆经，血与气都盛时，胫部的毫毛就会长得俊美而长，外踝部肌肉肥厚；若血盛气虚，则胫部的毫毛就会长得俊美而短，外踝处的皮肤也坚硬厚实；若血虚气盛，小腿的毫毛就会长得稀少，外踝处的皮肤

形色相胜之时，年加可知乎？岐伯曰：凡年忌上下之人，大忌常加九岁。七岁，十六岁，二十五岁，三十四岁，四十三岁，五十二岁，六十一岁，皆人之大忌，不可不自安也，感则病行，失则忧矣。当此之时，无为奸事，是谓年忌。

黄帝曰：夫子之言，脉之上下，血气之候，以知形气奈何？岐伯曰：足阳明之上，血气盛则髯美长；血少气多则髯短；故气少血多则髯少；血气皆少则无髯，两吻多画。足阳明之下，血气盛则下毛美长至胸；血多气少则下毛美短至脐，行则善高举足，足趾少肉，足善寒；血少气多则肉而善瘃；血气皆少则无毛，有则稀枯悴，善痿厥，足痹。

足少阳之上，气血盛则通髯美长；血多气少则通髯美短；血少气多则少髯；血气皆少则无髯，感于寒湿则善痹，骨痛爪枯也。足少阳之下，血气盛则胫毛美长，外踝肥；血多气少则胫毛

也瘦薄而软；血与气都虚时，就会不长毫毛，外踝处瘦而没有肌肉。

循行于人体上部的足太阳膀胱经，若血与气都充足，眉毛就会长得俊美，中间还夹有较长的毛；若血盛气虚，眉毛就会长得短粗而难看，面部也多有小皱纹；若血虚气盛，则面部肌肉肥厚而多；血气调和时，皮肤颜色就会秀美而有光泽。循行于人体下部的足太阳膀胱经，若血与气都充盛，足跟部就会肌肉丰满，足踵坚实；若气虚血充足，足跟部肌肉就会瘦弱而少。血与气都不足时，则容易发生转筋、足跟痛等病证。

循行于人体上部的手阳明大肠经，若血与气都充足，嘴上边的胡须就会长得俊美；若血不足而气充盛，嘴上边的胡须就会长得粗恶；若血与气都不足，嘴上就会不长胡须。循行于人体下部的手阳明大肠经，若血与气都充盛，腋下的汗毛就会长得秀美，手鱼际部的肌肉也温暖润泽；气与血都不足时，双手就会瘦薄而发凉。

循行于人体上部的手少阳三焦经，若血与气都充足，眉毛就会长得秀美而长，耳部也红润色美；血与气都不足时，耳部就会枯焦无华。循行于人体下部的手少阳三焦经，若血与气都充盛，双手拳部肌肉就会丰满而温暖；血与气都不足时，则双手寒冷而消瘦；气虚血盛时，双手就会瘦薄而见脉络暴露于外。

循行于人体上部的手太阳小肠经，若血与气都充盛，口周围的胡须长得就多，而且面部肌肉也丰满而少皱；血与气都不足时，面部肌肉就会消瘦而肤色无华。循行于人体下部的手太阳小肠经，若血与气都充盛，则手掌部肌肉丰满；若血气都不足时，则手掌部肌肉瘦弱而且寒冷。

黄帝说：以上所讲的二十五种类型的人，在针刺治疗时，有一定的法则吗？

美短，外踝皮坚而厚；血少气多则胻毛少，外踝皮薄而软；血气皆少则无毛，外踝瘦无肉。

足太阳之上，血气盛则美眉，眉有毫毛；血多气少则恶眉，面多小理；血少气多则面多肉；血气和则美色。足太阳之下，血气盛则跟肉满，踵坚；气少血多则瘦，跟空；血气皆少则喜转筋，踵下痛。

手阳明之上，血气盛则髭美；血少气多则髭恶；血气皆少则无髭。手阳明之下，血气盛则腋下毛美，手鱼肉以温；气血皆少则手瘦以寒。

手少阳之上，血气盛则眉美以长，耳色美；血气皆少则耳焦恶色。手少阳之下，血气盛则手卷多肉以温；血气皆少则寒以瘦；气少血多则瘦以多脉。

手太阳之上，血气盛则多须，面多肉以平；血气皆少则面瘦恶色。手太阳之下，血气盛则掌肉充满；血气皆少则掌瘦以寒。

黄帝曰：二十五人者，刺之有约

岐伯说：眉毛俊美而清秀的人，是由于足太阳膀胱经的气血充足；眉毛枯萎不泽的人，是血与气都不足；二十五种人中肥胖而肤色光泽的，是血与气充盛有余；肥胖而肤色无华的人，是气充盛有余而血不足；消瘦而肤色无华的，是气与血都不足。在针刺治疗时，必须首先审察形体与气血的多少，有余还是不足，然后作相应的调治，这样就可以知道疾病的逆顺而不至于造成误治了。

黄帝说：怎样针刺治疗各阴阳经脉的病证呢？岐伯说：根据患者寸口、人迎脉的情况，作为调理阴阳经脉病变的依据，进行适当的针刺治疗，使阴阳调和；若有切循经络时发现凝结涩滞，或者凝结不通的现象，大都会有周围痹痛的病证，严重时步行困难，形成气血凝结涩滞而不通。对这种气血凝结不通的患者，应当用疏导阳气、温通血脉的方法治疗，待凝涩的气血调和后就停止治疗。对于络脉凝结不通而血行不畅的患者，应当用疏通开泄、祛除瘀血的方法治疗，使血行恢复正常。所以说对气分有余而表现在人体上部的病证，要用疏导而泻下的方法治疗；对于气虚而表现在人体上部的病证，要用推按肌肤、留针以待气至的方法治疗；若气滞留而针感迟迟不至，要采用多种手法，反复刺激，直至出现针感为止。所有这些治疗方法都必须首先明确经脉的循行通路，才能进行针刺治疗。若见到寒热相争的病证，应根据阴阳气血的偏盛偏衰，用疏导开泻或温通的方法治疗，使阴阳调和；对脉道中虽有郁滞而血未瘀结的病证，就要根据不同的病情给予适当的处理。总之，针刺时必须首先明确二十五种人的区别，以及气血经脉表现在人体各部的形态特征，左右上下的腧穴与经脉等，才能完全掌握针刺的治疗原则与法规。

乎？岐伯曰：美眉者，足太阳之脉气血多；恶眉者，血气少；其肥而泽者，血气有余；肥而不泽者，气有余，血不足；瘦而无泽者，气血俱不足。审察其形气有余不足而调之，可以知逆顺矣。

黄帝曰：刺其诸阴阳奈何？岐伯曰：按其寸口、人迎，以调阴阳。切循其经络之凝涩，结而不通者，此于身皆为痛痹，甚则不行，故凝涩。凝涩者，致气以温之，血和乃止。其结络者，脉结血不和，决之乃行。故曰：气有余于上者，导而下之；气不足于上者，推而往之；其稽留不至者，因而迎之，必明于经隧，乃能持之。寒与热争者，导而行之；其宛陈血不结者，则而予之。必先明知二十五人，则血气之所在，左右上下，刺约毕也。

五音五味第六十五

本篇内容延续上一篇，继续讨论阴阳二十五人的调治方法，内容主要涉及五音之人的经脉调治和五味宜忌，所以篇名“五音五味”。后半部分以人的胡须生成为例，说明了由于性别、气血、经脉不同所造成的差异，还介绍了从观察面色和须眉来了解人的气血盛衰的方法。

属于右徵和少徵的人，应当调治右侧手太阳小肠经的上部。属于左商和左徵的人，应当调治左侧手阳明大肠经的上部。属于少徵和大宫的人，应当调治左侧手阳明大肠经的上部。属于右角和大角的人，应当调治右侧手少阳三焦经的下部。属于大徵和少徵的人，应当调治左侧手太阳小肠经的上部。属于众羽和少羽的人，应当调治右侧足太阳膀胱经的下部。属于少商和右商的人，应当调治右侧手太阳小肠经的下部。属于桎羽和众羽的人，应当调治右侧足太阳膀胱经的下部。属于少宫和大宫的人，应当调治右侧足阳明胃经的下部。属于判角和少角的人，应当调治右侧足少阳胆经的下部。属于钛商和上商的人，应当调治右侧足阳明胃经的下部。属于钛商和上角的人，应当调治左侧足太阳膀胱经的下部。

上徵和右徵同属火音的人，在五谷为麦，在五畜为羊，在五果为杏，在经脉为手少阴经，在五脏为心，在五色为赤，在五味为苦，在时令为夏季。上羽与大

原文

右徵与少徵，调右手太阳上。左商与左徵，调左手阳明上。少徵与大宫，调左手阳明上。右角与大角，调右手少阳下。大徵与少徵，调左手太阳上。众羽与少羽，调右足太阳下。少商与右商，调右手太阳下。桎羽与众羽，调右足太阳下。少宫与大宫，调右足阳明下。判角与少角，调右足少阳下。钛商与上商，调右足阳明下。钛商与上角，调左足太阳下。

上徵与右徵同，谷麦，畜羊，果杏，手少阴，脏心，色赤，味苦，时

羽同属水音的人，在五谷为大豆，在五畜为猪，在五果为栗，在经脉为足少阴经，在五脏为肾，在五色为黑，在五味为咸，在时令为冬季。上宫与大宫同属土音的人，在五谷为稷，在五畜为牛，在五果为枣，在经脉为足太阴经，在五脏为脾，在五色为黄，在五味为甜，在时令为长夏。上商与右商同属金音的人，在五谷为黍，在五畜为鸡，在五果为桃，在经脉为手太阴经，在五脏为肺，在五色为白，在五味为辛，在时令为秋季。上角与大角同属木音的人，在五谷为芝麻，在五畜为犬，在五果为李子，在经脉为足厥阴经，在五脏为肝，在五色为青，在五味为酸，在时令为春季。

同属土音中大宫和木音中上角的人，都可以调治右侧足阳明胃经的上部。同属木音中左角和大角的人，都可以调治左侧足阳明胃经的上部。同属水音中少羽和大羽的人，都可以调治右侧足太阳膀胱经的下部。同属金音中左商和右商的人，都可以调治左侧手阳明大肠经的上部。同属土音中加宫和大宫的人，都可以调治左侧足少阳胆经的上部。同属火音中质判和土音中大宫的人，都可以调治左侧手太阳小肠经的下部。同属木音中判角和大角的人，都可以调治左侧足少阳胆经的下部。属水音中大羽与木音中大角的人，都可以调治右侧足太阳膀胱经的上部。属木音中大角与土音中大宫的人，都可以调治右侧足少阳胆经的上部。

右徵、少徵、质徵、上徵、判徵等五种人，都是属于火音中的不同类型。右角、钛角、上角、大角、判角等五种人，都是属于木音中的不同类型。右商、少商、钛商、上商、左商等五种人，都是属于金音中的不同类型。少宫、上宫、大宫、加宫、左宫等五种人，都属于土音中的不同类型。众羽、桎羽、上羽、大

夏。上羽与大羽同，谷大豆，畜彘，果栗，足少阴，脏肾，色黑，味咸，时冬。上宫与大宫同，谷稷，畜牛，果枣，足太阴，脏脾，色黄，味甘，时季夏。上商与右商同，谷黍，畜鸡，果桃，手太阴，脏肺，色白，味辛，时秋。上角与大角同，谷麻，畜犬，果李，足厥阴，脏肝，色青，味酸，时春。

大宫与上角同，右足阳明上。左角与大角同，左足阳明上。少羽与大羽同，右足太阳下。左商与右商同，左手阳明上。加宫与大宫同，左足少阳上。质判与大宫同，左手太阳下。判角与大角同，左足少阳下。大羽与大角同，右足太阳上。大角与大宫同，右足少阳上。

右徵、少徵、质徵、上徵、判徵。右角、钛角、上角、大角、判角。右商、少商、钛商、上商、左商。少宫、

羽、少羽等五种人，都是属于水音中的不同类型。

黄帝问：妇女不长胡须，是没有气血吗？岐伯答：冲脉、任脉都起于胞宫中，向上循行在脊背的里面，为经络气血汇聚之海。其浮行在体表的，沿腹部右侧上行，交会于咽喉部，其中一个分支，从咽喉部别行环绕络于口唇部。血气充盈就会使肌肤丰满润泽、温热。若血分独盛就会渗灌到皮肤中，而生长毫毛。现今妇女的生理特点就是气分有余，血分不足，其原因是每月均有经血排出。冲脉和任脉的气血不能充养口唇，所以妇女不长胡须。

黄帝说：男子（青壮年）损伤了阴器，阳痿而不能勃起，性功能丧失，但其胡须仍能继续生长，这是什么原因呢？而只有宦官不长胡须，这又是什么原因呢？希望能听你讲一讲这其中的缘故。岐伯说：宦官的人被割去了宗筋（生殖器），损伤了他的冲脉，血泻出后不能恢复正常，患部皮肉也皱结在一起，口唇得不到气血的荣润，所以胡须就不生长了。黄帝说：其中有的人是天生的宦官（指先天性生殖器发育不良），他的宗筋没有损伤，也不像妇女那样经常排出经血。但他就是不长胡须，这是什么原因呢？岐伯说：这是先天生理上的缺陷。他的冲、任二脉不充盛，宗筋（指生殖器）发育不健全，虽有气分，但无血分，唇口部都不能被荣润，所以不能生长胡须。

黄帝说：讲得非常好！有才智的人能知晓万事万物，就像日月有光亮和阴影，敲鼓就会听到响声一样。如果不是夫子，谁还能够对万事万物这样精通和明白呢？所以高明的人察看人的容颜和气色，见到面呈现赤色的，就知他的阳气充足；呈现青白色的人，就知道他的阳气不足；面呈现黑色的人，就知道他血盛气

上宫、大宫、加宫、左角宫。众羽、桎羽、上羽、大羽、少羽。

黄帝曰：妇人无须者，无血气乎？岐伯曰：冲脉、任脉皆起于胞中，上循脊里，为经络之海。其浮而外者，循腹上行，会于咽喉，别而络唇口。血气盛则充肤热肉，血独盛则澹渗皮肤，生毫毛。今妇人之生，有余于气，不足于血，以其数脱血也，冲任之脉，不荣口唇，胡须不生焉。

黄帝曰：士人有伤于阴，阴气绝而不起，阴不用，然其须不去，其故何也？宦者独去何也？愿闻其故。岐伯曰：宦者去其宗筋，伤其冲脉，血泻不复，皮肤内结，唇口不荣，故须不生。黄帝曰：其有天宦者，未尝被伤，不脱于血，然其须不生，其故何也？岐伯曰：此天之所不足也。其任冲不盛，宗筋不成，有气无血，唇口不荣，故须不生。

黄帝曰：善乎哉！圣人之通万物也，若日月之光影，音声鼓响，闻其声而知其形，其非夫子，孰能明万物之精。是故圣人视其颜色，黄赤者多

虚。眉毛秀美的，是太阳经血盛；胡须很长连鬓的，是少阳经血盛；胡须秀美的人，是阳明经血盛，这是常见的一般现象。人体经脉中气血的多少是有一定规律的，太阳经常血盛气不足，少阳经常气盛而血不足，阳明经常气血都充盛，厥阴经常气盛而血不足，少阴经常血盛而气不足，太阴经常血盛而气不足。这是人体生理上的正常规律。

热气，青白者少热气，黑色者多血少气。美眉者，太阳多血；通髯极须者，少阳多血；美须者，阳明多血，此其时然也。夫人之常数，太阳常多血少气，少阳常多气少血，阳明常多血多气，厥阴常多气少血，少阴常多血少气，太阴常多血少气，此天之常数也。

相关知识链接／

天宦 是指先天性生殖器官发育不全的男子，为后世五不男（天、犍、漏、怯、变）之一。明代医学家张志聪在《黄帝内经灵枢集注》中解释说：“天宦者，谓之天阉不生，前阴即有，而小缩不挺不长，不能与阴交而生子，此先天所生之不足也”，认为此病表现为阴茎短小、无法与女性完成性交，因而不能生育，病因是先天不足所致。

百病始生第六十六

本篇论述了疾病发生的原因，包括风、雨、寒、暑、清、湿等外邪和喜怒不节等情志所伤；由于邪气的性质不同，其发病部位也有内、外及上、中、下的区别；并强调了正气虚是发病的关键，提出增强体质对预防疾病的积极作用；治疗上需根据病情分别运用补泻手法进行针刺。

黄帝问岐伯说：许多疾病在开始发生的时候，都是由于感受外界的风、雨、寒、暑、清、湿之邪或喜怒无常所致。喜怒等情志不和就会伤及人体的内脏，外感风雨之邪就会伤及人体的上部，外感清湿之邪则伤及人体的下部。七情不和、风雨、清湿这三种邪气，损伤人体的部位各不相同，希望能听一听其中的道理。岐伯说：以上三种邪气伤人各有不同，有的起始于阴分，有的发病于阳分，让我谈谈它们侵犯人体不同部位的规律。喜怒等七情不和就会损伤内脏，内脏受损则疾病起始于阴分；清湿之邪乘虚侵袭人体，则疾病起始于下部；风雨之邪乘虚而侵袭人体，则疾病起始于上部，这就是所说的疾病始发的三个部位。至于邪气在体内浸淫传布的复杂变化，是难以尽数的。

黄帝说：我对此确实难以尽数，所以要问您，希望能详尽地听一听它的道理。岐伯说：风雨寒热之邪，不遇到体虚之人，是不能单独致病的。突然遭受狂

原文

黄帝问于岐伯曰：夫百病之始生也，皆生于风雨寒暑，清湿喜怒。喜怒不节则伤脏，风雨则伤上，清湿则伤下。三部之气，所伤异类，愿闻其会。岐伯曰：三部之气各不同，或起于阴，或起于阳，请言其方。喜怒不节，则伤脏，脏伤则病起于阴也；清湿袭虚，则病起于下；风雨袭虚，则病起于上，是谓三部。至其淫泆，不可胜数。

黄帝曰：余固不能数，故问先师，愿卒闻其道。岐伯曰：风雨寒热不得

风暴雨的侵袭而不患病的人，是因为身体健壮无虚，所以外邪不能单独伤人。凡是疾病的形成，一定是因为外界的虚邪贼风，与形体虚弱的人，两虚相合，才能使人患病。若气候正常无邪，与形体壮实之人，两实相遇，多数人皮肉坚实，就不易患病。由此可见，被虚邪贼风侵袭之人，是由于自然界的气候变化异常与其形体虚弱所致，形体虚与邪气盛两者相合，于是就会患重病。病邪伤人均有一定的部位，根据部位的不同而确定病名，除上、中、下三部以外，还可分为在表、在里、在半表半里，统称为三员。所以虚邪贼风伤害人体，开始时侵入皮肤，皮肤缓则腠理开泄，腠理开则邪气从毛发汗孔侵犯人体，不断深入，深则毛发竖立，汗孔收缩，毛发立就会出现恶寒战栗，寒邪伤卫，气血凝滞，所以皮肤痛。邪气留而不除，就会传入络脉，在络脉的时候，就会肌肉疼痛。若其疼痛时发时止，说明邪气已由络脉渐入经脉，经脉代替络脉而受邪。邪气滞而不去，侵入经脉，在经脉的时候，就会出现寒战恶风、惊恐不宁的症状。邪留而不除，传注于输脉，在输脉的时候，会导致六经气血运行不畅，不能通达于四肢，引起四肢关节疼痛，甚则腰脊强硬、活动不利。如果邪气滞留而不去，就会入脊内传注于伏冲之脉，在伏冲之脉时，身体沉重而疼痛。若邪气继续深入，传而侵留于肠胃部，在肠胃部的时候，就会出现肠鸣、腹胀。寒盛则肠鸣腹痛，大便泄泻清稀，完谷不化；热盛则大便稀薄，下利赤白糜烂。邪气滞留不散，再传而客于肠胃之外，膜原之间，停着在血脉之中，若经久而不去，与气血相结聚，逐渐生长而成积病。总之，邪气侵袭人体后，有的留着于孙脉，有的留着于络脉，有的闭着在经脉，有的留滞在腧穴，或者闭着在伏冲之脉，或者停着于脊膂之筋，或者聚着

虚，邪不能独伤人。卒然逢疾风暴雨而不病者，盖无虚，故邪不能独伤人。此必因虚邪之风，与其身形，两虚相得，乃客其形，两实相逢，众人肉坚。其中于虚邪也，因于天时，与其身形，参以虚实，大病乃成，气有定舍，因处为名，上下中外，分为三员。是故虚邪之中人也，始于皮肤，皮肤缓则腠理开，开则邪从毛发入，入则抵深，深则毛发立，毛发立则淅然，故皮肤痛。留而不去，则传舍于络脉，在络之时，痛于肌肉，其痛之时息，大经乃代。留而不去，传舍于经，在经之时，洒淅喜惊。留而不去，传舍于输，在输之时，六经不通四肢，则肢节痛，腰脊乃强。留而不去，传舍于伏冲之脉，在伏冲之时，体重身痛。留而不去，传舍于肠胃，在肠胃之时，贲响腹胀，多寒则肠鸣飧泄，食不化，多热则溏出麋。留而不去，传舍于肠胃之外，膜原之间，留著于脉，稽留而不去，息而成积。或著孙脉，或著络脉，或著经脉，或著输脉，或著于伏冲之脉，或著于膂筋，或著于肠胃之

于肠胃的膜原之处，甚则上连于腹内之宗筋，至于邪气在人体内浸淫泛滥的复杂变化，是论述不完的。

黄帝说：我希望听你详尽地讲一讲积病的成因及症状。岐伯说：邪气留着在孙络之脉而形成积病的，其积块能上下往来活动，这是邪气积聚于孙络之处的特点，浮浅而松弛，不能拘束积块使它不移动，所以可在肠胃之间往来活动。若有水气相挎于肠胃，水气渗流不定，四处灌注，就会出现流水声，有寒邪则腹部满，肠鸣作响，相互牵引，故时觉急剧疼痛。若邪气闭着于阳明经脉而成积的，就会循经而停留在脐的两旁，饱食则积块增大，饥饿则积块变小。如果邪气停着于腹内之宗筋而成积的，其症状好像阳明经之积，饱食则胀痛，饥饿时则不痛。若邪气留着在肠胃的膜原之处而成积的，就会感到疼痛，并向外牵连至腹内的宗筋，饱食津液渗润于外则不痛，饥饿时少润干燥就会疼痛。若邪气附着于伏冲之脉而成积的，用手按之有随即跳动的感觉，抬起手则觉一股热气下注于两股之间，好像热汤浇灌一样。若邪气停着在肠后脊膂之筋而形成积块的，则饥饿时可以见到，饱食后积块就会看不到、摸不着。若邪气滞留于输脉而成积者，就会使脉道闭塞不通，津液不能上下输布，导致皮毛之孔窍干涩壅塞。这些就是邪气从外部侵犯到内部，从上部传变到下部的临床表现。

黄帝说：积病从开始发生到它的形成，其原因是什么呢？岐伯说：积病之所以发生，是由于受到寒邪的侵犯而造成的，寒邪厥逆，气机郁滞不行，聚而形成积病。黄帝说：寒邪是怎样造成积病的呢？岐伯说：寒气厥逆于下，则出现肢节痛滞、足部酸困、活动不利的症状，足部痛滞不利则产生胫部寒冷，胫寒则血脉

膜原，上连于缓筋，邪气淫泆，不可胜论。

黄帝曰：愿尽闻其所由然。岐伯曰：其著孙络之脉而成积者，其积往来上下，臂手孙络之居也，浮而缓，不能句积而止之，故往来移行肠胃之间，水凑渗注灌，濯濯有音，有寒则腹䐜满雷引，故时切痛。其著于阳明之经，则挟脐而居，饱食则益大，饥则益小。其著于缓筋也，似阳明之积，饱食则痛，饥则安。其著于肠胃之膜原也，痛而外连于缓筋，饱食则安，饥则痛。其著于伏冲之脉者，揣应手而动，发手则热气下于两股，如汤沃之状。其著于膂筋，在肠后者，饥则积见，饱则积不见，按之不得。其著于输之脉者，闭塞不通，津液不下，孔窍干壅，此邪气之从外入内，从上下也。

黄帝曰：积之始生，至其已成，奈何？岐伯曰：积之始生，得寒乃生，厥乃成积也。黄帝曰：其成积奈何？岐伯曰：厥气生足悗，悗生胫寒，胫寒则血脉凝涩，血脉凝涩则寒气上入

凝滞不通，血脉凝滞不通就会导致寒邪上犯肠胃，肠胃受寒则发生胀满不适，肠胃胀满则迫使肠胃之外的津液聚留而不能消散，日久而形成积病。突然暴饮暴食亦会导致胃肠胀满，再加上生活起居无规律，或劳累过度等因素，均可伤及络脉。若损伤阳络，血液就会外溢，血向外溢则出现七窍、肌肤出血；若损伤阴络，血液就会内溢，血向内溢则出现便血、尿血等。若肠胃之外的络脉受到损伤，血液就会散溢到肠外，如遇肠外有寒邪，故肠外的汁沫与外溢之血相搏结，两者合并在一起，凝聚而不能消散，逐渐发展成为积病。突然外感寒邪，又内伤于忧思、郁怒等情志刺激，就会导致气机上逆，气机上逆则六经的气血运行不畅，阳气不能温煦血脉，血液凝滞聚积在一起而不能消散，津液亦凝涩聚结，渗注不畅，留着而不能布散周身，这样积病就形成了。

黄帝说：疾病若发生在内脏，又会怎么样呢？岐伯说：忧愁思虑过度则伤心；形体受寒而又寒饮则伤肺；忿恨恼怒过度则伤肝；酒醉后行房事，汗出而又感受风邪则伤脾；劳累或用力过度，又入房行房事后而洗浴，则伤肾。以上这些就是内外以及上中下三部所发生疾病的一般情况。黄帝说：你说得好。这些病证怎样治疗呢？岐伯回答道：观察其证候所表现的部位，就可以知道病变之所在，根据邪盛有余和正虚不足的病情，应该补的就用补法，应当泻的用泻法，治疗时不能违背五脏六腑、气血津液与四时气候相应的关系，这就是最正确有效的治疗原则。

于肠胃，入于肠胃则䐜胀，䐜胀则肠外之汁沫迫聚不得散，日以成积。卒然多食饮则肠满，起居不节、用力过度则络脉伤，阳络伤则血外溢，血外溢则衄血；阴络伤则血内溢，血内溢则后血。肠胃之络伤，则血溢于肠外，肠外有寒汁沫与血相抟，则并合凝聚不得散而积成矣。卒然外中于寒，若内伤于忧怒，则气上逆，气上逆则六输不通，温气不行，凝血蕴里而不散，津液涩渗，著而不去，而积皆成矣。

黄帝曰：其生于阴者，奈何？岐伯曰：忧思伤心；重寒伤肺；忿怒伤肝；醉以入房，汗出当风，伤脾；用力过度，若入房汗出浴，则伤肾。此内外三部之所生病者也。黄帝曰：善。治之奈何？岐伯答曰：察其所痛，以知其应，有余不足，当补则补，当泻则泻，毋逆天时，是谓至治。

行针第六十七

本篇介绍了由于人的体质有阴阳偏盛、偏衰的不同，对针刺治疗的反应亦有不同的六种情况，提示在针刺治疗时要因人制宜，采用不同的针刺方法，并且要避免出现“数刺病益甚”的情况。

黄帝问岐伯说：我听先生讲了关于九针的知识，用针刺的方法为百姓治病，发现每个人的气血盛衰各有不同，对针刺的反应亦不一样，或心神易激动，针刺时得气先于行针；或针后马上就有得气的感觉；或针至取出而气感仍有；或经过数次针刺后才产生针感反应；或行针后出现气逆喘促的症状；或多次针刺后病情加重。出现以上这六种情况，患者的表现各不相同，希望听听这其中的道理。

岐伯说：重阳的人，他的心神敏感易动，给他针刺时，针下容易得气。黄帝说：什么叫做重阳的人呢？岐伯说：重阳的人，有火一样的热情，生性不卑不亢，讲话语言流利，走路往往高抬足部，心与肺的脏气充足有余，阳气运行通畅而充盛，所以神气容易激动，针刺时针感也易出现。黄帝说：重阳的人，针刺时气盛反应不能先行出现的，这是为什么？岐伯答：这种重阳的人是颇有些阴气在内的。黄帝问：怎么知道他是颇有些阴气在内呢？岐伯答：阳气偏盛的人，多见

原文

黄帝问于岐伯曰：余闻九针于夫子，而行之于百姓，百姓之血气各不同形，或神动而气先针行，或气与针相逢，或针已出气独行，或数刺乃知，或发针而气逆，或数刺病益剧，凡此六者，各不同形，愿闻其方。

岐伯曰：重阳之人，其神易动，其气易往也。黄帝曰：何谓重阳之人？岐伯曰：重阳之人，熇熇蒿蒿，言语善疾，举足善高，心肺之脏气有余，阳气滑盛而扬，故神动而气先行。黄帝曰：重阳之人而神不先行者，何也？岐伯曰：此人颇有阴者也。黄帝曰：何以知其颇有阴也？岐伯曰：多

喜乐；阴气偏盛的人容易发怒；多次发怒而容易把怒气消除的人，就叫做有些阴分在内。因为他的阴阳失去平衡，不能相互制约，所以他的心神反应迟缓，不能先行而得气。

黄帝问：有的人得气与下针适时而至，这是为什么呢？岐伯答：这种人的阴阳平衡协调，血气充盛，能够润泽和运行周身，所以在进针之后，就会得气，针感很快适时而至。黄帝问：有的人针已经取出，才出现气感，这是为什么呢？岐伯答：这种人的阴气偏多而阳气不足。阴气迟缓而沉静，阳气上升而浮动，阴气主藏，所以在针已取出之后，气感才能随后出现。黄帝问：有的人针刺了好多次才有反应，这是什么原因呢？岐伯答：这种人阴偏盛而阳偏衰，他的神气易伏于内，针刺时气感产生就比较困难，所以要多刺几次，才会出现反应。黄帝问：有的人针刺之后会产生气逆，这是什么原因呢？岐伯答：针刺后产生气逆及针刺多次而病情加重的人，不是因为阴阳偏盛或偏衰、升浮与沉降造成的，这全是因为医生粗心大意，疏忽失治所造成的，与患者的形体阴阳气血无关。

阳者多喜，多阴者多怒，数怒者易解，故曰颇有阴，其阴阳之离合难，故其神不能先行也。

黄帝曰：其气与针相逢，奈何？岐伯曰：阴阳和调，而血气淖泽滑利，故针入而气出，疾而相逢也。黄帝曰：针已出而气独行者，何气使然？岐伯曰：其阴气多而阳气少。阴气沉而阳气浮，沉者内藏，故针已出，气乃随其后，故独行也。黄帝曰：数刺乃知，何气使然？岐伯曰：此人之多阴而少阳，其气沉而气往难，故数刺乃知也。黄帝曰：针入而气逆者，何气使然？岐伯曰：其气逆与其数刺病益甚者，非阴阳之气浮沉之势也，此皆粗之所败，工之所失，其形气无过焉。

相关知识链接/

现代行针手法 行针又名运针，是指将针刺入腧穴后，为了使患者得气、调节针感和施行补泻而施行的各种针刺手法，是针灸医生必须掌握的针刺操作技能。现代行针手法包括基本手法和辅助手法，基本手法包括提插法和捻转法；辅助手法包括循法、切法、飞法、摇柄法、弹柄法、搓柄法、刮柄法、震颤法等。

上膈第六十八

本篇主要论述了膈食证中属于下脘虫积成痈的病因、病理、证候和治疗方法。

黄帝说：因气机郁结而形成的上膈证，饮食入胃而随即吐出，这种病证我已经知道了。因为虫积所形成的下膈证，其特征是，饮食入后又经一昼夜才吐出来，我还不知道它的原因，希望听你详尽地讲一讲。岐伯说：因喜怒不适当，饮食不节，寒温的气候不适应，而导致的脾胃运化失常，寒湿流注于肠中，使肠中寄生虫遇到寒邪积聚不去，留守右下脘部，使肠胃扩张变大，卫气运行不畅，邪气滞留，在人进食的时候，肠中寄生虫就上行求食，就会使下脘部空虚，邪气就会乘虚侵入，积聚滞留，日久就形成内痈，内痈形成就会使下脘部受约束，传化不利。其内痈积至肠内的就会出现疼痛，部位也较深。若痈积至肠外，则疼痛部位较表浅，患部的皮肤则可见发热。

黄帝说：怎样用针刺治疗这种病证呢？岐伯说：用手轻按患部，观察病气所行的动向，先浅刺痈部的附近，入针后稍有感觉，再逐渐加深，然后反复进行刺治，但不可超过三次。审察内痈的深浅，再确定针刺的深浅。针刺以后，必须加用温熨法，让热气直达内部，日渐让热气入内，邪气就会日益衰退，痈就会溃散

原文

黄帝曰：气为上膈者，食饮入而还出，余已知之矣。虫为下膈，下膈者，食晬时乃出，余未得其意，愿卒闻之。岐伯曰：喜怒不适，食饮不节，寒温不时，则寒汁流于肠中，流于肠中则虫寒，虫寒则积聚，守于下管，则肠胃充郭，卫气不营，邪气居之。人食则虫上食，虫上食则下管虚，下管虚则邪气胜之，积聚以留，留则痈成，痈成则下管约。其痈在管内者，即而痛深；其痈在外者，则痈外而痛浮，痈上皮热。

黄帝曰：刺之奈何？岐伯曰：微按其痈，视气所行，先浅刺其傍，稍内益深，还而刺之，毋过三行；察其沉浮，以为浅深；已刺必熨，令热入

而愈。若配合适当调理保养，勿犯禁忌，以清除病灶防止邪气入内，清心寡欲，就可使气行正常。随后再服咸苦药物，用以腐化谷物，使食物得以咽下去不再吐出。

中，日使热内，邪气益衰，大痈乃溃。伍以参禁，以除其内；恬憺无为，乃能行气。后以咸苦，化谷乃下矣。

相关知识链接 /

“恬淡无为，乃能行气”——针灸师的修养 “恬淡”，是清静、淡泊的意思，即内心无所染著、无欲无求；“无为”是道家重要的哲学思想，“无为”并不是什么也不做，而是“心知其空而为之”，是一种内心清净、不著于相的状态。《庄子·天道》里说：“夫虚静恬淡，寂漠无为者，天地之平而道德之至也”，只有内心到达了这种物我两忘的状态，才能使自己达到《素问·上古天真论篇》里讲的“真气从之”，达到一种气血调和的状态。所以，针灸医生在为患者做针灸的时候，一定要内心清净，也就是“神无营于众物”，才能够使自己的气血运行舒畅，并调整患者的气血运行，达到较好的治疗效果，也就是达到了“针灸调气”的效果。

忧恚无言第六十九

忧恚，即忧愁和愤怒；无言，即失音。本篇论述了失音证的病因和针刺治疗方法，并分别说明各个发音器官的功能及其病理，因本篇是以突然忧忿而引发失音开篇，故篇名为“忧恚无言”。

黄帝问少师说：有的人因为突然忧愁怒恨而失音，这是哪条通路阻塞了呢？又是哪种气不能畅行，致使发音不响的呢？希望听你讲一讲其中的道理。少师回答说：咽喉，是受纳水谷的通道。喉咙，下通于肺，是呼吸之气得以上下出入的地方。会厌，是发音出声的门户。口唇，是发音出声的门扇。舌头，是发音出声的枢纽。悬雍垂（小舌），是出音发声的关卡。后鼻道，是将呼吸之气分出口鼻的通路。舌后软骨，禀受神气的支配和控制，主管舌体运动而形成语言。有的人鼻腔流涕不止，那是因为鼻道阻塞不通，分流清气的功能失职所致。所以会厌小而薄的，出气就会畅快，开合亦会通利，使气出容易；会厌大而肥厚的，开合就会困难，气出迟缓，因此可导致口吃语涩。有的人突然发不出声音，那是因为风寒邪气客留在会厌处，使会厌不能发出声音，即便发出声音也不能自如，以致发音器官开合失常，因此声音不能发出，而形成失音证。

黄帝说：怎样用针刺治疗失音证呢？岐伯说：足少阴肾经之脉，上行系于舌

原文

黄帝问于少师曰：人之卒然忧恚而言无音者，何道之塞？何气不行，使音不彰？愿闻其方。少师答曰：咽喉者，水谷之道也。喉咙者，气之所以上下者也。会厌者，音声之户也。口唇者，音声之扇也。舌者，音声之机也。悬雍垂者，音声之关也。颃颡者，分气之所泄也。横骨者，神气所使，主发舌者也。故人之鼻洞涕出不收者，颃颡不开，分气失也。是故厌小而薄，则发气疾，其开阖利，则出气易；其厌大而厚，则开阖难，其气出迟，故重言也。人卒然无音者，寒气客于厌，则厌不能发，发不能下，至其开阖不利，故无音。

黄帝曰：刺之奈何？岐伯曰：足

根部，络于舌后软骨处，终止于会厌部。针刺治疗时，需泻足少阴肾经与任脉两条经脉的血络，邪浊之气才可排除。足少阴肾经在会厌部的脉络，与上行的任脉相连，若取天突穴刺治，会厌就会恢复开合作用而发出声音了。

之少阴上系于舌，络于横骨，终于会厌，两泻其血脉，浊气乃辟。会厌之脉，上络任脉，取之天突，其厌乃发也。

相关知识链接/

癔病性失语 癔病性失语是一种以癔病为病因的暂时性发音障碍，与情绪波动和精神刺激有关。临床表现为受到恐惧、忧虑、悲伤、激动、愤怒等精神刺激后突然出现发音障碍，但咳嗽、哭笑及呼吸的声音正常，多见于青年女性。

针刺治疗本病效果显著，常用体针、头针、舌针、电针等针刺方法治疗，常用穴位包括百会、四神聪、承浆、天突、人中、哑门、合谷、内关、涌泉、金津玉液等。临床常配合心理暗示疗法，疗效更佳。

寒热第七十

本篇重点讨论了瘰疬的病因、病机、症状、诊断、治疗及预后等方面内容。认为瘰疬的病因主要是寒热毒气稽留于经脉之间，而且发病时有寒热的临床表现，所以篇名为“寒热”。

黄帝问岐伯说：恶寒发热的瘰疬，生在颈部和腋下，是什么病气使其发生的呢？岐伯说：这都是鼠瘘寒热的毒气，稽留在经脉不能排除而造成的。

黄帝说：鼠瘘怎样治疗呢？岐伯说：鼠瘘的病本在内脏。可使邪毒循脉而上，出于颈项和腋下。其毒浮于经脉，而未深入肌肉，只是外表见有脓血，这种病容易治疗。

黄帝说：这种病怎么治疗呢？岐伯说：治疗原则为从本引末、扶助正气使邪毒逐渐排出，终止寒热的发作。细审按其脉络引导，针刺徐往徐来以除病气，其鼠瘘小如麦粒的，针一次见效，针三次就可痊愈。

黄帝说：怎样判断鼠瘘患者的生死吉凶呢？岐伯说：翻开患者的眼皮，其中眼有赤脉上下贯瞳孔的，见一条赤脉，过一年死；见有一条半赤脉，过一年半死；见有两条赤脉，过两年死；见有两条半赤脉，过两年半死；见有三条赤脉，过三年死。而赤脉没有下贯瞳孔者，是可以医治的。

原文

黄帝问于岐伯曰：寒热瘰疬在于颈腋者，皆何气使生？岐伯曰：此皆鼠瘘寒热之毒气也，留于脉而不去者也。

黄帝曰：去之奈何？岐伯曰：鼠瘘之本皆在于脏，其末上出于颈腋之间，其浮于脉中，而未内著于肌肉，而外为脓血者，易去也。

黄帝曰：去之奈何？岐伯曰：请从其本引其末，可使衰去而绝其寒热。审按其道以予之，徐往徐来以去之。其小如麦者，一刺知，三刺而已。

黄帝曰：决其生死奈何？岐伯曰：反其目视之，其中有赤脉，上下贯瞳子，见一脉，一岁死；见一脉半，一岁半死；见二脉，二岁死；见二脉半，二岁半死；见三脉，三岁而死。见赤脉不下贯瞳子，可治也。

邪客第七十一

本篇主要论述了宗气、营气、卫气的特点，失眠的病因、病机、治法、方药，并以取类比象的方法阐述天人相应的思想。记载了手太阴、手厥阴经脉的循行情况，手少阴心经独无腧穴的原因和心为五脏六腑之大主的意义，“持针纵舍法”的意义和操作方法，以及从八虚诊断脏腑病变的道理。

黄帝问伯高说：邪气侵入人体，有时能使人失眠，这是什么病气引起的呢？伯高说：五谷入胃后，其糟粕、津液、宗气分为三条路。故宗气积于胸中，出于喉咙，以贯通心脉，而流通呼吸。营气分泌津液，渗注到经脉，化为血液，营养四肢，内注入脏腑，以昼夜运行五十周，其每周为二刻。卫气秉着慓疾滑利的特点，运行四肢的分肉、皮肤之中，无休止地运行，白天行于阳，夜间行于阴；入阴分时，常从足少阴肾经的分肉开始，依次行于五脏六腑。如有邪气侵入五脏六腑者，则卫气单独捍卫其外，行于外，不能入于阴分，卫其外，则阳气旺盛，使充满阳跻的脉气不入于阴分，则阴气虚，所以不能入睡。

黄帝说：讲得好。应怎样治疗这种不眠证呢？伯高说：补其阴的不足，泻其阳的有余，调理虚实之偏，使卫气运行的道路通畅，排除邪气，再饮半夏汤一

原文

黄帝问于伯高曰：夫邪气之客人也，或令人目不瞑者，何气使然？伯高曰：五谷入于胃也，其糟粕、津液、宗气分为三隧。故宗气积于胸中，出于喉咙，以贯心脉，而行呼吸焉。营气者，泌其津液，注之于脉，化以为血，以荣四末，内注五脏六腑，以应刻数焉。卫气者，出其悍气之慓疾，而先行于四末分肉皮肤之间，而不休者也，昼日行于阳，夜行于阴，常从足少阴之分间行于五脏六腑。今厥气客于五脏六腑，则卫气独卫其外，行于阳不得入于阴，行于阳则阳气盛，阳气盛则阳跻满，不得入于阴，阴虚故目不瞑。

黄帝曰：善。治之奈何？伯高曰：补其不足，泻其有余，调其虚实，以

剂。阴阳之气通畅，躺下便立可入睡了。黄帝说：讲得好。像决开壅塞的水道，而使经络通畅，阴阳之气得到调和。希望你讲讲半夏汤方的运用。伯高说：半夏汤方用长流水八升，搅至万遍，取其清水五升并煎煮，烧以苇薪，等到水大沸，放秫米一升，制半夏五合，慢慢地煮沸，使药浓缩至一升半，去掉药渣，饮服一小杯，每日三次，或稍为增加，以见效为度。若病是初起，服药后便可入睡，汗出就会好。若其病程较久者，服三剂也可治愈。

黄帝问伯高说：希望你讲一下人的四肢百节，如何与天地相应呢？伯高回答说：天体是圆的，地面是方的，在人头圆而足方，这就是人与天地相应。如天有日月，人有两目；地有九州，人有九窍；天有风雨，人有喜怒；天有雷电，人有音声；天有四时，人有四肢；天有五音，人有五脏；天有六律，人有六腑；天有冬夏，人有寒热；天有十天干，人有手十指；天有十二地支，人有足十趾和宗筋、睾丸，这都是天人相应；女子缺少阴茎和睾丸，但可以怀胎受孕。天有阴阳，人有夫妻；一年有三百六十五日，人身有三百六十五个穴位；地面上有高山，人体上有肩膝；地面上有深谷，人体上有腋腘；地面上有十二条较大的河流，人体上有十二条主要的经脉；地面上有云气，人体里有卫气；地面上有众草丛生，人身上有毫毛生长；天有昼夜，人有起卧；天有列星，人有牙齿；地面上

通其道而去其邪；饮以半夏汤一剂，阴阳已通，其卧立至。黄帝曰：善。此所谓决渎壅塞，经络大通，阴阳和得者也，愿闻其方。伯高曰：其汤方：以流水千里以外者八升，扬之万遍，取其清五升煮之，炊以苇薪，火沸，置秫米一升，治半夏五合，徐炊，令竭为一升半，去其滓，饮汁一小杯，日三，稍益，以知为度。故其病新发者，覆杯则卧，汗出则已矣。久者，三饮而已也。

黄帝问于伯高曰：愿闻人之肢节，以应天地奈何？伯高答曰：天圆地方，人头圆足方以应之；天有日月，人有两目；地有九州，人有九窍；天有风雨，人有喜怒；天有雷电，人有音声；天有四时，人有四肢；天有五音，人有五脏；天有六律，人有六腑；天有冬夏，人有寒热；天有十日，人有手十指；辰有十二，人有足十指、茎、垂以应之，女子不足二节，以抱人形；天有阴阳，人有夫妻；岁有三百六十五日，人有三百六十五节；地有高山，人有肩膝；地有深谷，人有腋腘；地有十二经水，人有十二经脉；地有泉脉，人有卫气；地有草蓂，人有毫毛；天有昼夜，人有卧起；天

有小山，人体上有小骨节；地面上有山石，人体上有高骨；地面上有林木，人体上有筋膜；地面上有群聚的都邑，人体上有隆起的肌肉；一年里有十二个月，人体的四肢有十二节；地面上有四时不生草，人有终身不生子女的，这些都是人与天地相应的情况。

黄帝问岐伯说：我希望了解用针的技巧，针治的道理，纵舍的意义，以及如何选择皮肤开腠理？脉的屈折、出入的部位，脉气从哪里出、到哪里止，到哪里变慢、到哪里加快、到哪里而入？六腑输注于全身的情况如何？其有关支别离合的地方，或别阳而入阴，或别阴而入阳，这都是在哪条通路上运行呢？岐伯说：您所提的问题，针刺的道理，都可以包括其中了。

黄帝说：希望你详细地讲一讲。岐伯说：手太阴肺经，出于拇指的指端，内屈沿着白肉际，到本节之太渊穴，再外屈上于本节之下，内屈和诸阴络会合在鱼际部，手三阴脉并行流注，其气滑利，伏行在手鱼际骨之下，外屈出于寸口上行，至肘尺泽穴，进入大筋的下方，内屈上行于肩部臑中，进入腋窝，内屈至肺。这就是手太阴肺经顺行、逆数的屈折运行情况。

手厥阴心包经，出于中指端的中冲穴，内屈，沿着中指内侧，上行在掌中劳宫穴停留，后伏行在两骨之间，外屈，出前臂掌侧两筋之间，骨肉之际，它

有列星，人有牙齿；地有小山，人有小节；地有山石，人有高骨；地有林木，人有募筋；地有聚邑，人有䐃肉；岁有十二月，人有十二节；地有四时不生草，人有无子。此人与天地相应者也。

黄帝问于岐伯曰：余愿闻持针之数，内针之理，纵舍之意，扞皮开腠理，奈何？脉之屈折出入之处，焉至而出，焉至而止，焉至而徐，焉至而疾，焉至而入？六腑之输于身者，余愿尽闻其序。别离之处，离而入阴，别而入阳，此何道而从行？愿尽闻其方。岐伯曰：帝之所问，针道毕矣。

黄帝曰：愿卒闻之。岐伯曰：手太阴之脉，出于大指之端，内屈循白肉际，至本节之后太渊，留以澹，外屈上于本节下，内屈与诸阴络会于鱼际，数脉并注，其气滑利，伏行壅骨之下，外屈出于寸口而行，上至于肘内廉，入于大筋之下，内屈上行臑阴，入腋下，内屈走肺。此顺行逆数之屈折也。

心主之脉，出于中指之端，内屈循中指内廉以上留于掌中，伏行两骨之间，外屈出两筋之间、骨肉之际，其气滑利，上二寸，外屈出行两筋之

的气行滑利，去腕上行间使穴，外屈，行于两筋之间的大陵穴，上至肘的内侧，入于小筋的下方，在两骨会合的曲泽穴停留，上入于胸中，在内与心脉相连。

黄帝说：手少阴脉，为什么独无腧穴？岐伯说：手少阴经，是心的经脉，心是五脏六腑的主宰，心神之所潜藏处，其脏坚固，邪不能伤害。如外邪侵入，就会损伤它，心脏受损则神散，神散则死。因此诸邪滞留在心脏者，都是在心包络上。心包络，由心脏所主宰的经脉，并代心受邪，且有腧穴，所以独手少阴心经无腧穴。

黄帝说：手少阴心经无腧穴，它就不生病吗？岐伯说：手少阴经脉以外有病，而心脏不病。当外经病时，可取掌后神门穴。其余经脉的出入屈折及其运行的慢快，都像手太阴、手心包经那样。因此，神门穴的针法应据脉的虚实快慢来决定；其亢盛者用泻法，其虚者用补法。如是这样的治疗，能排除邪气；正气因之充实，这就是所谓因天之序。

黄帝说：什么是持针纵舍法呢？岐伯说：必须先知道十二经脉的起止，皮肤的属寒属热，脉的盛衰滑涩。其脉滑而盛者，为病日渐严重；脉虚而细者，病为日久不愈；脉大而涩者，为痛痹病。脉阴阳如一者，病则难治。如胸腹四肢尚有热者，则为余邪未尽；热已消退者，其病已愈。根据尺部皮肤，可以观察肌肉的坚实和脆薄，脉象的大小滑涩，以及病的寒、热、燥、湿等。观察眼的五色，以

间，上至肘内廉，入于小筋之下，留两骨之会，上入于胸中，内络于心脉。

黄帝曰：手少阴之脉独无俞，何也？岐伯曰：少阴，心脉也。心者，五脏六腑之大主也，精神之所舍也，其脏坚固，邪弗能容也，容之则心伤，心伤则神去，神去则死矣。故诸邪之在于心者，皆在于心之包络。包络者，心主之脉也。故独无俞焉。

黄帝曰：少阴独无俞者，不病乎？岐伯曰：其外经病而脏不病，故独取其经于掌后锐骨之端，其余脉出入屈折，其行之徐疾，皆如手太阴、心主之脉行也。故本俞者，皆因其气之虚实疾徐以取之，是谓因冲而泻，因衰而补，如是者，邪气得去，真气坚固，是谓因天之序。

黄帝曰：持针纵舍奈何？岐伯曰：必先明知十二经脉之本末，皮肤之寒热，脉之盛衰滑涩。其脉滑而盛者，病日进；虚而细者，久以持；大以涩者，为痛痹；阴阳如一者，病难治。其本末尚热者，病尚在；其热已衰者，其病亦去矣。持其尺，察其肉之坚脆、大小、滑涩、寒温、燥湿。因视目之五色，以知五脏而决死生。视其血脉，察

了解五脏变化而决定死生。视其血脉，察其肤色的青、黄、赤、白、黑，以推测寒热痛痹。

黄帝说：关于持针纵舍，我还是不懂它的意思。岐伯说：针刺操作时，让患者坐势端正安静，医生应先了解病的虚实，再考虑针刺的快慢。进针时左手指握住骨骼，用右手按穴，针刺时要防止被肌纤维缠裹住。泻法时针要端直，直刺而下；补法时必须封闭皮肤上的针眼，适当转针，以导引其气，使邪气溃散，而真气得以恢复。黄帝说：开发腠理是怎样的？岐伯说：顺着分肉的纹理，左手分开肌肉皮肤，右手轻刺入，使针端正不偏，并精心专一，邪气可排除。

黄帝问岐伯说：人有八虚，怎样测候疾病呢？岐伯回答说：可以测五脏病。黄帝说：怎样测候呢？岐伯说：肺、心有邪者，其气必留于两肘；肝有邪者，其气必留于两腋；脾有邪者，其气必留于两大腿；肾有邪者，其气必留于两腘。这八虚者，都位于四肢关节屈伸的枢纽部位，都是真气所经过，血络所游行的要会之处。邪气与恶血，都不得留滞在内。若留滞此处，损伤筋脉骨节，骨关节不得屈伸，而形成筋肉拘挛。

其色，以知其寒热痛痹。

黄帝曰：持针纵舍，余未得其意也。岐伯曰：持针之道，欲端以正，安以静，先知虚实，而行疾徐，左手执骨，右手循之，无与肉果，泻欲端以正，补必闭肤，辅针导气，邪得淫泆，真气得居。黄帝曰：扞皮开腠理奈何？岐伯曰：因其分肉，左别其肤，微内而徐端之，适神不散，邪气得去。

黄帝问于岐伯曰：人有八虚，各何以候？岐伯答曰：以候五脏。黄帝曰：候之奈何？岐伯曰：肺心有邪，其气留于两肘；肝有邪，其气流于两腋；脾有邪，其气留于两髀；肾有邪，其气留于两腘。凡此八虚者，皆机关之室，真气之所过，血络之所游，邪气恶血，固不得住留，住留则伤筋络，骨节，机关不得屈伸，故拘挛也。

通天第七十二

本篇根据人的禀赋差异，将人分为太阴之人、少阴之人、太阳之人、少阳之人，以及阴阳平和之人五种类型，并分别论述了他们的意识、性格特征，以及病后的治疗法则。认为每个人的气血多少、体质强弱都是天所赋予的，所以本篇名为“通天”。

黄帝问少师说：我听说人有属阴的或有属阳的，什么叫阴人？什么叫阳人？少师说：天地之间，四方上下之内，都不离五行。人也与五行相应，非仅一阴一阳，但是这个只能大概讲一讲，难以讲得清楚明白。黄帝说：希望听到它的大意，贤人和圣人，他们能兼备阴阳而在行为上表现吗？少师说：大体上，有属太阴的人，有属少阴的人，有属太阳的人，有属少阳的人，有属阴阳平和的人。这五型人他们的形态不同，其筋骨、气血也各不相同。

黄帝说：能把不同人的情形，讲给我听听吗？少师说：属于太阴的人，多贪而不仁，表面谦虚，好得恶失，心思潜藏而不外露，不识时务，看风使舵，这就是太阴的人。

属于少阴的人，贪图小利，有害人之心，见别人损失，常好像自己有所得。见别人有了荣誉，他反而恼怒，心怀嫉妒，毫无恩情。这就是少阴的人。

原文

黄帝问于少师曰：余尝闻人有阴阳，何谓阴人？何谓阳人？少师曰：天地之间，六合之内，不离于五，人亦应之，非徒一阴一阳而已也，而略言耳，口弗能遍明也。黄帝曰：愿略闻其意，有贤人圣人，心能备而行之乎？少师曰：盖有太阴之人，少阴之人，太阳之人，少阳之人，阴阳和平之人。凡五人者，其态不同，其筋骨气血各不等。

黄帝曰：其不等者，可得闻乎？少师曰：太阴之人，贪而不仁，下齐湛湛，好内而恶出，心抑而不发，不务于时，动而后人，此太阴之人也。

少阴之人，小贪而贼心，见人有亡，常若有得，好伤好害；见人有荣，乃反愠怒，心疾而无恩，此少阴之人也。

属于太阳的人，自鸣得意，好夸夸其谈，办事无能却能说大话，志向随处宣扬，行动举止不顾是非，自以为是，事遭失败又不知悔改，这就是太阳的人。

属于少阳的人，做事精细，颇有斟酌，哪怕只有微小的官职，也会高傲自得，喜欢在外交际，而不愿做内部的工作，这就是少阳的人。

属于阴阳和平的人，举止安静，不介意个人名利，失之不惧，得之不喜，顺其自然，地位越高就越谦虚，安然自得。这就是阴阳和平的人。

古代善用针艾的医工，是根据观察五种形态的人分别施治。邪气盛者用泻法，气虚者用补法。黄帝说：怎样医治五种形态的人呢？少师说：太阴的人，阴多而阳少，阴血重浊，卫气滞涩，阴阳不能调和，筋缓皮厚，应急泻其阴，才能使病情减轻。少阴的人，阴多阳少，胃小而肠大，六腑功能不协调，其足阳明经脉气小，而手太阳经脉气大，故必须审慎调治，因其血易脱，气也易伤。太阳的人，阳多阴少，必须谨慎调治，不能脱其阴，只能泻其阳。阳大脱者，易发生狂证，阴阳俱脱者，就会突然死亡或突然不知人事。少阳的人，阳多而阴少，经小而络大，

相关知识链接／

五态人 五态人即本篇根据先天禀赋和阴阳盛衰及“态”的不同，把人划分为五种类型，称为“五态人”，包括太阴之人、少阴之人、太阳之人、少阳之人和阴阳平和之人。

五态人与《灵枢·阴阳二十五人》中的五行人既有联系又有区别，本篇中指出“五态之人，尤不合于众者也”，说明五态之人，只是大众人群中的少数。因此带有普遍性意义概括大多数人的应该是五行人，而五态人在《黄帝内经》中是指不合于众的人。这两种学说是古代体质学说的渊源，对后世有重要的影响。

太阳之人，居处于于，好言大事，无能而虚说，志发于四野，举措不顾是非，为事如常自用，事虽败而常无悔，此太阳之人也。

少阳之人，諟谛好自贵，有小小官，则高自宣，好为外交，而不内附，此少阳之人也。

阴阳和平之人，居处安静，无为惧惧，无为欣欣，婉然从物，或与不争，与时变化，尊则谦谦，谭而不治，是谓至治。

古之善用针艾者，视人五态乃治之。盛者泻之，虚者补之。黄帝曰：治人之五态奈何？少师曰：太阴之人，多阴而无阳，其阴血浊，其卫气涩，阴阳不和，缓筋而厚皮，不之疾泻，不能移之。少阴之人，多阴少阳，小胃而大肠，六腑不调，其阳明脉小，而太阳脉大，必审调之，其血易脱，其气易败也。太阳之人，多阳而少阴，必谨调之，无脱其阴，而泻其阳。阳重脱者易狂，阴阳皆脱者，暴死，不知人

血在中而气在外，治应实阴经而泻其阳络。如独泻其络脉，则可致阳气耗脱，引起中气不足，病就很难治愈了。阴阳和平的人，阴阳之气协调，血脉和顺。治宜审察阴阳，根据邪正盛衰，容貌仪表，然后审慎确定有余或不足，邪盛者用泻法，正虚者用补法，不盛不衰者，取本经治疗。这就是调和阴阳，辨别五种形态之人的标准。

黄帝说：五种形态的人，从来没有相处，突然会面，不知其行为，如何辨别呢？少师回答说：在众人所属中，不具有五种形态之人的特征，所以阴阳二十五人中，不包括五种形态的人。五种形态的人不同于一般人。黄帝说：怎样分辨五种形态的人呢？少师说：属于太阴的人，皮肤深黑色，外貌庄严而谦虚，躯身长大，但不伛偻，这就是太阴人的形态。

属于少阴的人，其外貌清高，性格阴险害人，站立时则急躁不安，走路好像伏着身子，这就是少阴人的形态。

属于太阳的人，其外貌轩昂宽悦，高傲自得，挺胸挺肚，膝和腘向后反折，这就是太阳人的形态。

属于少阳的人，其站立时好仰头，行时则好摇摆，两臂两肘经常挽在背后，这就是少阳人的形态。

属于阴阳平和的人，其外貌从容稳重，表现顺从，态度温恭，和颜悦色，目光和善，慈祥和蔼，众人都尊重他们，称他们为君子，这就是阴阳和平人的形态。

也。少阳之人，多阳少阴，经小而络大，血在中而气在外，实阴而虚阳。独泻其络脉，则强气脱而疾，中气不足，病不起也。阴阳和平之人，其阴阳之气和，血脉调。谨诊其阴阳，视其邪正，安其容仪，审有余不足，盛则泻之，虚则补之，不盛不虚，以经取之。此所以调阴阳，别五态之人者也。

黄帝曰：夫五态之人者，相与毋故，卒然新会，未知其行也，何以别之？少师答曰：众人之属，不如五态之人者，故五五二十五人，而五态之人不与焉。五态之人，尤不合于众者也。黄帝曰：别五态之人，奈何？少师曰：太阴之人，其状黮黮然黑色，念然下意，临临然长大，腘然未偻，此太阴之人也。

少阴之人，其状清然窃然，固以阴贼，立而躁崄，行而似伏，此少阴之人也。

太阳之人，其状轩轩储储，反身折腘，此太阳之人也。

少阳之人，其状立则好仰，行则好摇，其两臂两肘则常出于背，此少阳之人也。

阴阳和平之人，其状委委然，随随然，颙颙然，愉愉然，暶暶然，豆豆然，众人皆曰君子，此阴阳和平之人也。

官能第七十三

本篇主要讨论了用针的道理，要根据患者的生理和疾病的阴阳、寒热、虚实性质，制定针刺补泻的方法，以及注意天忌，并介绍了具体的补泻手法。最后提出了要根据每个人的特点，传授不同的知识与技术，给予不同的工作，才能使其发挥特长。

黄帝问岐伯说：我听你讲解九针的道理，已经很多了，难以数计。我推究讨论，经过归纳整理，已成为系统的理论，我试诵读它，你听听其理，不对的告诉我，请纠正错误，使它久传后世而无害。有志的人传授，无志的人勿言。岐伯叩头再拜说：请圣王讲针道。

黄帝说：用针的道理，必要知道形气所在的部位，左右上下，阴阳表里，血气的多少，卫与营的逆顺，经气出入之会，谋伐有过之邪，知解积聚，知补虚泻实，上下气穴所在；明确通晓气海、血海、髓海、水谷之海，审其虚实所在。寒热淋沥不止，那是荥输有异；慎调脉气，弄明经络及左右的支络，都要知道其关键所在。寒与热争，则当参合调治。虚与实疑似，当决断是非；左右不协调。明白病的逆顺，才可治疗。阴阳不偏，才知病起于何时令。审察病的本标，察其寒热，得病所在，就是针刺一万遍，也不会失误。能知九针的原则，针刺道理也就尽在其中了。

原文

黄帝问于岐伯曰：余闻九针于夫子众多矣，不可胜数。余推而论之，以为一纪。余司诵之，子听其理，非则语余，请正其道，令可久传，后世无患，得其人乃传，非其人勿言。岐伯稽首再拜曰：请听圣王之道。

黄帝曰：用针之理，必知形气之所在，左右上下，阴阳表里，血气多少，行之逆顺，出入之合，谋伐有过。知解结，知补虚泻实，上下气门，明通于四海，审其所在，寒热淋露，荥输异处，审于调气，明于经隧，左右支络，尽知其会。寒与热争，能合而调之；虚与实邻，知决而通之；左右不调，把而行之；明于逆顺，乃知可治。阴阳不奇，故知起时，审于本末，

明白五输穴的徐疾手法，经脉往来屈伸，都有一定条理。人的阴阳，相合于五行；五脏六腑，分别有其所藏的功能；四时八风，皆有阴阳的关系。人的面部，各有阴阳五行的部位，会合在鼻部，各处的色泽，可测五脏六腑的病。察其所痛，结合面部上下左右的肤色，就可知是属寒属温，何经有病。察尺肤的寒温滑涩，就知阴阳虚实。察膈膜上下，可知病气所在。先掌握经脉的通路，取穴少而精专，深刺或留针，使正气徐徐内入。患者上部大热，用推而泻下针法；病邪从下向上发展的，要引邪向下排出；有前病史者，治前病为先。寒象在表的，留针而补法驱寒；寒邪深入于里，留针泻合穴的针法。凡不适针刺者，宜灸法治。上气不足者，当用推补令盛的针法；对下气不足者，当用留针随气法，以实其下；阴阳皆虚者，采用灸法。厥而寒甚者，或骨侧肌肉下陷，寒冷过于膝，当在足三里穴施灸。阴络所过之处，有寒邪深入脏者，当用针推散的手法。经脉下陷者，当用艾灸治。络脉结而寒凝者，也当用艾灸治。寒邪在肌肉血脉之间，有不痛不仁不知所苦者，就用阳跷（或者跻）申脉穴，和阴跷（或者跻）照海穴治疗。男用阳跷，女用阴跷，都是误治。这些都是技术好的医生所禁忌的。以上针法理论所讲的已经很详尽了。

学习用针，必有法准，上视日月星辰运行，下要了解八节气正风，避免四时不正之气。提醒百姓，使他们审察虚实，预防虚实邪气。如天的风雨不合时，又遇时令不正，医救失利，反使病情恶化。所以说：必知天时宜忌，才可用针。取

察其寒热，得邪所在，万刺不殆。知官九针，刺道毕矣。

明于五输，徐疾所在，屈伸出入，皆有条理。言阴与阳，合于五行，五脏六腑，亦有所藏，四时八风，尽有阴阳。各得其位，合于明堂，各处色部，五脏六腑。察其所痛，左右上下，知其寒温，何经所在。审皮肤之寒温滑涩，知其所苦。膈有上下，知其气所在。先得其道，稀而疏之，稍深以留之，故能徐入之。大热在上，推而下之；从下上者，引而去之；视前痛者，常先取之。大寒在外，留而补之；入于中者，从合泻之。针所不为，灸之所宜。上气不足，推而扬之；下气不足，积而从之；阴阳皆虚，火自当之。厥而寒甚，骨廉陷下，寒过于膝，下陵三里。阴络所过，得之留止，寒入于中，推而行之；经陷下者，火则当之；结络坚紧，火所治之。不知所苦，两跻之下，男阳女阴，良工所禁。针论毕矣。

用针之服，必有法则，上视天光，下司八正，以辟奇邪，而观百姓，审于虚实，无犯其邪。是得天之露，遇岁之虚，救而不胜，反受其殃。故曰：必知

古人经验，验于当今，观察形气荣卫，通于变换，这是一般医生不能识的，而技术好的医生却认为是宝贵的。察其无形推测有形，仿佛明察秋毫。

邪气侵入人体，便有寒栗怕冷。正邪侵入的为害轻微，首先表现在气色方面，身无知觉，似病又似无病，似邪去又似尚存，似有病形又似无病形，不易知道病情。所以技术好的医生治疗气血失调而未见诸症时，而一般医生多治疗疾病已形成时，因此多使形体败坏。

所以医生用针，应知脉气的所在，守候其出入的门户。明白调和气行，补泻所在处，进针快或慢的时机，以及选用穴位等。泻法须流利圆活，直迫病所而转针，使气运正常；进针快，出针慢，使邪散出；进针时屈伸迎气来，出针摇大针孔，使邪气极快外出。补用端正手法，外引皮肤，使正当其穴，左手引针，右手推针进入皮肤，轻微捻针，慢慢进针，针身端正，精神安静，心坚不懈，略微留针，等到气下，疾快出针，随即按压穴位，扪住针孔。则真气内存不泄。用针的关键，别忘了得神。

雷公问黄帝说：《针论》所说的，得其人乃传，非其人勿言。怎样知道是可传授的人呢？黄帝说：分别选拔适当的人，教其所能胜任的工作，以司其事。雷公说：希望听一下怎样量材取用？黄帝说：目明者，可使其望气；耳聪者，可使其闻声；口齿流利者，可使其传言；语言徐缓安静，手巧心细者，可使其操作针灸，疏通血气，调治逆顺，观察阴阳兼用诸方；手缓筋柔，心性和顺者，可使其导引行气；言语刻薄者，可使其唾痈咒病；爪粗手狠，做事伤人者，可使其按揉

天忌，乃言针意。法于往古，验于来今，观于窈冥，通于无穷，粗工所不见，良工之所贵，莫知其形，若神髣髴。

邪气之中人也，洒淅动形。正邪之中人也微，先见于色，不知于其身，若有若无，若亡若存，有形无形，莫知其情。是故上工之取气，乃救其萌芽，下工守其已成，因败其形。

是故工之用针也，知气之所在，而守其门户，明于调气，补泻所在，徐疾之意，所取之处。泻必用员，切而转之，其气乃行；疾而徐出，邪气乃出；伸而迎之，遥大其穴，气出乃疾。补必用方，外引其皮，令当其门，左引其枢，右推其肤，微旋而徐推之，必端以正，安以静，坚心无解；欲微以留，气下而疾出之，推其皮，盖其外门，真气乃存。用针之要，无忘其神。

雷公问于黄帝曰：《针论》曰：得其人乃传，非其人勿言，何以知其可传？黄帝曰：各得其人，任之其能，故能明其事。雷公曰：愿闻官能奈何？黄帝曰：明目者，可使视色；聪耳者，可使听音；捷疾辞语者，可使传论；语徐而安静，手巧而心审谛者，可使行针艾，理血气而调诸逆顺，察

积聚治痹证。各得其事做，诸种疗法才可推行，名声才可显扬。如不得其人，则传授无功，反损老师的名誉。所以说，遇到合适的人才能教他，不合适的人就不能教，就是这个道理。试人的手是否狠毒，可用乌龟试按法，即放乌龟于器具的下面，从上面按压，若手毒者，按到五十天乌龟就死了；若手善者，按到五十天乌龟不死。

阴阳而兼诸方；缓节柔筋而心和调者，可使导引行气；疾毒言语轻人者，可使唾痈咒病；爪苦手毒，为事善伤者，可使按积抑痹。各得其能，方乃可行，其名乃彰。不得其人，其功不成，其师无名。故曰：得其人乃言，非其人勿传，此之谓也。手毒者，可使试按龟，置龟于器下而按其上，五十日而死矣；手甘者，复生如故也。

论疾诊尺第七十四

本篇主要论述了通过诊察尺肤部位的滑涩、寒热、肉弱、肉脱等表现，来推断脏腑和某些部位发病的情况；并且介绍了诊目、诊齿、诊断妇女妊娠以及诊断小儿病的方法。

黄帝问岐伯说：我不想要望色诊脉，仅是通过诊查尺肤的部位，来诊断其所患的疾病，即从外在的表现来推测内在的变化，怎样才能够做到呢？岐伯说：审察尺肤的缓急、大小、滑涩和肌肉的坚实脆弱，病形就可以确定了。

看到眼睑微肿，像刚起床的样子，而且颈动脉搏动有力，时作咳嗽，用手按压手足上，压下的凹陷不能随手而起，这就是风水肤胀。尺肤滑而柔润且现光泽者，是风病。尺部肌肉脆弱，身体倦怠，肌肉消瘦者，为寒热虚劳，不易治疗。尺肤滑而润脂者，是风病。尺肤涩而无滑润者，是风痹。尺肤粗糙如干鱼鳞者，是水湿或痰饮。尺肤高热，脉盛躁者，是温病。脉盛而滑利者，是汗将出。尺肤寒凉，脉甚细小者，是泄利或气虚。尺肤热得像火，先热而后寒者，是寒热病。尺肤先觉寒，逐渐转热者，也是寒热病。肘部皮肤单独发热者，主腰以上发热；手部单独发热者，主腰以下发热；肘前单独发热者，主胸前有热；肘后单独发热者，主肩背发热；臂中单独发热者，主腰腹有热；

原文

黄帝问于岐伯曰：余欲无视色持脉，独调其尺，以言其病，从外知内，为之奈何？岐伯曰：审其尺之缓急、大小、滑涩，肉之坚脆，而病形定矣。

视人之目窠上微痈，如新卧起状，其颈脉动，时咳，按其手足上，窅而不起者，风水肤胀也。尺肤滑其淖泽者，风也。尺肉弱者，解㑊安卧，脱肉者，寒热，不治。尺肤滑而泽脂者，风也。尺肤涩者，风痹也。尺肤粗如枯鱼之鳞者，水泆饮也。尺肤热甚，脉盛躁者，病温也；其脉盛而滑者，汗且出也。尺肤寒，其脉小者，泄，少气。尺肤炬然，先热后寒者，寒热也。尺肤先寒，久持之而热者，亦寒热也。肘所独热者，腰以上热；手所独热者，腰以下热。肘前独热者，膺前热；肘后独热者，肩背热。臂中独热者，腰腹热；肘

肘后廉以下三四寸发热者，主肠中有虫。掌心发热者，主腹中热；掌心发冷者，主腹中寒。手鱼际白肉部有青色脉络者，主胃中有寒。尺肤高热灼手，人迎脉大者，主失血。尺肤坚固，人迎脉甚小者，是气虚，如再有躁闷不宁并逐渐加重者，立即死亡。

眼睛赤红色者，病在心经；白色者，病在肺经；青色者，病在肝经；黄色者，病在脾经；黑色者，病在肾经；目黄色但兼色不易明辨者，病在胸中。诊察眼病，眼里有赤脉从上向下者，属足太阳经病；眼里有赤脉从下向上者，属足阳明经病；眼里有赤脉从外角走向内者，属足少阳经病。诊察寒热往来，眼里有赤脉，从上至下贯向瞳孔者，见有一条赤脉者，过一年死；有一条半赤脉者，过一年半死；有两条赤脉者，过两年死；有两条半赤脉，过两年半死；有三条赤脉，过三年死。诊察龋齿痛，可按手足阳明经，其经脉过盛者，独热；左侧过盛，左侧热；右侧过盛，右侧热；在上的上热，在下的下热。诊查络脉，多赤色者多热，多青色者多痛，多黑色者是久痹。如赤、黑、青三色俱见者，就知是寒热相兼。身痛，面色微黄，齿垢黄，爪甲也黄者，是黄疸。嗜安卧，小便颜色黄赤，脉小而涩滞者，是不嗜食证。

有病的人寸口与人迎脉，其搏动力量大小相等，浮沉现象一致者，病难以治疗。诊察女子的手少阴心脉动甚的，主怀孕。婴儿病，头发都向上逆的，必死。耳间有青脉隆起者，主筋内抽搐，腹痛。若大便呈赤瓣血秽，为泄泻；脉小者，手足寒冷，难以治愈。泄泻，脉小，手足温者，其泄泻就易治愈。

四时气候的变化，寒暑的更替，阴过盛必定转变为阳，阳过盛必定转变为

后粗以下三四寸热者，肠中有虫。掌中热者，腹中热；掌中寒者，腹中寒。鱼上白肉有青血脉者，胃中有寒。尺炬然热，人迎大者，当夺血。尺坚大，脉小甚，少气，悗有加，立死。

目赤色者病在心，白在肺，青在肝，黄在脾，黑在肾。黄色不可名者，病在胸中。诊目痛，赤脉从上下者，太阳病；从下上者，阳明病；从外走内者，少阳病。诊寒热，赤脉上下至瞳子，见一脉一岁死，见一脉半一岁半死，见二脉二岁死，见二脉半二岁半死，见三脉三岁死。诊龋齿痛，按其阳明之来，有过者独热，在左左热，在右右热，在上上热，在下下热。诊血脉者，多赤多热，多青多痛，多黑为久痹，多赤、多黑、多青皆见者，寒热。身痛面色微黄，齿垢黄，爪甲上黄，黄疸也。安卧，小便黄赤，脉小而涩者，不嗜食。

人病，其寸口之脉与人迎之脉小大等，及其浮沉等者，病难已也。女子手少阴脉动甚者，妊子。婴儿病，其头毛皆逆上者，必死。耳间青脉起者，掣痛。大便赤瓣飧泄，脉小者，手足寒，难已；飧泄，脉小，手足温，泄易已。

阴，由于阴主寒，阳主热，所以寒过甚就会变热，热过甚就会变寒。因此可以说，寒极则生热，热极则生寒，这就是阴阳变化的道理。所以说，冬天被寒气所伤，到春天就会患温热病。春天被风气所伤，到夏天就会患飧泄、痢疾。夏天被暑气所伤，到秋天就会患疟疾。秋天被湿气所伤，到冬天就会患咳嗽。这就是根据四时气候变化顺序而生病的规律。

四时之变，寒暑之胜，重阴必阳，重阳必阴。故阴主寒，阳主热；故寒甚则热，热甚则寒；故曰：寒生热，热生寒。此阴阳之变也。故曰：冬伤于寒，春生瘅热；春伤于风，夏生飧泄肠澼；夏伤于暑，秋生痎疟；秋伤于湿，冬生咳嗽。是谓四时之序也。

相关知识链接／

尺肤诊法 两手肘关节（尺泽穴）下至寸口处的皮肤，称为“尺肤”。通过诊察患者两侧尺肤的寒热、坚脆、大小、滑涩、缓急等情况，以了解病情、判断疾病的寒、热、虚、实的诊断方法，称为尺肤诊法。尺肤诊法在《黄帝内经》中有详细的记载，主要分布在《素问·脉要精微论篇》《素问·平人气象论篇》《灵枢·邪客》及《灵枢·论疾诊尺》等中，是古代切诊的重要组成部分之一。随着历史的变迁和时代的发展，尺肤诊法没有得到很好的继承和发展，在目前中医临床的应用已经越来越少，几近消亡了。

刺节真邪第七十五

刺节，指刺法中的五节，即振埃、发蒙、去爪、彻衣、解惑；真，指真气；邪，指邪气。本篇讨论了刺法中的五节，以及五邪的发病规律、针刺方法及其作用，还介绍了调气、解结、推而上之、引而下之、推而散之等针刺方法。阐述了真气、正气与邪气，以及骨蚀、筋瘤、肠瘤、昔瘤、骨疽、肉疽等疾病的发病过程。

黄帝问岐伯说：我听说刺法有五节，它是怎样的？岐伯说：刺法本来有五节，一叫做振埃，二叫做发蒙，三叫做去爪，四叫做彻衣，五叫做解惑。黄帝说：你说的五节，我还不知道它的意义。岐伯说：振埃，是针刺外经的穴位，治阳病；发蒙，是针刺腧穴，治六腑病；去爪，是针刺关节的肢络；彻衣，是针刺六腑的别络；解惑，是了解阴阳调其虚实，补其不足，泻其有余，以转移虚实。

黄帝说：刺节法中的振埃，你说是刺外经，治阳病，我不知道所指是什么？希望听到详尽地解释。岐伯说：振埃法，治阳气上逆，充满胸中，胸膺发胀，耸肩呼吸，胸中气逆，或喘或喝，不得安卧，咽喉噎塞，呼吸困难。所谓的振埃，是比喻去病如振落灰尘。黄帝说：讲得好。取什么穴呢？岐伯说：当取天容穴。黄帝说：咳逆上气，气不舒畅，胸痛，取什么穴呢？岐伯说：应取廉泉穴。黄帝

原文

黄帝问于岐伯曰：余闻刺有五节奈何？岐伯曰：固有五节：一曰振埃，二曰发蒙，三曰去爪，四曰彻衣，五曰解惑。黄帝曰：夫子言五节，余未知其意。岐伯曰：振埃者，刺外经，去阳病也。发蒙者，刺腑俞，去腑病也。去爪者，刺关节肢络也。彻衣者，尽刺诸阳之奇俞也。解惑者，尽知调阴阳，补泻有余不足，相倾移也。

黄帝曰：刺节言振埃，夫子乃言刺外经，去阳病，余不知其所谓也，愿卒闻之。岐伯曰：振埃者，阳气大逆，上满于胸中，愤瞋肩息，大气逆上，喘喝坐伏，病恶埃烟，䬠不得息。请言振埃，尚疾于振埃。黄帝曰：善。取之何如？岐伯曰：取之天容。黄帝曰：其咳上气，穷诎胸痛者，取之奈何？岐伯曰：取之廉泉。黄帝曰：取之有数乎？

说：取穴针刺时深浅有一定的度数吗？岐伯说：刺天容穴，针刺不超过一寸；刺廉泉穴，看到面部血色改变就止针。黄帝说：讲得好。

黄帝说：刺节法中的发蒙，我不理解其中的道理。发蒙治耳无所闻、目无所见，你却说是刺六腑所属腧穴，治六腑的病，哪个腧穴才能这样？希望听到其中的缘故。岐伯说：您问的妙极了，这就是针刺法中的要点，登峰造极的技术，要心领神会，很难用语言讲明白，书卷也难以表达清楚。所谓发蒙的命名，是比喻疗效比启发蒙瞶还要快。黄帝说：讲得好。我希望详尽地听一听。岐伯说：针治耳无所闻、目无所见，必须在中午的时候，针刺听宫穴，使针感反应至眼睛，使耳内听到响声，这就是腧穴的作用。黄帝说：讲得好。怎样才知耳内听到声音呢？岐伯说：针刺时，叫患者用手紧按鼻孔，闭住口，这样必有声音应针而响。黄帝说：好。虽肉眼不能看见，但也能凭经验和体会去治疗，这就达到了神明相得的程度。

黄帝说：刺节针法中的去爪，你说就是刺关节和肢络，希望详尽地听一下。岐伯说：腰脊是人体较大的关节；下肢和足胫，是人行走的器官；阴茎和睾丸是宗筋所聚之处，有排阴精的功能，也是津液输出的道路。若饮食不节，喜怒不时，则津液内溢，下聚于阴睾，因为水道不通，阴囊水肿胀大，俯仰困难，行走不能。此病是由于水蓄不能上下通调，可用铍针或砭石去恶水，使阴囊水肿不能藏匿，如同去爪甲的秽垢，而名曰去爪。

相关知识链接／

五邪刺 本篇中记载的关于针刺五邪的内容，在《黄帝内经太素》中被称为“五邪刺”。五邪指痈邪（疮疡）、大邪（实邪）、小邪（虚邪）、热邪、寒邪。

岐伯曰：取天容者，无过一里，取廉泉者，血变而止。帝曰：善哉。

黄帝曰：刺节言发蒙，余不得其意。夫发蒙者，耳无所闻，目无所见，夫子乃言刺腑俞，去腑病，何俞使然？愿闻其故。岐伯曰：妙乎哉问也！此刺之大约，针之极也，神明之类也，口说书卷犹不能及也。请言发蒙耳，尚疾于发蒙也。黄帝曰：善。愿卒闻之。岐伯曰：刺此者，必于日中，刺其听宫，中其眸子，声闻于耳，此其俞也。黄帝曰：善。何谓声闻于耳？岐伯曰：刺邪，以手坚按其两鼻窍而疾偃，其声必应于针也。黄帝曰：善。此所谓弗见为之，而无目视，见而取之，神明相得者也。

黄帝曰：刺节言去爪，夫子乃言刺关节肢络，愿卒闻之。岐伯曰：腰脊者，身之大关节也；肢胫者，人之所以趋翔也；茎垂者，身中之机，阴精之候，津液之道也。故饮食不节，喜怒不时，津液内溢，乃下留于睾，水道不通，日大不休，俯仰不便，趋翔不能。此病荥然有水，不上不下，铍石所取，形不可匿，

黄帝说：讲得好。

黄帝说：刺节针法中的彻衣，你说是针刺诸阳的奇穴，没有固定部位，希望详尽地听一听。岐伯说：这是阳气有余，阴气不足的病。阴气不足则内热，阳气有余则外热，两热搏击，热如怀炭，外怕绵绸近身，衣不能贴身，身热不可接近草席，腠理闭塞，不得汗出，舌干唇槁，喉咙干燥，饮食无味。黄帝说：怎样取穴呢？岐伯说：针刺取天府穴、大杼穴，各三次，再刺中膂俞，以祛除热；补手足太阴经，使患者出汗。等热去汗出则病除，比彻去衣服还要快。黄帝说：讲得好。

黄帝说：刺节针法中的解惑，你说要完全了解调和阴阳的作用，补不足，泻有余，使之相互转变，这样的病理变化应怎样解释呢？岐伯说：人身中了风邪，血脉就要偏虚，血虚则正气不足，实则邪盛有余，正不胜邪，故而四肢轻重不相称，身体倾斜跌仆，不辨方向，病情忽上忽下，忽轻忽重，颠倒无常，比神志迷惑还重。黄帝说：讲得好。怎样取穴治疗？岐伯说：泻其有余之风，补其不足之血，使阴阳平复。如此用针，很快将迷惑解除。黄帝说：这些经验要汇集成书，把它藏在灵兰之室，不能轻易取出。

黄帝说：我听说有针刺五邪的方法，什么叫做五邪？岐伯说：病久，有痈肿的，有属实者，有属虚者，有属热的，有属寒的，这就叫五邪。黄帝说：怎样刺治五邪？岐伯说：针刺五邪的方法，不过五点：痹热要消除热邪；肿

常不得蔽，故命曰去爪。帝曰：善。

黄帝曰：刺节言彻衣，夫子乃言尽刺诸阳之奇俞，未有常处也。愿卒闻之。岐伯曰：是阳气有余而阴气不足，阴气不足则内热，阳气有余则外热，两热相搏，热于怀炭，外畏绵帛，衣不可近身，又不可近席；腠理闭塞则汗不出，舌焦唇槁，腊干嗌燥，饮食不让美恶。黄帝曰：善。取之奈何？岐伯曰：取之于其天府、大杼三痏，又刺中膂，以去其热，补足手太阴以去其汗，热去汗稀，疾于彻衣。黄帝曰：善。

黄帝曰：刺节言解惑，夫子乃言尽知调阴阳，补泻有余不足，相倾移也，惑何以解之？岐伯曰：大风在身，血脉偏虚，虚者不足，实者有余，轻重不得，倾侧宛伏，不知东西，不知南北，乍上乍下，乍反乍复，颠倒无常，甚于迷惑。黄帝曰：善。取之奈何？岐伯曰：泻其有余，补其不足，阴阳平复。用针若此，疾于解惑。黄帝曰：善。请藏之灵兰之室，不敢妄出也。

黄帝曰：余闻刺有五邪，何谓五邪？岐伯曰：病有持痈者，有容大者，有狭小者，有热者，有寒者，是谓五邪。黄帝曰：刺五邪奈何？岐伯曰：

聚不通用消散法；寒痹用益阳温通法；虚者用益阳气法；邪实应尽排除邪气。请让我具体说明针刺五邪的方法。

凡是针刺痈肿病，不能迎着邪气旺盛时施针而应和缓如易俗移性。如不得脓，就改变方法，离开固定部位，不要留在一定处所，病邪就可消散。凡各阴经或阳经有痈者，就取本经腧穴，用泻法治疗。

凡是针刺实邪是使实邪逐渐减少。如泻得过快，正气也随之更虚。针时应通气血祛其病邪，刺前要仔细察诊病情，更不能把小邪看成大邪。针刺实邪应在诸阳经分肉之间。

凡是针刺虚邪是使正气充实，补其不足，使邪不为害，视邪所在，迎着气行的界域，使远近经气尽至，令邪不得外侵，而补的太过则自损。针刺应在分肉之间。

凡是针刺热邪，是使热邪发越消散，邪散后，热邪不入肌腠，则无病。针刺时，当为邪开辟门户，使热排出，病则痊愈。

凡是针刺寒邪，必须使人正气温和，针时应手法和缓，使其神气恢复正常。出针时要揉闭针孔，使正气不能分散，虚实得以调和，真气则可内存。

黄帝说：怎样选用针具呢？岐伯说：针刺痈肿要用铍针，刺实邪用锋针，刺虚邪用员利针，刺热邪用镵针，刺寒邪选用毫针。

让我再谈谈解结吧。人的生存要与天地相应，又与四时相合。根据人与天地相应的理论，用来说明解结。如下面有湿润土地，上面才生蒲苇，见蒲苇是否茂盛，则可知水泽多少。从外形的强弱，就可知血气的盛衰。阴阳变化，如同四时

凡刺五邪之方，不过五章，瘅热消灭，肿聚散亡，寒痹益温，小者益阳，大者必去，请道其方。

凡刺痈邪，无迎陇，易俗移性。不得脓，诡道更行，去其乡，不安处所乃散亡。诸阴阳过痈者，取之其俞泻之。

凡刺大邪日以小，泄夺其有余乃益虚，剽其道，针其邪，肌肉亲视之，毋有反其真，刺诸阳分肉间。

凡刺小邪日以大，补其不足乃无害，视其所在迎之界，远近尽至不得外，侵而行之乃自费，刺分肉间。

凡刺热邪越而沧，出游不归乃无病，为开道乎辟门户，使邪得出，病乃已。

凡刺寒邪日以温，徐往疾出致其神，门户已闭气不分，虚实得调，真气存也。

黄帝曰：官针奈何？岐伯曰：刺痈者用铍针，刺大者用锋针，刺小者用员利针，刺热者用镵针，刺寒者用毫针也。

请言解论，与天地相应，与四时相副，人参天地，故可为解。下有渐洳，上生苇蒲，此所以知形气之多少

的寒暑，热时地气蒸发为雨，润泽于上面，根荄则缺少水分，人体受热熏蒸，皮肤则弛缓。腠理开，血气减少，皮肉则潮湿。天寒则地冻水结成冰，人体阳气就沉伏于内，皮肤致密，腠理紧闭，汗液不出，血气强盛，肌肉坚涩。当在寒冷时，善航行者，不能在冰上行舟。善于穿地者，不能凿开冻地。善用针者，也不能治疗四肢厥逆，因为血脉凝结，聚不流畅，也不可能使其柔和。所以航行的人，必须等待天暖冰解，才可行舟；善于穿地的人在解冻后，才能穿地；人的血脉也是一样，通畅之后，才可以用针。治疗厥逆，必须先用熨法调和经脉，在人的两掌、两腋、两肘、两脚以及项部、脊背部等处，用温熨方法调治，等到温热通达，血脉恢复运行时，然后诊视病情；如脉象滑利，是太过现象，针刺使它平复；如脉象坚涩不通畅，就用针刺以破散瘀滞，待到厥逆清除，气血通畅时止针。这样的方法就是解结法。

针刺的作用，在于调理气血。人受气于谷、积于胃，然后通化营卫，使营卫之气各循其道运行。宗气留于膻中为气之海，下行就灌注到气街穴，上行则走呼吸的通路。所以厥冷之气由足上行，宗气就不能下行，经脉中的血液凝滞而留止不行，如不先用温熨的方法调和气血，就不能治愈。

针刺时，必须细察经络的虚实，循经按切，揉按弹穴，观察经气变化，然后取穴针治。六经调和的人，可以说无病，即使有病，也可自愈。如某经出现上实下虚而不通时，必是横络过盛，加于正经，使该经壅滞不通。诊视明确后，就可以施泻法治疗。这就是所谓解结的方法。

也。阴阳者，寒暑也，热则滋雨而在上，根荄少汁。人气在外，皮肤缓，腠理开，血气减，肉淖泽。寒则地冻水冰，人气在中，皮肤致，腠理闭，汗不出，血气强，肉坚涩。当是之时，善行水者，不能往冰；善穿地者，不能凿冻；善用针者，亦不能取四厥。血脉凝结，坚搏不往来者，亦未可即柔。故行水者必待天温冰释，穿地者必待冻解，而水可行、地可穿也。人脉犹是也。治厥者，必先熨调和其经，掌与腋、肘与脚、项与脊以调之，火气已通，血脉乃行，然后视其病，脉淖泽者刺而平之，坚紧者破而散之，气下乃止，此所谓以解结者也。

用针之类，在于调气。气积于胃，以通营卫，各行其道。宗气留于海，其下者注于气街，其上者走于息道。故厥在于足，宗气不下，脉中之血凝而留止，弗之火调，弗能取之。

用针者，必先察其经络之实虚，切而循之，按而弹之，视其应动者，乃后取而下之。六经调者，谓之不病，虽病，谓之自已也。一经上实下虚而不通者，此必有横络盛加于大经，令之不通，视而泻之。此所谓解结也。

上寒、下热的疾病，针刺项部的足太阳膀胱经，并留针以候气至，针刺后，再温熨项部和肩胛，使热气上下相合时才能停止治疗，这就是所谓“推而上之”的针法。上热、下寒的疾病，要看是那一经的脉络虚，针刺该经下陷的络脉，使阳气下达乃止，这就是所谓“引而下之”的针法。周身大热，精神错乱发狂出现妄见、妄闻、妄言，应当观察足阳明胃经的经脉虚实，而后取穴治疗。属虚的用补法，血郁属实者用泻法。令患者仰卧，医者在患者头前，用两手拇指、示指挟按其颈部人迎动脉，长时间挟按，再捏起皮肤，屈指切按，从上向下按推到缺盆，反复推按，直到热去为止。这就是所谓“推而散之”的方法。

黄帝说：有一经受邪而发生数十种病证的，或痛，或成痈，或发热，或发冷,或痒，或成痹，或麻木不仁，变化无穷，这是什么原因呢？岐伯说：这都是邪气侵入所生的。黄帝说：我听说气有真气、正气、邪气的不同，什么是真气呢？岐伯说：真气是先天的精气，与水谷之气合并而充养周身。正气，也叫正风，是与四时变化相应的一个方向而来，不是实风，也不是虚风。邪气，就是虚风，虚风是伤害人的，而且伤人身体较深部，不能自行消散。正风，伤人多在浅部，与正气相合，自已就会消散，因正风来的柔弱，不伤真气，所以不用治疗。

虚邪中伤人，外见寒栗，毫毛竖起，而腠理开发。如邪气深入，则内迫伤于骨，成为骨痹；迫伤于筋，则成为筋挛；迫伤于脉，则成为血痹不通，以致发展

上寒下热，先刺其项太阳，久留之，已刺则熨项与肩胛，令热下合乃止，此所谓推而上之者也。上热下寒，视其虚脉而陷之于经络者取之，气下乃止，此所谓引而下之者也。大热遍身，狂而妄见、妄闻、妄言，视足阳明及大络取之，虚者补之，血而实者泻之，因令偃卧，居其头前，以两手四指挟按颈动脉，久持之，卷而切推，下至缺盆中，而复止如前，热去乃止。此所谓推而散之者也。

黄帝曰：有一脉生数十病者，或痛、或痈、或热、或寒、或痒、或痹、或不仁，变化无穷，其故何也？岐伯曰：此皆邪气之所生也。黄帝曰：余闻气者，有真气，有正气，有邪气，何谓真气？岐伯曰：真气者，所受于天，与谷气并而充身也。正气者，正风也，从一方来，非实风，又非虚风也。邪气者，虚风之贼伤人也，其中人也深，不能自去。正风者，其中人也浅，合而自去，其气来柔弱，不能胜真气，故自去。

虚邪之中人也，洒淅动形，起毫毛而发腠理。其入深，内搏于骨，则为骨痹。搏于筋，则为筋挛。搏于脉

为痈。迫伤于肌肉，与卫气相搏，若阳邪偏盛者，就出现热证；若阴邪偏胜者，就出现寒证。寒邪会使真气衰败，造成阳虚，如搏结于皮肤之间，向外发泄，则腠理开泄，毫毛动摇，若邪气往来流动，则见皮肤发痒；若邪气滞留不去，就会成为痹证。若影响卫气不畅，就会出现麻木不仁。

虚邪客于半边身体，深入内犯荣卫，则荣卫功能衰减，真气离去，邪气独留，就会发生偏枯。邪气浅，则发生偏痛。

虚邪深入体内，寒与热搏结，久留不去，其寒胜于热，就会引起骨痛肉枯；如热胜于寒，就会引起肌肉腐烂化为脓疡，向内侵伤到骨，就叫骨蚀。如邪气中于筋，就会使筋屈不得伸展，邪气久留其间而不退，就会发生筋瘤。如果邪气结聚于内，因而使卫气留滞，津液久留肠胃，则聚结而发为肠瘤，发展慢的数年才能形成，用手按时是柔软的。如邪气已经有所结聚，气郁在内，津液留滞，邪气中伤，血气凝结，逐渐成为昔瘤，手按是坚硬的。如邪气聚结在深部，深至骨，邪气伤骨，骨与邪气合并，逐日增大，就成为骨瘤。如病邪结聚之气内入肌肉，宗气也归于此，邪气留结不去，如有内热就化为脓疡，如无热就形成肉瘤。上述几种邪气的致病情况，它们的发作没有一定的部位，但是都有一定的病名。

中，则为血闭不通，则为痈。搏于肉，与卫气相搏，阳胜者则为热，阴胜者则为寒，寒则真气去，去则虚，虚则寒。搏于皮肤之间，其气外发，腠理开，毫毛摇，气往来行，则为痒；留而不去，则痹；卫气不行，则为不仁。

虚邪偏客于身半，其入深，内居荣卫，荣卫稍衰，则真气去，邪气独留，发为偏枯。其邪气浅者，脉偏痛。

虚邪之入于身也深，寒与热相搏，久留而内著，寒胜其热，则骨疼肉枯；热胜其寒，则烂肉腐肌为脓，内伤骨，内伤骨为骨蚀。有所疾前筋，筋屈不得伸，邪气居其间而不反，发于筋瘤。有所结，气归之，卫气留之不得反，津液久留，合而为肠溜，久者数岁乃成，以手按之柔。已有所结，气归之，津液留之，邪气中之，凝结日以易甚，连以聚居，为昔瘤，以手按之坚。有所结，深中骨，气因于骨，骨与气并，日以益大，则为骨瘤。有所结，中于肉，宗气归之，邪留而不去，有热则化而为脓，无热则为肉瘤。凡此数气者，其发无常处，而有常名也。

卫气行第七十六

本篇主要阐述了卫气在人体内的运行线路，结合“一日一夜，水下百刻”，讲述了卫气运行的规律，故篇名为“卫气行”。

黄帝问岐伯说：我希望听你讲一下卫气的运行，以及出入会合的情况，是怎样的？岐伯说：一年有十二个月，一天有十二个时辰，子午代表南北，为经；卯酉代表东西，为纬。周天为二十八宿，每一方有七个星宿，四方共二十八星宿。房星到昴星称为纬；从虚星到张星称为经。因此，房星到毕星为阳，昴星到心星为阴。阳主白天，阴主夜晚。所以卫气的运行，在一昼夜时间内，循环人身五十周次，白天循行于阳（六腑）二十五周，夜晚循行于阴（五脏）二十五周，也就是行于五脏之间。

所以到黎明时，阴气已尽，阳气就浮出于目，人清醒，眼睛张开，目张则卫气就上行于头，沿项后下行足太阳膀胱经，再循背向下到足小趾端。其分支，从目外眦别出，沿手太阳小肠经，下行到手小指外侧端。另一条分支，也从目外眦别出，沿足少阳胆经下行，注入足小趾与第四趾之间。又一支从足少阳胆经进入手少阳三焦经之分支，下行到手小指、次指之间。其中别行的上行至耳前，聚于颔脉，注入足阳明胃经，下行到足背上，入于足五趾之间。它的另一

原文

黄帝问于岐伯曰：愿闻卫气之行，出入之合，何如？岐伯曰：岁有十二月，日有十二辰，子午为经，卯酉为纬。天周二十八宿，而一面七星，四七二十八星，房昴为纬，虚张为经。是故房至毕为阳，昴至心为阴，阳主昼，阴主夜。故卫气之行，一日一夜五十周于身，昼日行于阳二十五周，夜行于阴二十五周，周于五脏。

是故平旦阴尽，阳气出于目，目张则气上行于头，循项下足太阳，循背下至小指之端。其散者，别于目锐眦，下手太阳，下至手小指之端外侧。其散者，别于目锐眦，下足少阳，注小指次指之间。其散者，循手少阳之分，下至小指次指之间。别者，以上至耳前，合于颔脉，注足阳明，以下行至跗上，入五指之间。其散者，从

分支，从耳下循手阳明大肠经，进入手拇指之端，再入掌中。卫气行至足部，入足心，出内踝，下行阴分后，再向上合于目内眦，这就是卫气运行一周的情况。

因此，日行一宿，卫气运行人体一周又十分之八；日行两宿，卫气运行人体三周又十分之六；日行三宿，卫气运行人体五周又十分之四；日行四宿，卫气运行人体七周又十分之二；日行五宿，卫气运行人体九周；日行六宿，卫气运行人体十周又十分之八；日行七宿，卫气运行人体十二周又十分之六；日行十四宿，卫气运行人体二十五周又十分之二，多出的十分之二是零数。卫气行尽白天阳分，便属于夜间阴分，阴分则开始受气继续运行。在开始注入阴分时，常从足少阴肾经开始；由肾传注到心脏；由心传注到肺脏；由肺传注到肝脏；由肝传注到脾脏；由脾又传注到肾脏，而成为一周。所以夜行一宿，卫气在人体阴脏运行一周又十分之八，也像白天在阳分运行二十五周一样，最后重新会合于目内眦。阴和阳，一日夜，当有余数十分之二，与阴脏的十分之二情况相同。所以，人的卧起有早有晚，这是由于零数不尽的缘故。

黄帝说：卫气在人体中，或上、或下、或往、或来，运行不已，如何候气而针刺治疗呢？伯高说：春分后日长，秋分后日短，日长夏至，日短冬至。春夏秋冬四季的昼夜之分，各有规律。候气应以清晨为准，以夜尽为开始，一日一夜之中，漏水下百刻。二十五刻，就

相关知识链接/

十二地支中的子、午、卯、酉在子平八字中叫做“四正”，其中子是正北方，是阳水；午是正南方，是阳火；卯是正东方，是阴木；酉是正西方，是阴金。

耳下下手阳明，入大指之间，入掌中。其至于足也，入足心，出内踝，下行阴分，复合于目，故为一周。

是故日行一舍，人气行于身一周与十分身之八；日行二舍，人气行于身三周与十分身之六；日行三舍，人气行于身五周与十分身之四；日行四舍，人气行于身七周与十分身之二；日行五舍，人气行于身九周；日行六舍，人气行于身十周与十分身之八；日行七舍，人气行于身十二周与十分身之六；日行十四舍，人气二十五周于身有奇分与十分身之二，阳尽于阴，阴受气矣。其始入于阴，常从足少阴注于肾，肾注于心，心注于肺，肺注于肝，肝注于脾，脾复注于肾，为一周。是故夜行一舍，人气行于阴脏一周与十分脏之八，亦如阳行之二十五周，而复合于目。阴阳一日一夜，合有奇分十分身之二与十分脏之二。是故人之所以卧起之时有早晏者，奇分不尽故也。

黄帝曰：卫气之在于身也，上下往来不以期，候气而刺之奈何？伯高曰：分有多少，日有长短，春秋冬夏，各有分理，然后常以平旦为纪，以夜尽为始。是故一日一夜，水下百刻；

是白天半日的刻度，经常像这样环周不已，所以到日入为阳止才算是白昼终止，只要随着日出日入的长短，分别在阴在阳而进行针刺治疗。如能候其气至时治疗，就可如期而愈。若失去气至时机，违反规律，则百病难愈。因此说，针刺实邪，当迎其来势而泻之；针刺气虚，当随其去势而补之。这就是说应在卫气来去之时，随病的虚实而进行针刺。因此，谨慎地候气所在而针刺，叫做逢时。病在三阳经的，一定候其气在阳分时而刺之；病在三阴经的，一定候其气在阴分时而刺之。

漏水下注一刻，卫气在手足太阳经；漏水下注两刻，卫气在手足少阳经；漏水下注三刻，卫气在手足阳明经；漏水下注四刻，卫气在阴分。漏水下注五刻，卫气在手足太阳经，漏水下注六刻，卫气在手足少阳经；漏水下注七刻，卫气在手足阳明经；漏水下注八刻，卫气在阴分。漏水下注九刻，卫气在手足太阳经；漏水下注十刻，卫气在手足少阳经；漏水下注十一刻，卫气在手足阳明经；漏水下注十二刻，卫气在阴分。漏水下注十三刻，卫气在手足太阳经；漏水下注十四刻，卫气在手足少阳经；漏水下注十五刻，卫气在手足阳明经，漏水下注十六刻，卫气在阴分。漏水下注十七刻，卫气在手足太阳经；漏水下注十八刻，卫气在手足少阳经；漏水下注十九刻，卫气在手足阳明经；漏水下注二十刻，卫气在阴分。漏水下注二十一刻，卫气在手足太阳经；漏水下注二十二刻，卫气在手足少阳经；漏水下

相关知识链接/

“子午为经”是指连接南北的线为经，“卯酉为纬”是指连接东西的线为纬。另外，子、午、卯、酉在十二时辰中分别代表不同的时刻，子时是23：00~1：00，午时是11：00~13：00，卯时是5：00~7：00，酉时是17：00~19：00。

二十五刻者，半日之度也。常如是毋已，日入而止，随日之长短，各以为纪而刺之。谨候其时，病可与期；失时反候者，百病不治。故曰：刺实者，刺其来也；刺虚者，刺其去也。此言气存亡之时，以候虚实而刺之。是故谨候气之所在而刺之，是谓逢时。病在于三阳，必候其气在于阳而刺之；病在于三阴，必候其气在阴分而刺之。

水下一刻，人气在太阳；水下二刻，人气在少阳；水下三刻，人气在阳明；水下四刻，人气在阴分。水下五刻，人气在太阳；水下六刻，人气在少阳；水下七刻，人气在阳明；水下八刻，人气在阴分。水下九刻，人气在太阳；水下十刻，人气在少阳；水下十一刻，人气在阳明；水下十二刻，人气在阴分。水下十三刻，人气在太阳；水下十四刻，人气在少阳；水下十五刻，人气在阳明；水下十六刻，人气在阴分。水下十七刻，人气在太阳；水下十八刻，人气在少阳；水下十九刻，人气在阳明；水下二十刻，人气在阴分。水下二十一刻，人气在太阳；水下二十二刻，人气在少阳；水下二十三刻，人气在阳明；

注二十三刻，卫气在手足阳明经；漏水下注二十四刻，卫气在阴分。当漏水下注二十五刻的时候，卫气又在手足太阳经，这就是卫气运行半日的度数。若以全日计算，则太阳从房宿到毕宿，周历了十四宿，漏水下注五十刻，这正是日行半度的时间。从昴宿至心宿也是十四宿，漏水下注五十刻，是每日结束的时间，每当日行周历一宿，需时水下注三刻又一刻的七分之四。古经《大要》中曾说，通常太阳行各宿之上时，卫气一定运行于手足太阳经。所以日行一宿，卫气就运行了三阳经和三阴经。像这样没有休止地运行，与天地变化规律一致，纷繁有序，终而复始，一日一夜，漏水下注百刻，卫气就完成在人体运行五十周次。

水下二十四刻，人气在阴分。水下二十五刻，人气在太阳，此半日之度也。从房至毕一十四舍，水下五十刻，半日之度也；从昴至心，亦十四合，水下五十刻，终日之度也。日行一舍，水下三刻与七分刻之四。大要常以日之加于宿上也，人气在太阳。是故日行一舍，人气行三阳与阴分，常如是无已，与天地同纪，纷纷盼盼，终而复始，一日一夜，水下百刻而尽矣。

九宫八风第七十七

本篇以天人相应的观点，并根据天体的运行规律，提出了九宫图说。其具体方法是确定中央、四隅、四正，共九个方位，即“九宫”，将之与节气相联系，用以测定每年中的“二至”“二分”“四立”八个节气循序交替的日期。从而推测八方气候变化的正常或异常，及其对人体的影响，为疾病的预防提出依据，所以篇名为“九宫八风”。

太一游宫常从冬至那天开始，居正北方坎位叶蛰宫四十六天；期满后的次日，就移居东北方艮位天留宫四十六天；期满后的次日，就移居正东方震位仓门宫四十六天；期满后的次日，就移居东南方巽位阴洛宫四十五天；期满后的次日，就移居正南方离位上天宫四十六天；期满后的次日，就移居西南方坤位玄委宫四十六天；期满后的次日，就移居正西方总位仓果宫四十六天；期满后的次日，就移居西北方乾位新洛宫四十五天；期满后的次日，又重新回到坎位叶蛰宫，就又到了冬至。

太一游宫的日子，开始在冬至那天，居在叶蛰宫，来推算它所在的地方及节气运行，规律是从一始而终于九。像这样循环不休，终而复始的运行着。

太一在过宫的那天，必有和风细雨的出现，就是所说风调雨顺，这样的年岁

原文

太一常以冬至之日，居叶蛰之宫四十六日，明日居天留四十六日，明日居仓门四十六日，明日居阴洛四十五日，明日居上天四十六日，明日居玄委四十六日，明日居仓果四十六日，明日居新洛四十五日，明日复居叶蛰之宫，曰冬至矣。

太一日游，以冬至之日，居叶蛰之宫，数所在日，从一处至九日复反于一。常如是无已，终而复始。

太一移日，天必应之以风雨，以其日风雨则吉，岁美民安少病矣。先

必然丰收，人们就少有疾病。若交节之前出现风雨，就会多雨；若交节之后出现风雨，就会多旱。太一在冬至的那一天，气候如有变化，反应在君；太一在春分的那一天，气候如有变化，反应在相；太一在中宫的那一天，气候如有变化，反应在吏；太一在秋分的那一天，气候如有变化，反应在将；太一在夏至的那一天，气候如有变化，反应在百姓。所谓气候变化的现象，就是太一分别居于五宫的那一天，出现暴风折断树木，扬沙石的狂风。便可从太一所主的方位占测受病者的贵贱，占测的依据，就是看风势所来的方向。风从当令的方位来，叫做实风，主生，长养万物。如风从当令相对的方位而来，叫做虚风，它能够伤人，主杀害。人人应谨慎预测虚风的出现而躲避它。所以圣人说，躲避虚风，就像躲避矢石一样，如能避开外邪，则不能伤人。圣人说的就是这个意思。

所以太一迁移立在中宫，方能朝向左右前后的八方，占测吉和凶。若风从南方而来，叫做大弱风，它对于人的伤害，内可侵入心脏，外可留于血脉，其气主热病。风从西南方而来，叫做谋风，它对于人的伤害，内可侵入脾脏，外可留于肌肉，其气主弱病。风从西方而来，叫做刚风，它对于人的伤害，内可侵入肺脏，外可留于皮肤，其气主燥病。风从西北方而来，叫做折风，它对于人的伤害，内可侵入小肠，外可留于手太阳之脉，脉绝则邪气满溢，脉闭则结聚不通，大多会突然死亡。风从北方而来，叫做大刚风，它对于人的伤害，内可侵入肾脏，外可留于骨骼，其气主寒病。风从东北方而来，叫做凶风，它对于人的伤

之则多雨，后之则多旱。太一在冬至之日有变，占在君；太一在春分之日有变，占在相；太一在中宫之日有变，占在吏；太一在秋分之日有变，占在将；太一在夏至之日有变，占在百姓。所谓有变者，太一居五宫之日，疾风折树木，扬沙石，各以其所主占贵贱，因视风所从来而占之。风从其所居之乡来为实风，主生长养万物；从其冲后来为虚风，伤人者也，主杀主害者。谨候虚风而避之，故圣人曰避虚邪之道，如避矢石然，邪弗能害，此之谓也。

是故太一入徙，立于中宫，乃朝八风，以占吉凶也。风从南方来，名曰大弱风，其伤人也，内舍于心，外在于脉，其气主为热。风从西南方来，名曰谋风，其伤人也，内舍于脾，外在于肌，其气主为弱。风从西方来，名曰刚风，其伤人也，内舍于肺，外在于皮肤，其气主为燥。风从西北方来，名曰折风，其伤人也，内舍于小肠，外在于手太阳脉，脉绝则泄，脉闭则结不通，善暴死。风从北方来，名曰大刚风，其伤人也，内舍于肾，外在于骨与肩背之膂筋，其气主为寒也。风从东北方来，名曰凶风，其伤

害，内可侵入大肠，外可留于两腋、两胁。风从东方而来，叫做婴儿风，它对于人的伤害，内可侵入肝脏，外可留于筋的联结之处，其气主湿病。风从东南方而来，叫做弱风，它对于人的伤害，内可侵入于胃，外可留在肌肉，其气主体重病。这八种风，都是来自虚乡，所以才能使人患病。如虚弱之人，逢岁、气不足之年，再遭虚风者，则会骤然得病，突然死亡。如体壮之人，逢岁、气有余之年，遭虚风者，则会有劳倦、寒热相杂等病。如在下雨较多的地方，中了湿气，就会成为痿证。所以圣人说避开虚风，就像躲避大石一样。如有虚弱者，逢岁、气不足又遭虚风，就会发生猝然倒地的偏枯一类病证。

人也，内舍于大肠，外在于两胁腋骨下及肢节。风从东方来，名曰婴儿风，其伤人也，内舍于肝，外在于筋纽，其气主为身湿。风从东南方来，名曰弱风，其伤人也，内舍于胃，外在肌肉，其气主体重。此八风皆从其虚之乡来，乃能病人，三虚相搏，则为暴病卒死。两实一虚，病则为淋露寒热，犯其雨湿之地则为痿。故圣人避风，如避矢石焉。其有三虚而偏中于邪风，则为击仆偏枯矣。

九针论第七十八

本篇主要说明九针的原理、九针名字的由来、九针的形状及其适应证和禁忌证等，提出应根据形志的不同分别采取针灸、熨引、砭刺、甘药、按摩、药酒等治疗方法；最后提出了五脏气、六腑气，以及五味、五并、五恶、五液、五劳、五走、五裁、五发、五邪、五脏、五主等。

黄帝说：我听你讲解九针的道理，丰富渊博。但我仍有些不明白，敢问九针怎样产生？命名的依据又是什么呢？岐伯说：九针是取法于天地的大数，始于一，终于九。所以说，一数取法于天，二数取法于地，三数取法于人，四数取法于四时，五数取法于五音，六数取法于六律，七数取法于七星，八数取法于八风，九数取法于九野。黄帝说：将针和九个数相应，是怎样的呢？岐伯说：古代圣人确定了天地变化数字，从一到九，据此把大地定为九野，九九相乘，九九八十一，从而建立黄钟的数，九针与数类比取名。

一数应天，天属阳，五脏中与天相应的是肺。肺是五脏六腑的华盖，外合皮毛，是属阳分的浅表部。因此制作了镵针，针头大，末端锐利，治疗时，刺易能浅只使阳邪外出。二数应地，地属土，相应的是脾，脾主肌肉。因此制作了员针，员针身直，针尖圆利，治疗时不伤肌肉，误伤则会使脾气衰竭。三数

原文

黄帝曰：余闻九针于夫子，众多博大矣。余犹不能寤，敢问九针焉生？何因而有名？岐伯曰：九针者，天地之大数也，始于一而终于九。故曰：一以法天，二以法地，三以法人，四以法四时，五以法五音，六以法六律，七以法星，八以法八风，九以法野。黄帝曰：以针应九之数，奈何？岐伯曰：夫圣人之起天地之数也，一而九之，故以立九野；九而九之，九九八十一，以起黄钟数焉，以针应数也。

一者天也，天者阳也，五脏之应天者肺，肺者五脏六腑之盖也，皮者肺之合也，人之阳也。故为之治针，必以大其头而锐其末，令无得深入而阳气出。二者地也，地者土也，人之所以应土者肉也。故为之治针，必筩其身而员其末，令无得伤肉分，伤则气竭。三者人也，人之所以成生者血

应人，人的生存和生长是依赖血脉运行。因此制作了鍉针，这种针的针身大，针尖圆，它可以疏导血脉，恢复正气，不致因深刺导致邪气陷入血脉，只令邪气单独排出。四数应四时，人若受四时八方的风邪，留于经络中，久则发生血脉瘀结。因此制作了锋针，锋针身直，针尖锐利，可以泻热出血，发泄痼疾。五数应五音，五音可以分开冬夏，又可分开子午，在人可分开阴与阳。寒与热相争，两气搏击，气血紊乱，合并必发痈肿。因此制作了铍针，铍针尖形扁锐如剑锋，可以刺破大脓。六数应六律，六律合于自然界的阴阳四时，以及人体的十二经脉。外邪乘虚侵入经脉，就可突然发生痹证。因此制作了员利针，这种针的针身略粗，针尖如毛，又圆又锐，用以治疗急性痹证。七数应七星，七星好比人的七窍。外邪从七窍侵入经脉后形成痛痹，就潜藏在经络里。因此制作了毫针，毫针针尖纤细如蚊虻的喙，治疗时应徐缓地进针，轻轻提插，留针时间要长，使正气得以充实，邪气得以散，出针后还要注意身体的保养。八数应八风，风从八方来，在人应于人体的股肱八节。八方的虚风入侵伤人，会深入到骨缝腰脊关节之间，形成深部的痹证。因此制作了长针，长针的针身长，针尖锋利，可治深部久病的痹证。九数应九野，在人应于人体的周身关节皮肤。病邪流溢于身体，则发生如同风水样疾病，水气停留则不能通利关节。因此制作了大针，大针的针形如杖，针锋微圆，针体粗大，用它治水气停留而不能利关节的病证。

脉也。故为之治针，必大其身而员其末，令可以按脉勿陷，以致其气，令邪气独出。四者时也，时者四时八风之客于经络之中，为痼病者也。故为之治针，必筩其身而锋其末，令可以泻热出血，而痼病竭。五者音也，音者冬夏之分，分于子午，阴与阳别，寒与热争，两气相搏，合为痈脓者也。故为之治针，必令其末如剑锋，可以取大脓。六者律也，律者调阴阳四时而合十二经脉，虚邪客于经络而为暴痹者也。故为之治针，必令尖如氂，且员且锐，中身微大，以取暴气。七者星也，星者人之七窍，邪之所客于经，舍于络，而为痛痹者也。故为之治针，令尖如蚊虻喙，静以徐往，微以久留，正气因之，真邪俱往，出针而养者也。八者风也，风者人之股肱八节也，八正之虚风伤人，内舍于骨解腰脊节腠之间，为深痹也。故为之治针，必长其身，锋其末，可以取深邪远痹。九者野也，野者人之节解皮肤之间也，淫邪流溢于身，如风水之状，而溜不能过于机关大节者也。故为之治针，令尖如挺，其锋微员，以取大气之不能过于关节者也。

黄帝说：针的长短有差别吗？岐伯说：第一种叫做镵针，摹仿巾针制成，除去针末半寸，针尖开始锐利，针长一寸六分，主治热在头身的病证。第二种叫员针，摹仿絮针的制成，针身圆直如竹筒状，针尖卵圆形，长一寸六分，主治邪在分肉间。第三叫鍉针，取法于黍栗的圆而微尖，长三寸半，主治血脉不畅，袪邪外出。第四种叫锋针，取法絮针做的，针身直圆形，针锋锐利，长一寸六分，主治泻热袪瘀。第五种叫做铍针，取法宝剑的锋利，宽二分半，长四寸，主治寒热搏结的痈脓。第六种叫做员利针，取法于氂针，针尖稍大，针身略小，长一寸六分，针可以深刺，主治痈痹。第七种叫做毫针，取法于毫毛，长一寸六分，主治经络的寒热痛痹。第八种叫做长针，取法于綦针，长七寸，主治邪深病久的痹证。第九种叫做大针，取法于锋针，其锋微圆，长四寸，主治关节间积水而水肿。针的形状讲完了，这就是九针大小长短的情况。

黄帝说：讲一下人的身形与九野相应是怎么样的？岐伯说：请让我说明身形与九野相应的情况。左足与立春相应，在日是戊寅己丑。左胁与春分相应，在日是乙卯。左手与立夏相应，其日是戊辰己巳。胸膺咽喉头部与夏至相应，其日是丙午。右手与立秋相应，其日是戊申己未。右胁与秋分相应，其日是辛酉。右足与立冬

相关知识链接/ ▼

五劳所伤 五劳是指导致疾病的五种过度劳累因素，分别是指行、立、坐、卧、视五个方面。五劳所伤是指《素问·宣明五气篇》和本篇中记载的“久视伤血，久卧伤气，久坐伤肉，久立伤骨，久行伤筋”。

黄帝曰：针之长短有数乎？岐伯曰：一曰镵针者，取法于布针，去末半寸，卒锐之，长一寸六分，主热在头身也。二曰员针，取法于絮针，筩其身而卵其锋，长一寸六分，主治分间气。三曰鍉针，取法于黍粟之锐，长三寸半，主按脉取气，令邪出。四曰锋针，取法于絮针，筩其身，锋其末，长一寸六分，主泻热出血。五曰铍针，取法于剑锋，广二分半，长四寸，主大痈脓，两热争者也。六曰员利针，取法于氂，微大其末，反小其身，令可深内也，长一寸六分，主取痈痹者也。七曰毫针，取法于毫毛，长一寸六分，主寒热痛痹在络者也。八曰长针，取法于綦针，长七寸，主取深邪远痹者也。九曰大针，取法于锋针，其锋微圆，长四寸，主取大气不出关节者也。针形毕矣，此九针大小长短法也。

黄帝曰：愿闻身形应九野，奈何？岐伯曰：请言身形之应九野也，左足应立春，其日戊寅己丑。左胁应春分，其日乙卯。左手应立夏，其日戊辰己巳。膺喉首头应夏至，其日丙午。右手应立秋，其日戊申己未。右胁应秋分，其日辛酉。右足应立冬，

相应，其日是戊戌己亥。腰尻及前后二阴与冬至相应，其日是壬子。六腑及胸膈以下的肝、脾、肾三脏与中宫相应，它的大禁是太乙所在之日，及各戊己日。知道以上人体九个部位和节气的关系，均能测候八方正气所在及其应于人体左右上下的部位。身体有痈肿的，治疗切不可在相应的时日里针刺排脓，这就是所谓天忌日。

形体安乐，精神苦闷的人，病生在经脉，当治以针灸。形体劳苦，精神愉快的人，病生在筋骨，治以药熨和导引法。形体安乐，精神也愉快的人，病生在肌肉，治用针刺和砭石。形体劳苦，精神苦闷的人，病生在咽喉，当用甘药调养。屡遭惊恐，形体筋脉不通的人，肢体麻木不仁，当用按摩和药酒。这就是所谓的形志病。

五脏气失调：在心为噫气，在肺为气逆咳嗽，在肝为气郁多语，在脾为气不和而吞酸，在肾为气衰而呵欠。六腑气失调：在胆为气郁易发怒，在胃为哕逆，在大肠小肠为泄泻，在膀胱失约易遗溺，在下焦泛溢易水肿。五味所入：酸入肝，辛入肺，苦入心，甘入脾，咸入肾，淡入胃，这就是五味。五脏相并：精气并于肝则忧虑，并于心则喜，并于肺则悲哀，并于肾则惊恐，并于脾则善饥。这就是五脏精气乘虚相并引起的疾病。

五脏憎恶：肝恶风，心恶热，肺恶寒，肾恶燥，脾恶湿，这就是五脏之气的所恶。五脏化液：心主汗液，肝主泪液，肺主涕液，肾主唾液，脾主涎液，这就是五液的化生。五劳所伤：久视伤血，久卧伤气，久坐伤肉，久立伤骨，久行伤筋，这就是五脏久劳所致的疾病。

其日戊戌己亥。腰尻下窍应冬至，其日壬子。六腑、膈下三脏应中州，其大禁，大禁太一所在之日及诸戊己。凡此九者，善候八正所在之处。所主左右上下身体有痈肿者，欲治之，无以其所直之日溃治之，是谓天忌日也。

形乐志苦，病生于脉，治之以灸刺。形苦志乐，病生于筋，治之以熨引。形乐志乐，病生于肉，治之以针石。形苦志苦，病生于咽嗌，治之以甘药。形数惊恐，筋脉不通，病生于不仁，治之以按摩醪药。是谓五形志也。

五脏气：心主噫，肺主咳，肝主语，脾主吞，肾主欠。六腑气：胆为怒，胃为气逆为哕，大肠小肠为泄，膀胱不约为遗溺，下焦溢为水。五味：酸入肝，辛入肺，苦入心，甘入脾，咸入肾，淡入胃，是谓五味。五并：精气并肝则忧，并心则喜，并肺则悲，并肾则恐，并脾则畏，是谓五精之气并于脏也。

五恶：肝恶风，心恶热，肺恶寒，肾恶燥，脾恶湿，此五脏气所恶也。五液：心主汗，肝主泣，肺主涕，肾主唾，脾主涎，此五液所出也。五劳：久视伤血，久卧伤气，久坐伤肉，久立伤骨，久行伤筋，此五久劳所病也。

五味的走向：酸味走筋，辛味走气，苦味走血，咸味走骨，甘味走肉，这就是五味的走向。五味的节制：病在筋，不食酸味；病在气分，不食辛味；病在骨，不食咸味；病在血，不食苦味；病在肉，不食甘味。人想吃这五味，但不可过多，必须自行节制，这就是五裁。五病所发：肾为阴脏，病发于骨；心为阳脏，病发于血脉；脾为阴脏，病发于肉；肝为阳脏，病发于冬；肺为阴脏，病发于夏。

五邪发病：阳邪入于阳，则发为狂证；阴邪入于阴，则发为血痹；病邪入于阳，与阳搏结则发生癫病；病邪入于阴，与阴搏结则发生暗哑；病邪由阳入阴，病为平静；病邪由阴出阳，病为喜怒。五脏所藏：心藏神，肺藏魄，肝藏魂，脾藏意，肾藏精与志。五脏所主：心主血脉，肺主皮肤，肝主筋膜，脾主肌肉，肾主骨髓。

手足阳明经多血多气，手足太阳经多血少气，手足少阳经多气少血，手足太阴经多血少气，手足厥阴经多血少气，手足少阴经多气少血。因此说，针刺阳明经可以出血出气，针刺太阳经可以出血不可出气，针刺少阳经可以出气不可出血，针刺太阴经可出血不可出气，针刺厥阴经可以出血不可出气，针刺少阴经可以出气不可出血。足阳明胃经与足太阴脾经互为表里，足少阳胆经与足厥阴肝经互为表里，足太阳膀胱经与足少阴肾经互为表里，这就是足三阴经和足三阳经的表里关系。手阳明大肠经与手太阴肺经互为表里，手少阳三焦经与手厥阴心包经互为表里，手太阳小肠经与手少阴心经互为表里，这就是手三阴经与手三阳经的表里关系。

五走：酸走筋，辛走气，苦走血，咸走骨，甘走肉，是谓五走也。五裁：病在筋，无食酸；病在气，无食辛；病在骨，无食咸；病在血，无食苦；病在肉，无食甘。口嗜而欲食之，不可多也，必自裁也，命曰五裁。五发：阴病发于骨，阳病发于血，以味发于气，阳病发于冬，阴病发于夏。

五邪：邪入于阳，则为狂；邪入于阴，则为血痹；邪入于阳，抟则为癫疾；邪入于阴，抟则为喑；阳入之于阴，病静；阴出之于阳，病喜怒。五脏：心藏神，肺藏魄，肝藏魂，脾藏意，肾藏精志也。五主：心主脉，肺主皮，肝主筋，脾主肌，肾主骨。

阳明多血多气，太阳多血少气，少阳多气少血，太阴多血少气，厥阴多血少气，少阴多气少血。故曰：刺阳明出血气，刺太阳出血恶气，刺少阳出气恶血，刺太阴出血恶气，刺厥阴出血恶气，刺少阴出气恶血也。足阳明太阴为表里，少阳厥阴为表里，太阳少阴为表里，是谓足之阴阳也。手阳明太阴为表里，少阳心主为表里，太阳少阴为表里，是谓手之阴阳也。

岁露论第七十九

本篇阐述了疟疾发作的原因和风府的作用，强调了人体正气和腠理在抗御疾病中的重要作用，探讨了暴死暴病的原因。最后结合九宫八风的理论，讲述了四时风雨与人体疾病的关系。

黄帝问岐伯说：经典里说，夏天伤暑，到秋天必发疟疾，疟疾发作，有一定时间规律，这是什么缘故？岐伯回答说：邪气侵入风府，就沿着脊背逐日向下移行，卫气环行一日一夜，就会在风府处会合，到明日，依次下移脊骨一节。因此，疟疾的发作，也就一日晚于一日，这是邪气先侵入脊背的关系。每当卫气运行到风府，其腠理开发，邪气侵入，病就发作，这就是发作时间天天向后推迟的原因。卫气离开风府，每日下移一椎，经过二十一日，下移到尾骨底，二十二日又入于脊内，流注于太冲之脉，上行九日，出于缺盆中间，因气行日升，所以发病时间一天早于一天。如邪气逼近五脏，横连膜原，它离体表较深，深藏在内，其行动较迟，不能当日与卫气相搏结，所以间日待邪气聚集时才发作。

黄帝说：卫气每到风府，腠理就开发，腠理开发，则邪气侵入而发病。现在卫气逐日下移一椎，如卫气没有恰值风府，是怎么样的呢？岐伯说：风邪入侵并

原文

黄帝问于岐伯曰：经言夏日伤暑，秋必病疟，疟之发以时，其故何也？岐伯对曰：邪客于风府，病循膂而下，卫气一日一夜，常大会于风府，其明日日下一节，故其日作晏，此其先客于脊背也。故每至于风府，则腠理开，腠理开则邪气入，邪气入则病作，此所以日作尚晏也。卫气之行风府，日下一节，二十一日，下至尾底，二十二日，入脊内，注于伏冲之脉，其行九日，出于缺盆之中，其气上行，故其病稍益早，其内搏于五脏，横连膜原，其道远，其气深，其行迟，不能日作，故次日乃稸积而作焉。

黄帝曰：卫气每至于风府，腠理乃发，发则邪入焉。其卫气日下一节，则不当风府，奈何？岐伯曰：风无常府，卫气之所应，必开其腠理，气之

无固定部位，只要卫气行至邪处而引起相抟时，必使腠理开发，邪气留止的部位就是发病的部位。

黄帝说：风邪和疟疾情况相似，同属邪气类，但风邪致病的往往是持续存在，而疟疾的发作是有间歇的，这是什么原因呢？岐伯说：风邪致病常停留于肌表，疟疾则随着经络循环逐渐深入，深至内脏，所以卫气与疟疾相遇时，才会发作。黄帝说：讲得好。

黄帝问少师说：我听说四时八风中伤人体是因为有寒热的不同。受寒则皮肤致密，腠理闭密，受热则皮肤弛缓，腠理开发。贼风邪气，是因寒暑邪入人体呢？还是感受四时八节的虚邪，才能伤害人体呢？少师回答说：不是的，贼风邪气伤害人体，是没有时间性的。然而，必须在人体腠理开发时，邪气方能中人，邪侵得深而快，其人发病急暴；若是腠理密闭，其邪气留止在浅表，发病也就徐缓。

黄帝说：有时虽然寒暑和适，腠理不开泄，但也猝然发病，那是什么缘故？少师回答说：您不知有邪气侵入吗？人虽然是在平静安适时，但腠理开闭和皮肤缓急，是常有变化的。黄帝说：可以讲给我听吗？少师回答说：人与天地相参，与日月相应。所以月圆则海水西盛，人身血气清畅，肌肉充实，皮肤致密，毛发坚固，腠理闭合，则体肥表固。此时虽遇贼风，邪入侵只在浅表不会深入。到了月亮亏缺，则海水东盛，人身血气虚弱，卫气散，形体虽如旧，但出现肌肉消瘦，皮肤松弛，腠理开发，毛发不荣，肉理疏薄，体肥表固等衰落现象。这时，如遭到邪气，其侵入则较深，发病急暴。

所舍，则其府也。黄帝曰：善。夫风之与疟也，相与同类，而风常在，而疟特以时休，何也？岐伯曰：风气留其处，疟气随经络，沉以内搏，故卫气应乃作也。帝曰：善。

黄帝问于少师曰：余闻四时八风之中人也，故有寒暑，寒则皮肤急而腠理闭，暑则皮肤缓而腠理开。贼风邪气，因得以入乎？将必须八正虚邪，乃能伤人乎？少师答曰：不然。贼风邪气之中人也，不得以时。然必因其开也，其入深，其内极病，其病人也卒暴；因其闭也，其入浅以留，其病也徐以迟。

黄帝曰：有寒温和适，腠理不开，然有卒病者，其故何也？少师答曰：帝弗知邪入乎？虽平居，其腠理开闭缓急，其故常有时也。黄帝曰：可得闻乎？少师曰：人与天地相参也，与日月相应也。故月满则海水西盛，人血气积，肌肉充，皮肤致，毛发坚，腠理郄，烟垢著，当是之时，虽遇贼风，其入浅不深。至其月郭空，则海水东盛，人气血虚，其卫气去，形独居，肌肉减，皮肤纵，腠理开，毛发残，膲理薄，烟垢落，当是之时，遇贼风则其入深，其病人也卒暴。

黄帝说：人有猝然暴死的，或突然生病的，是什么缘故呢？少师回答说：身体虚弱又遇三虚，就有暴死、暴病；身体如果在三实时期，邪气不能伤害他。黄帝说：我希望知道三虚。少师说：岁气不足的虚年，遇到月亮亏缺，四时气候异常，这时易受贼风所伤，这就叫做三虚。医生不知三虚的为粗工。黄帝说：我希望听听三实。少师说：逢岁气有余的盛年，遇到月亮圆满，又得四时气候正常，虽有贼风邪气，也不能伤害人体，这就叫做三实。黄帝说：你讲得好极了！道理讲得正确，请把它藏在金匮中。当然这是你一个人独有的心得。

黄帝说：我听说在一年里，许多人皆得相同的病，为何会这样？少师说：这须观察八方的风雨情况。黄帝说：怎样观察呢？少师说：在冬至那天，太一立于叶蛰之宫，太一移行这天，必定有风雨。风雨从南方来，称为虚风，它是能伤害人的。夜间来的风雨，万民皆已睡下，无人触犯它，所以这年生病的少。若风雨来时在白天，万民疏于防护，就易被虚风所伤，这年生病的就多。如在冬季被虚邪伤至骨的，未能发泄出，到立春后，阳气大发时，则腠理开，如立春日，风雨从西方来，又受了虚风，使冬天伏邪与春天新邪搏结，留于经脉之中从而发病。这是屡受风雨所致，叫做遇岁露。如气候正常调和，少有贼风，万民患病的少、死亡的也少；如一年中多贼风，寒温失调，则万民患病的多、死亡的也多。

黄帝曰：其有卒然暴死暴病者，何也？少师答曰：得三虚者，其死暴疾也；得三实者，邪不能伤人也。黄帝曰：愿闻三虚。少师曰：乘年之衰，逢月之空，失时之和，因为贼风所伤，是谓三虚。故论不知三虚，工反为粗。帝曰：愿闻三实。少师曰：逢年之盛，遇月之满，得时之和，虽有贼风邪气，不能危之也，命曰三实。黄帝曰：善乎哉论！明乎哉道！请藏之金匮。然此一夫之论也。

黄帝曰：愿闻岁之所以皆同病者，何因而然？少师曰：此八正之候也。黄帝曰：候之奈何？少师曰：候此者，常以冬至之日，太一立于叶蛰之宫，其至也，天必应之以风雨者矣。风雨从南方来者，为虚风，贼伤人者也。其以夜半至者，万民皆卧而弗犯也，故其岁民少病。其以昼至者，万民懈惰而皆中于虚风，故万民多病。虚邪入客于骨而不发于外，至其立春，阳气大发，腠理开，因立春之日，风从西方来，万民又皆中于虚风，此两邪相抟，经气结代者矣。故诸逢其风而遇其雨者，命曰遇岁露焉。因岁之和，而少贼风者，民少病而少死；岁多贼风邪气，寒温不和，则民多病而多死矣。

黄帝说：虚邪伤人有轻重，怎样观察呢？少师回答说：正月一日，太一移居于天留宫，这天有西北风，但不下雨，就会病死许多人。正月一日，早晨起北风，至春天，民多病死。正月一日，早晨起北风，生病的多，约占十分之三。正月一日，中午起北风，至夏天，病死的多。正月一日，傍晚起北风，至秋天，病死的多。正月一日，全天起北风，患大病而死的占十分之六。正月一日，风从南方来，叫旱乡；风从西方来，叫白骨，全国将有病灾流行，因此而病死的多。正月一日，风从东方来，摇撼房屋，飞沙走石，国家将有大灾。正月一日，风从东南方来，到春季病死的多。正月一日，天气温和，无风，粮价低，老百姓多不生病；正月一日，天寒暴风，粮价贵，老百姓多患病；这就是观察一年风雨伤人的情况。二月丑日无风，人多患心腹病；三月戌日不暖，人多病寒热；四月巳日不热，人多患痺病；十月申日不寒，人多患暴死。凡上所说的风，都是指能摇撼房屋，折树木，扬沙石，吹得人毫毛竖起、腠理开发的邪风。

黄帝曰：虚邪之风，其所伤贵贱何如？候之奈何？少师答曰：正月朔日，太一居天留之宫，其日西北风，不雨，人多死矣。正月朔日，平旦北风，春，民多死。正月朔日，平旦北风行，民病多者十有三也。正月朔日，日中北风，夏，民多死。正月朔日，夕时北风，秋，民多死。终日北风，大病死者十有六。正月朔日，风从南方来，命曰旱乡；从西方来，命曰白骨，将国有殃，人多死亡。正月朔日，风从东方来，发屋，扬沙石，国有大灾也。正月朔日，风从东南方行，春有死亡。正月朔日，天和温不风，籴贱，民不病；天寒而风，籴贵，民多病。此所谓候岁之风，戋伤人者也。二月丑不风，民多心腹病。三月戌不温，民多寒热。四月巳不暑，民多瘅病。十月申不寒，民多暴死。诸所谓风者，皆发屋，折树木，扬沙石，起毫毛，发腠理者也。

大惑论第八十

本篇阐述了登高时发生眩晕的原因，以及善忘、善饥、不得卧、目不得视、多卧、少卧等的发病机制，其中还重点讨论了“惑”发生的病因病机，故篇名为“大惑论”。

黄帝问岐伯说：我曾经登上了清冷之台，走到台阶中间环顾四面，再匍匐向前而行，就觉得目眩心乱。我心里觉得很奇怪，尽管闭目，平心静气，但仍长时间不能消除。越看越眩晕，甚至披发长跪，低头下视很长时间仍目眩神荡没有好转。这种现象是因为什么呢？岐伯回答说：五脏六腑的精气，都上行贯注于目，所以说目为精之所藏。肾之精是上注瞳孔，肝之精上注黑睛，血之精上注目眦血络，肺之精上注白睛，脾主肌肉，脾之精上注眼泡，包罗筋骨血气的精气，与眼的脉络合并形成目系，向上连属于脑，向后出于项中。如有邪气中于项部，并正遇此人衰弱，那么邪气就会随眼系入脑，邪入脑则脑转不正，使目系紧张，目系紧张则眩晕，视物似转动。如邪气侵犯眼部的精气，则五精不能协调，精气耗散。因精气耗散，就会出现视歧，所以看一像二。眼睛，是五脏六腑精气汇聚的地方，营卫魂魄寓藏之处，它也是神气所生的地方。当人的神气过于疲劳，就会使魂魄散乱，意志烦乱。因为瞳孔、黑眼睛分属于肾和

原文

黄帝问于岐伯曰：余尝上于清泠之台，中阶而顾，匍匐而前，则惑。余私异之，窃内怪之，独瞑独视，安心定气，久而不解。独转独眩，披发长跪，俯而视之，后久之不已也。卒然自止，何气使然？岐伯对曰：五脏六腑之精气，皆上注于目而为之精。精之窠为眼，骨之精为瞳子，筋之精为黑眼，血之精为络，其窠气之精为白眼，肌肉之精为约束，裹撷筋、骨、血、气之精而与脉并为系，上属于脑，后出于项中。故邪中于项，因逢其身之虚，其入深，则随眼系以入于脑，入于脑则脑转，脑转则引目系急，目系急则目眩以转矣。邪中其精，其精所中不相比也，则精散，精散则视歧，视歧见两物。目者，五脏六腑之精也，营卫魂魄之所常营也，神气之所生也。故神劳则魂魄散，志意乱，是故瞳子、黑眼法于阴，白眼、赤脉法于阳也。故阴阳合抟

肝，白眼、赤脉分属于肺和心，血气阴阳合聚转化，就能保持视物清楚。眼睛为心所使，心是神的居处。当神和精气散乱不能和聚的时候，就会发生眩晕，突然看到不常见的地方，就使精神魂魄散乱不安，而发生眩惑的现象。

黄帝说：我也怀疑可能是这样，我每在东苑登台后没有不眩惑的，离开了就恢复正常，我唯独在东苑劳神吗？为何这样奇怪？岐伯说：不是这样，心有所喜好，但见到某些事物后精神上有所厌恶，爱憎情绪突然相抵触，则使精神紊乱、视觉不正常就会出现眩晕。当离开所厌恶的环境，精神转移，就恢复正常了。因此，轻者叫做迷，重者叫做惑。

黄帝说：有人善于忘事，是什么原因？岐伯说：这是由于在上的心肺脏气不足，在下的脏气有余，即肠胃之气实，心肺之气虚，使营卫之气留滞在下，长时间不能上注心肺，所以成为健忘病。

黄帝说：有人易饥而不想吃东西，是什么原因？岐伯说：水谷精气归于脾，脾不健运则胃中燥热，胃热必然消谷，消谷就会善饥。如胃气上逆就会出现胃中堵塞，胃堵就不想吃东西。

黄帝说：因病而不能安然入睡是什么原因？岐伯说：这是卫气不得入阴分，常留在阳分，使阳气盛满，阳气盛满则阳跻脉气偏盛。卫气不得入阴分，则阴气虚，阴阳跻脉不和，所以不得闭目入睡。

黄帝说：因病闭眼不欲看物，是什么原因？岐伯说：这是卫气行于阴分，不得入于阳分。卫气行于阴则阴气充盛，阴气偏盛则阴跻脉气偏盛。卫气不得入于阳分，阳气就虚，不能出于目，所以眼睛闭着不想视物。

而精明也。目者，心之使也。心者，神之舍也。故神分精乱而不转，卒然见非常处，精神魂魄散不相得，故曰惑也。

黄帝曰：余疑其然。余每之东苑，未曾不惑，去之则复，余唯独为东苑劳神乎？何其异也。岐伯曰：不然也。心有所喜，神有所恶，卒然相感，则精气乱，视误故惑，神移乃复。是故间者为迷，甚者为惑。

黄帝曰：人之善忘者，何气使然？岐伯曰：上气不足，下气有余，肠胃实而心肺虚，虚则营卫留于下，久之不以时上，故善忘也。

黄帝曰：人之善饥而不嗜食者，何气使然？岐伯曰：精气并于脾，热气留于胃，胃热则消谷，谷消故善饥。胃气逆上，则胃脘塞，故不嗜食也。

黄帝曰：病而不得卧者，何气使然？岐伯曰：卫气不得入于阴，常留于阳，留于阳则阳气满，阳气满则阳跻盛，不得入于阴，则阴气虚，故目不得瞑矣。

黄帝曰：病目而不得视者，何气使然？岐伯曰：卫气留于阴，不得行于阳，留于阴则阴气盛，阴气盛则阴跻满，不得入于阳，则阳气虚，故目闭也。

黄帝说：有人睡眠很多，是什么原因呢？岐伯说：这种人肠胃大，而皮肤涩。涩则分肉不滑利。肠胃大则卫气行阴较久，皮肤涩滞则分肉不滑利，卫气运行迟缓。卫气白天行于阳，夜间行于阴，因此阳尽则人就睡觉，阴尽则就觉醒。肠胃大的人，卫气留于阴分时间长，分肉不利，则卫气运行较迟缓，卫气久留于阴，阳气不得振奋，所以嗜睡。其肠胃小的人，皮肤滑润舒缓，分肉滑利，卫气留于阳分时间长，所以不想睡。

黄帝说：如果不是经常好睡，突然喜欢卧睡，这是什么原因呢？岐伯说：这是邪气留滞在上焦，使上焦之气闭而不通。暴饮暴食，使卫气反留于阴分，不能行于阳分，所以突然睡眠增加。

黄帝说：讲得好。那怎样治疗这些疾病呢？岐伯说：先观察脏腑情况，先去其轻微的邪气，然后调理营卫之气。邪气盛的用泻法，正气虚的用补法，必须察明患者的形志苦乐，然后确定病位，取穴治疗。

黄帝曰：人之多卧者，何气使然？岐伯曰：此人肠胃大而皮肤涩，而分肉不解焉。肠胃大则卫气留久，皮肤涩则分肉不解，其行迟。夫卫气者，昼日常行于阳，夜行于阴，故阳气尽则卧，阴气尽则寤。故肠胃大，则卫气行留久；皮肤涩，分肉不解，则行迟。留于阴也久，其气不清，则欲瞑，故多卧矣。其肠胃小，皮肤滑以缓，分肉解利，卫气之留于阳也久，故少瞑焉。

黄帝曰：其非常经也，卒然多卧者，何气使然？岐伯曰：邪气留于上膲，上膲闭而不通，已食若饮汤，卫气留久于阴而不行，故卒然多卧焉。

黄帝曰：善。治此诸邪，奈何？岐伯曰：先其脏腑，诛其小过，后调其气，盛者泻之，虚者补之，必先明知其形志之苦乐，定乃取之。

相关知识链接/

五轮学说 “五轮学说”即古人将眼睛的五个部位分属五脏，通过观察这五个部位的形色变化诊察相应脏腑的病变的一种方法。五轮包括：瞳仁属肾，称为水轮，因为肾属水，主骨生髓，骨之精为瞳仁；黑睛属肝，称为风轮，因肝属风主筋，筋之精为黑睛；两眦血络属心，称为血轮，因为心主血，血之精为络；白睛属肺，称为气轮，因为肺主气，气之精为白睛；眼睑属脾，称为肉轮，因为脾主肌肉，肌肉之精为约束（眼睑）。

痈疽第八十一

本篇主要阐述了痈和疽两种疾病的发病原因，然后依据发病部位的不同，依次论述了猛疽、夭疽、脑烁、疵痈等多种疾病的症状、治法和预后，最后指出了痈和疽的主要区别。

黄帝说：我听说肠胃受纳谷物，在上焦形成宗气，以温润分肉，濡养骨节，通达腠理。中焦输出营气，像雾露注入溪谷，渗透于孙络，使津液和调，经气化而为红色血液。血和则孙脉先满溢，从而注入络脉，再注入经脉；阴阳经脉充满，就随呼吸运行全身。日月的运行有度数，气血周行与天道相同，循环不止。如气血失调就通过诊脉，辨别虚实而进行调治，用泻法祛实邪，泻得太过则正气不足而成为虚。因此，针刺时出针快可祛邪气，正气虚要用补法，久留其针，可以补其不足，气血调和，形与气就能保持正常。我已知道血气的调和与否的道理，但不知痈疽是怎样产生的，病的成败，死生的日期，该怎样推测呢？我可以听一听吗？

岐伯说：经脉流行不止，与天运相同，与地之道相合。所以天宿运行失常，则出现日食、月食；地经失常，则出现河流泛滥，草枯不长，五谷不能种植。如道路不通，人们不能往来，或聚街巷，或居小邑，分居各地。人的气血也是这

原文

黄帝曰：余闻肠胃受谷，上焦出气，以温分肉，而养骨节，通腠理。中焦出气如露，上注溪谷，而渗孙脉，津液和调，变化而赤为血，血和则孙脉先满溢，乃注于络脉，络脉皆盈，乃注于经脉。阴阳已张，因息乃行，行有经纪，周有道理，与天合同，不得休止。切而调之，从虚去实，泻则不足，疾则气减，留则先后。从实去虚，补则有余，血气已调，形气乃持。余已知血气之平与不平，未知痈疽之所从生，成败之时，死生之期，期有远近，何以度之，可得闻乎？

岐伯曰：经脉流行不止，与天同度，与地合纪。故天宿失度，日月薄蚀；地经失纪，水道流溢，草萁不成，五谷不殖，径路不通，民不往来，巷聚邑居，则别离异处。血气犹然，请

样，血脉营卫周流不止，上应星宿，下应地经。如寒邪侵入经络，则血脉凝涩不通，不通则卫气结聚不畅，不能反复运行，聚成痈肿。若寒邪化热，热胜就腐烂肌肉，肉腐则成脓。脓不排出就会烂筋，烂筋则伤骨，骨伤则消髓，髓消而骨空，邪热不得泄泻，血也就亏损，因而筋骨肌肉不能得到荣养，经脉腐败，内熏于五脏，脏伤就会死亡。

黄帝说：我希望听一下痈疽的形状和它的禁忌，以及各种名称。岐伯说：痈疮生在咽部的，叫做猛疽。猛疽不治，就会化脓，脓不排除，堵塞咽喉的，半天死。已化脓的，可先刺破排脓，再口含猪油冷食，这样做的话，三天即可痊愈。

痈疡生在颈，叫做夭疽。夭疽大而赤黑，如不迅速治疗，热毒就会下移侵入腋部。在前会伤任脉，在内熏蒸灼伤肝肺，肝肺伤的，十多日死亡。

阳热之邪亢盛，流注于项部，则销铄脑髓，这叫做脑烁。脑项疼痛如针刺，面色抑郁不乐，若心中烦躁不安者，是不治的死症。

痈生在肩臂部的，叫做疵痈。痈色赤黑色，当迅速治疗，此痈能使人遍身出汗，但毒气不致内陷五脏。痈发四五日的时候，立即用灸治法，即可以痊愈。

疽生在腋下色赤坚硬的，叫做米疽。治疗用细长的针，稀疏而深刺之，再涂以猪油，不必包裹它，六日可痊愈。如痈坚硬而不破溃的，是马刀挟瘿，应立即治疗。

言其故。夫血脉营卫，周流不休，上应星宿，下应经数。寒邪客于经络之中则血泣，血泣则不通，不通则卫气归之，不得复反，故痈肿。寒气化为热，热胜则腐肉，肉腐则为脓，脓不泻则烂筋，筋烂则伤骨，骨伤则髓消，不当骨空，不得泄泻，血枯空虚，则筋骨肌肉不相荣，经脉败漏，熏于五脏，脏伤故死矣。

黄帝曰：愿尽闻痈疽之形，与忌曰名。岐伯曰：痈发于嗌中，名曰猛疽。猛疽不治，化为脓，脓不泻，塞咽，半日死；其化为脓者，泻已则含豕膏，冷食，三日而已。

发于颈，名曰夭疽。其痈大以赤黑，不急治，则热气下入渊腋，前伤任脉，内熏肝肺，熏肝肺，十余日而死矣。

阳气大发，消脑留项，名曰脑烁。其色不乐，项痛而如刺以针，烦心者，死不可治。

发于肩及臑，名曰疵痈。其状赤黑，急治之，此令人汗出至足，不害五脏。痈发四五日，逞焫之。

发于腋下赤坚者，名曰米疽。治之以砭石，欲细而长，疏砭之，涂以豕膏，六日已，勿裹之。其痈坚而不溃者，为马刀挟瘿，急治之。

疽生在胸的，叫做井疽。形如大豆，三四天肿起，如治不及时，则毒邪下入腹，再不治七日死。

疽发在胸两旁，叫做甘疽。色青形状如穀实和瓜蒌。常恶寒发热，应急去寒热。如不治，迁延十年，毒发而死，死后痈破脓出。

痈发生在胁，叫做败疵。此病女子易发生。若病久迁延不愈，可变成大的脓痈；其中也有生肉芽者，如赤小豆大。治疗的方法，可用切剉的蔆蘜草和根各一升，水一斗六升，煮取三升，趁热强饮，再穿厚衣，坐在热锅上，使周身汗出至足部，病即可治愈。

疽发生在股胫，叫做股胫疽。皮肤外形无变化，但痈脓附贴骨上，如不急治，则三十日死。

疽生在尻部，叫做锐疽。形状红大坚硬，应抓紧治疗，如不速治，三十日死。

痈疽生在大腿内侧，叫做赤施。不治，六十日死。两大腿内侧同时生痈，不及时治疗，十日死。

痈疽在膝的，叫做疵疽。外形肿大，皮色不变，恶寒发热，坚硬如石，治疗时切勿刺破，刺破者死。必须待痈软脓成，再以针排脓，病可痊愈。

凡诸痈疽生在关节相对应的部位，则不可救治的死症。生在阳经的，百日死；生在阴经的，三十日死。

疽生在胫骨，叫做兔啮。外形红赤，深入骨部，应急治，否则会伤人性命。

发于胸，名曰井疽。其状如大豆，三四日起，不早治，下入腹，不治，七日死矣。

发于膺，名曰甘疽。色青，其状如穀实菰菰，常苦寒热，急治之，去其寒热。不急治，十日死，死后出脓。

发于胁，名曰败疵。败疵者，女子之病也，久之，其病大痈脓，其中乃有生肉，大如赤小豆。治之，剉蔆翹草根各一升，以水一斗六升煮之，竭为取三升，则强饮厚衣，坐于釜上，令汗出至足已。

发于股胫，名曰股胫疽。其状不甚变，而痈脓搏骨，不急治，三十日死矣。

发于尻，名曰锐疽。其状赤坚大，急治之。不治，三十日死矣。

发于股阴，名曰赤施。不急治，六十日死。在两股之内，不治，十日而当死。

发于膝，名曰疵疽。其状大痈，色不变，寒热而坚者勿石，石之者死，须其柔乃石之者生。

诸痈疽之发于节而相应者，不可治也。发于阳者百日死，发于阴者三十日死。

发于胫，名曰兔啮。其状赤至骨，

痈生在内踝的，叫做走缓。外形如痈，皮色并不改变，应用砭石多次刺其肿处，若消除寒热，可不死。

痈疽生在足部上下的，叫做四淫。外形如大痈，若不急治，百日死。

痈疽生在足两旁，叫做厉痈。外形不大，初从足小趾发生，应急治，消除发黑的地方。如不能消除，病情加重，痈疽变大，再不治，百日死。

痈疽生在足趾，叫做脱痈。外形赤黑色，是死症，没有赤黑色的，不死。病势不衰，痈肿不退，应切除足趾，如不切则死。

黄帝说：你说的痈疽，如何区别呢？岐伯说：营气留滞经脉中，血液凝滞不行，卫气不畅通，壅遏不行，所以生毒热。如毒热发展不止，过于热盛则肉腐，肉腐易化脓，但痈毒浮浅在表，不能深入至骨，骨髓无干枯，五脏不受伤害，叫做痈。

黄帝说：什么叫疽呢？岐伯说：热气极盛，深陷肌肤之下，筋髓骨肉为之枯焦，还向里连及五脏，血气也因之枯竭。其痈处筋骨肌肉，都腐烂无余，叫做疽。疽的皮色黑暗不润，坚厚如牛颈部的皮。痈的皮薄而色光亮。这就是痈疽的区别。

急治之，不治害人也。

发于内踝，名曰走缓。其状痈也，色不变，数石其俞，而止其寒热，不死。

发于足上下，名曰四淫。其状大痈，不急治之，百日死。

发于足傍，名曰厉痈。其状不大，初如小指发，急治之，去其黑者；不消辄益，不治，百日死。

发于足指，名曰脱疽。其状赤黑，死不治；不赤黑，不死。治之不衰，急斩之，不则死矣。

黄帝曰：夫子言痈疽，何以别之？岐伯曰：营气稽留于经脉之中，则血泣而不行，不行则卫气从之而不通，壅遏而不得行，故热。大热不止，热胜则肉腐，肉腐则为脓，然不能陷于骨髓，骨髓不为燋枯，五脏不为伤，故命曰痈。

黄帝曰：何谓疽？岐伯曰：热气淳盛，下陷肌肤，筋髓枯，内连五脏，血气竭，当其痈下，筋骨良肉皆无余，故命曰疽。疽者，上之皮夭以坚，状如牛领之皮。痈者，其皮上薄以泽。此其候也。